全国中等医药卫生职业教育"十二五"规划教材

社 区 护 理

（供护理、助产专业用）

主　编　陆春桃（四川中医药高等专科学校）
　　　　陈香娟（南阳医学高等专科学校）
副主编　蔺淑芳（哈尔滨市卫生学校）
　　　　周亚林（无锡卫生高等职业技术学校）
　　　　秦淑英（安阳职业技术学院医药卫生学院）
　　　　宋怀玉（郑州市卫生学校）
　　　　李红波（贵州省人民医院护士学校）
编　委　（以姓氏笔画为序）
　　　　王连艳（四川中医药高等专科学校）
　　　　寿　菲（绍兴护士学校）
　　　　张新梅（甘肃省妇幼保健院）
　　　　陈建新（广东省江门中医药学校）
　　　　但　敏（四川省德阳市人民医院）
　　　　窦娟花（西安市卫生学校）

U0335368

中国中医药出版社
·北　京·

图书在版编目（CIP）数据

社区护理/陆春桃，陈香娟主编．—北京：中国中医药出版社，2017.6(重印)

全国中等医药卫生职业教育"十二五"规划教材

ISBN 978 – 7 – 5132 – 1516 – 9

I. ①社… II. ①陆… ②陈… III. ①社区 – 护理学 – 中等专业学校 – 教材 IV. ①R473.2

中国版本图书馆 CIP 数据核字（2013）第 131723 号

中 国 中 医 药 出 版 社 出 版

北京市朝阳区北三环东路 28 号易亨大厦 16 层

邮政编码　100013

传真　010 64405750

廊坊市三友印务装订有限公司印刷

各地新华书店经销

*

开本 787 × 1092　1/16　印张 17　字数 375 千字

2013 年 8 月第 1 版　2017 年 6 月第 5 次印刷

书　号　ISBN 978 – 7 – 5132 – 1516 – 9

*

定价　35.00 元

网址　www.cptcm.com

社长热线　010 64405720

购书热线　010 64065415　010 64065413

书店网址　csln. net/qksd/

官方微博　http：//e. weibo. com/cptcm

全国中等医药卫生职业教育"十二五"规划教材
专家指导委员会

前　言

"全国中等医药卫生职业教育'十二五'规划教材"由中国职业技术教育学会教材工作委员会中等医药卫生职业教育教材建设研究会组织，全国120余所高等和中等医药卫生院校及相关医院、医药企业联合编写，中国中医药出版社出版。主要供全国中等医药卫生职业学校护理、助产、药剂、医学检验技术、口腔修复工艺专业使用。

《国家中长期教育改革和发展规划纲要（2010－2020年）》中明确提出，要大力发展职业教育，并将职业教育纳入经济社会发展和产业发展规划，使之成为推动经济发展、促进就业、改善民生、解决"三农"问题的重要途径。中等职业教育旨在满足社会对高素质劳动者和技能型人才的需求，其教材是教学的依据，在人才培养上具有举足轻重的作用。为了更好地适应我国医药卫生体制改革，适应中等医药卫生职业教育的教学发展和需求，体现国家对中等职业教育的最新教学要求，突出中等医药卫生职业教育的特色，中国职业技术教育学会教材工作委员会中等医药卫生职业教育教材建设研究会精心组织并完成了系列教材的建设工作。

本系列教材采用了"政府指导、学会主办、院校联办、出版社协办"的建设机制。2011年，在教育部宏观指导下，成立了中国职业技术教育学会教材工作委员会中等医药卫生职业教育教材建设研究会，将办公室设在中国中医药出版社，于同年即开展了系列规划教材的规划、组织工作。通过广泛调研、全国范围内主编遴选，历时近2年的时间，经过主编会议、全体编委会议、定稿会议，在700多位编者的共同努力下，完成了5个专业61本规划教材的编写工作。

本系列教材具有以下特点：

1. 以学生为中心，强调以就业为导向、以能力为本位、以岗位需求为标准的原则，按照技能型、服务型高素质劳动者的培养目标进行编写，体现"工学结合"的人才培养模式。

2. 教材内容充分体现中等医药卫生职业教育的特色，以教育部新的教学指导意见为纲领，注重针对性、适用性以及实用性，贴近学生、贴近岗位、贴近社会，符合中职教学实际。

3. 强化质量意识、精品意识，从教材内容结构、知识点、规范化、标准化、编写技巧、语言文字等方面加以改革，具备"精品教材"特质。

4. 教材内容与教学大纲一致，教材内容涵盖资格考试全部内容及所有考试要求的知识点，注重满足学生获得"双证书"及相关工作岗位需求，以利于学生就业，突出中等医药卫生职业教育的要求。

5. 创新教材呈现形式，图文并茂，版式设计新颖、活泼，符合中职学生认知规律及特点，以利于增强学习兴趣。

6. 配有相应的教学大纲，指导教与学，相关内容可在中国中医药出版社网站

（www.cptcm.com）上进行下载。本系列教材在编写过程中得到了教育部、中国职业技术教育学会教材工作委员会有关领导以及各院校的大力支持和高度关注，我们衷心希望本系列规划教材能在相关课程的教学中发挥积极的作用，通过教学实践的检验不断改进和完善。敬请各教学单位、教学人员以及广大学生多提宝贵意见，以便再版时予以修正，使教材质量不断提升。

中等医药卫生职业教育教材建设研究会

中国中医药出版社

2013 年 7 月

编写说明

社区护理学是护理学和公共卫生学结合而成的新兴应用型学科，是现代护理学的一门重要课程。社区护理以维护和促进社区人群健康为目标，成为社区卫生服务的重要组成部分，也是满足人们多种健康需求的重要措施。

本教材贯彻党的方针政策，全面落实国家教育相关文件精神，以服务人才培养为目标，坚持育人为本，充分体现教育教学改革，全面推进素质教育，紧紧围绕以学生为中心、以就业为导向、以能力为本位、以岗位需求为标准的基本原则，按照技能型、服务型高素质劳动者的培养目标进行编写，充分体现"工学结合"的培养模式。本教材内容涵盖社区卫生服务及社区护理概论、社区护理评估的基本方法、社区健康教育、社区特殊人群保健、常见慢性病及传染病的预防与护理、社区康复护理及社区紧急救护等，知识全面新颖，切合实际，适合中等职业卫生学校护理、助产等专业学生选用，也适合广大护理界人士参阅。

教材特点：①全书各章以"知识要点"作引领，以"案例引导、问题贯穿"进行阐述，以"知识拓展"作为扩充，附"同步练习题"予以强化。②以应用为目的，力求实用、够用、能用、会用。③与护士执业资格考试对接，与临床工作实际和临床工作需要对接。④体现先进性、科学性、实用性，反映新理念、新技术、新成果。⑤全书贯穿以能力为本位的教育思想。⑥内容简明扼要，文字精练，详略得当。

教材的编写采用分工合作的方式，所有内容经编委会反复讨论确定后，分工编写。其中陆春桃编写第一章，秦淑英编写第二章，宋怀玉、周亚林编写第四章，王连艳编写第五章，窦娟花编写第六章，寿菲编写第七章，张新梅编写第八章，但敏编写第九章，蔺淑芳编写第十章，陈香娟编写第三章和第十一章，陈建新编写第十二章和第十三章，李红波编写第十四章。各章均经过编委、副主编的互审及主编的终审，力求尽可能减少疏漏和错误。

在编写过程中，我们得到了南阳医学高等专科学校、无锡卫生高等职业技术学校、哈尔滨市卫生学校、安阳职业技术学院、郑州市卫生学校、江门中医药学校、西安市卫生学校、四川中医药高等专科学校、甘肃省妇幼保健院、浙江绍兴护士学校、四川省德阳市人民医院、贵州省人民医院护士学校的大力支持和帮助，特此感谢。

由于编者的水平和时间有限，疏漏和错误在所难免，敬请使用本教材的广大师生、读者及护理同仁不吝指正，以便再版时修订提高。

《社区护理》编委会

2013 年 6 月

目　录

第一章 社区护理概论

 知识要点

社区是若干社会群体或社会组织聚集在某一个领域里所形成的生活上相互关联的大集体，是构成社会的基本单位。社区护理是社区卫生服务的重要组成部分，它通过综合运用各种护理方法，为社区人群提供连续的动态的护理专业服务。本章主要介绍社区及社区卫生服务的概念，社区卫生服务的内容，社区护理的概念、特点、内容，以及社区护士的素质与能力。重点是社区的特点及功能，社区护理的特点，难点是社区护理模式及工作方法。

第一节 社区与社区卫生服务

 案例引导

某社区卫生服务中心是一所集基本医疗和公共卫生服务于一体的基层卫生服务机构，于2007年由某市铁路医院整体转型而来，主要承担辖区内3.3万居民的基本医疗与保健服务。其服务区域地处城乡结合部，面积约6万平方公里，辖区内企事业单位和居民居住相对分散，其中肉联厂、石油库、铁路货场及多个物流仓库常年不间断装卸作业、列车编组，对社区居民的日常生活和健康构成了一定影响。5年来，中心通过与街道办事处及各居委会协作联动，以健康教育、慢病管理、计划免疫等为切入点，积极开展防病、保健工作，极大地促进了社区居民的身心健康。2010年2月，按照市、区政府的统一安排和规划，中心协调30余名医务人员参与了国家"十一五"科技重大专项——传染病综合防治示范区项目，并保质保量地完成了承担的各项工作。

问题：

1. 什么是社区？社区由哪些基本要素构成？
2. 什么是社区卫生服务？社区卫生服务的内容包括哪些方面？

随着社会经济的不断发展，我国的工业化、城镇化以及人口老龄化进程日益加剧，人们对生活质量的追求越来越高，对健康和保健服务的关注也日益明显。为了实现医疗公平，满足公众不断增长的卫生服务需求，我国的卫生服务体系正在发生深刻的变革，其服务的重心已从医院治疗扩展到社区保健，其工作重点就是要提高卫生服务的有效性，以保障居民的基本卫生服务需求，降低医疗费用。那么，什么是社区？什么是社区卫生服务？如何为公众提供所需的社区卫生保健服务？这些是社区护士应当首先明确的问题。

一、社区

(一) 社区的概念

社区是若干社会群体或社会组织聚集在某一个领域里所形成的一个生活上相互关联的大集体，是社会有机体最基本的内容，是宏观社会的缩影。社会学家给社区下出的定义有 140 多种。世界卫生组织在 1974 年集合社区卫生护理界的专家，共同界定适用于社区卫生服务的社区（community）定义："社区是指一固定的地理区域范围内的社会团体，其成员有着共同的兴趣，彼此认识且互相来往，行使社会功能，创造社会规范，形成特有的价值体系和社会福利事业。每个成员均经由家庭、近邻、社区而融入更大的社区。"

我国在没有行政划分以前，长期惯用的群体生活单位是村庄（屯）、镇等。作为一种地域性社会实体的社区，与一般的行政区有联系，也有区别。有些行政区与社区在地域上可能是重合的，如一些乡、镇、街道，它既是一个行政区，同时因聚集在这一区域的生活群体，在生活上互相关联，共同从事政治、经济、文化等社会实体的活动，故又是社区。行政区是为了实施社会管理，人为界定的，边界清楚。社区是人们在长期共同的社会生产和生活中自然形成的，其边界是模糊的。同一社区可被划入不同的行政区，而同一行政区内也可包含不同的社区。

(二) 社区的构成要素

社区是构成社会的基本单位，其构成的基本要素包括以下几点：

1. 人群要素 社区是由人所组成的，社区的存在必须以一定数量的人群为基础。人群涉及三个方面的因素：人群的数量、构成及分布。人群的数量指社区人口的多少，一般没有具体要求；人群的构成指社区内不同人口的特点及素质；人群的分布指社区人口的集散程度。从社会学的角度来看，社区作为社会的一个层次，始终表现为一种由一定数量的个体之间以一定的社会关系为纽带的互动及联系所组成的社会结构状态。

2. 地域要素 一般人所接受的社区定义是以地理的范围来界定社区的大小疆界。但是，并非所有的社区都有明确的地域划分。社区的区域形态存在于一定的地理空间中，如居民区、村、镇等。但从广义的角度看，这种区域性并不完全局限于地理空间，也包含一种人文空间，即社会空间与地理空间的有机组合。在同一地理空间中可以同时存在许多社区，如一个城市中可能同时并存着工业区、文化区等。

3. 认同要素 认同是社区的主要文化及心理要素，包括社会文化背景、生活方式及认同意识等。社区居民具有某些共同的利益，面临着共同的问题，具有某些共同的需要，这些共同性将社区的居民组织起来，使他们产生共同的社会意识、行为规范、生活方式、文化传统、民俗、社区归属感等，以形成社区文化及传统的维系动力。

4. 互动要素 互动要素包括社区设施、生活制度及管理机构等。社区必须具有一定的生活服务设施，才能满足居民的基本生活需要。社区的核心内容是社区居民的各种社会活动及其互动关系，这些活动及互动需要一定的生活制度以及管理机构，在一定的公共管理制度下，社区居民在政治、经济、文化、精神以及日常生活中相互联系、相互影响，形成各种关系，并由此而聚居在一起，形成了不同形态的社区。

人群及地域是构成社区的最基本要素，生活服务设施、社会文化背景、生活方式、生活制度及管理机构是社区人群相互联系的纽带。

（三）社区的功能

社区功能是指社区工作在不断满足社会需求的进程中所发挥的作用。社区是社会的一个缩影，社会中的各种现象和特征可通过社区反映出来。社区有很重要的功能，包括以下几个方面：

1. 空间功能 社区为人们的生存和发展提供了空间。空间功能是社区最基本、最主要的功能之一。

2. 社会化功能 社区居民在其共同生活的过程中，根据自己所生活的地域及文化背景，形成了社区所特有的风俗习惯、文化特征、价值观念及意识形态等社会特征，这些特征又会影响每个社区居民，成为他们成长发展过程中社会化的一个重要组成部分。

3. 联接功能 社区在为人们提供空间的基础上，设立一定的公共场所，如老人活动站、青少年活动中心等。居民参与这些活动，将具有不同社会文化背景、生活方式、人生观和价值观的个人、家庭以及团体聚集在一起，提供彼此沟通交流的机会，既增加了社区居民的凝聚力，又使他们产生一定的归属感，从而将居民密切地联接起来，构成一个小社会。

4. 社会控制功能 为保证社区居民的利益，发挥社区的各种功能，社区会制订一系列的社会条例、规范以及制度，以保证社区居民遵守社区的道德规范，控制和制止不道德及违法的行为，保证社区居民的利益。

5. 相互支持及福利功能 社区可根据其具体情况及社区居民的要求设立一定的福利机构，以满足居民医疗、娱乐及相互支持和照顾的功能。社区同时也对妇女、儿童、老年人等特殊人群及处于疾病或经济困难中的弱势群体提供帮助和支援。

6. 传播功能 社区拥有一定的人口，故成为了文化源、知识源、技术源、信息源，为传播提供了条件。各种信息在社区内外以各种方式传播、辐射，为人们及社区本身的发展创造了条件。

7. 生产、分配及消费功能 有些社区可能从事一定的生产，生产的物资供居民消费；同时社区也需对各种资源进行调配，以满足其居民的需要。

二、社区卫生服务

中国的卫生服务体系主要包括医疗保健服务、预防保健服务及社区卫生服务三个部分。社区卫生服务，是由社区内的卫生机构及相关部门根据社区内存在的主要卫生问题，合理使用社区的资源和适宜技术，主动为社区居民提供的基本卫生服务。社区卫生服务的主要机构设置为社区卫生服务中心及社区卫生服务站。社区卫生服务由多种专业人员合作提供，包括全科医师、营养师、治疗师、康复医师、心理咨询及治疗师等，其中，全科医生及社区护士是社区卫生服务的主要专业人员。社区卫生服务需要与当地医院、卫生防疫部门及各级政府部门相互联系、密切合作，形成社区卫生服务网络体系。

（一）社区卫生服务的概念

1997 年，国务院十部委发表《关于发展城市社区卫生服务的若干意见》，明确指出：社区卫生服务是社区建设的重要组成部分，是在政府领导、社区参与、上级卫生机构指导下，以基层卫生机构为主体，全科医师为骨干，合理使用社区资源和适宜技术，以人的健康为中心、家庭为单位、社区为范围、需求为导向，以妇女、儿童、老年人、慢性患者、残疾人、贫困居民等为服务重点，以解决社区主要卫生问题、满足基本卫生服务需求为目的，融预防、医疗、保健、康复、健康教育、计划生育技术服务功能等为一体的，有效、经济、方便、综合、连续的基层卫生服务。

（二）社区卫生服务的内容

社区卫生服务不仅能为个人提供方便、快捷的一般疾病治疗，而且能充分利用社区的现有资源，从个人卫生扩大到家庭及整个社区人群。社区卫生服务是融预防、医疗、保健、康复、健康教育、计划生育技术服务为一体的全方位的服务。

知识拓展

社区卫生服务站的人员配置

1. 至少配备 2 名执业范围为全科医学专业的临床类别、中医类别执业医师。

2. 至少有 1 名中级以上任职资格的执业医师；至少有 1 名能够提供中医药服务的执业医师。

3. 每名执业医师至少配备 1 名注册护士。

（三）社区卫生服务的特点

社区卫生服务的特点可以归纳为以下几点：

1. 广泛性 社区卫生服务的对象包括各类人群：健康人群、老年人群、高危人群、患病人群、残疾人、妇女及儿童等。

2. 综合性 社区卫生服务的目标是提高社区人群的健康水平，服务内容涉及面广，除基本医疗服务外，还包括预防、医疗、保健、康复、健康教育、计划生育技术指导等服务。

3. 连续性 社区卫生服务始于生命的准备阶段直至生命结束，覆盖生命的各个周期和疾病发生、发展的全过程。社区卫生服务不因某一健康问题的解决而终止，而是根据生命各周期和疾病各阶段的特点及要求，提供有针对性的服务。

4. 可及性 社区卫生服务从服务内容、时间、价格及地点等方面更加贴近社区居民的需求。社区卫生服务机构所提供的基本医疗服务、基本药品、适宜技术等，不仅居民承担得起，而且使用方便、及时、有效。

5. 协调性 社区护理的服务对象十分广泛，在护理工作中所遇到的问题和人群的健康需求具有较大的差异，而影响人群健康的因素又很多，这就需要社区护士综合应用社区健康评估、流行病学统计与分析、健康教育、家庭访视、居家护理、卫生管理等方法，对个人、家庭和团体进行全方位干预，以达到促进健康、维护健康、预防疾病的目的。

6. 公益性 社区卫生服务机构提供公共卫生服务和基本医疗服务，不以营利为目的，具有公益性质。

第二节 社区护理

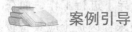 **案例引导**

护士小李毕业后一直在 A 市的一家三级医院做合同护士。去年，她参加了该市卫生系统的公招考试，并顺利地被一家社区卫生服务中心正式录用。从事社区护理工作大半年来，小李感到这里的工作与医院大有不同。在社区，自己虽不用每周倒夜班，也避免了天天与被病痛折磨得不成样的患者见面的压力，但却要经常去参加附近学校的运动会，陪同社区的老年朋友出游，每天要定时为特定对象送医送药，每月要对重点人群定期随访，工作也并不轻松，有时一天要奔走好几十里才能完成工作，要赢得居民的认同也不是件容易的事。

问题：

1. 社区护理工作与医院护理工作有何不同？
2. 社区护理工作有何特点？

一、社区护理的概念与特点

（一）社区护理的概念

社区护理，也可称为社区卫生护理或社区保健护理，起源于公共卫生护理，20

世纪 70 年代由美国的露丝·依思曼首次提出。根据美国护理协会的定义，社区护理是将公共卫生学及护理学理论相结合，用以促进和维护社区人群健康的一门综合学科。

我国将社区护理定义为：社区护理是综合应用了护理学和公共卫生学的理论与技术，以社区为基础，以人群为对象，以服务为中心，将医疗、预防、保健、康复、健康教育、计划生育技术指导等融于护理学中，并以促进和维护人群健康为最终目标的连续性的、动态性的和综合性的护理专业服务。

社区护理是社区卫生服务的一个重要组成部分，其实践属于全科性质，不局限于某一个年龄组、某一种疾病，而是连续动态的过程。

（二）社区护理的特点

社区护理服务是以初级卫生保健为主体，以健康为中心，重在预防疾病，促进和维护健康。社区护理具有以下特点：

1. 以健康为中心 医院的临床护理多以恢复人的健康为主，而社区护理则强调促进和维护人群健康而不是单纯地治疗、护理患者，预防性服务与基层医疗护理服务在社区护理工作中同等重要。

2. 以社区人群为对象 社区护理的服务对象为社区全体人群，包括健康人群、患病人群，以及人群所赖以生存的环境。社区护士通过收集和分析人群的健康状况，包括生活行为方式、文化程度、工作和生活环境等信息，来解决人群中的主要健康问题，而不是单纯只照顾一个人或一个家庭。

3. 具有高度的自主性与独立性 医院护士经常是在医嘱的指导下进行工作，而在社区护理过程中，社区护士常常独自深入家庭进行各种护理，故要求社区护士应具备较强的独立工作能力。

4. 多部门的密切合作性 社区护理的内容及服务对象决定了社区护士在工作中不仅要与卫生保健人员密切配合，还要与社区居民，以及社区的行政、企业、教育等各种机构的相关人员密切合作。

5. 工作方法的综合性 社区护理的服务对象十分广泛，在护理工作中所遇到的问题和人群的健康需求具有较大的差异，而影响人群健康的因素又很多，这就需要社区护士综合应用社区健康评估、流行病学统计与分析、健康教育、家庭访视、居家护理、卫生管理等方法，对个人、家庭和团体进行全方位干预，以达到促进健康、维护健康、预防疾病的目的。

二、社区护理模式与工作方法

（一）社区护理模式

护理模式是指从护理学的角度陈述护理内涵的基本概念和理论框架，而社区护理模式就是指导社区护士评估、分析社区健康问题，制订计划和实施，以及评价社区护理实践的概念性框架，它使社区护士工作更加有效和有针对性。

目前常用的社区护理模式有以下几种：

1. 纽曼的系统模式 纽曼的系统模式是用整体观、系统观探讨压力对个体的影响，以及个体的调节反应和重建平衡能力的护理模式。纽曼认为，个体是通过个体内部及外部、人际间的多种因素与环境相互作用的开放系统，个体系统可以是个人、家庭、群体或社区。个体在环境中受到各种应激因素影响，这些应激因素中有些是有利的，有些则是有害的，因此个体需要不断对自身和环境进行调整，已达到相互适应的目的。护理通过一级预防、二级预防或三级预防来恢复系统的平衡状态，维护个体健康。

2. "与社区为伙伴"的模式 1986年，安德逊、麦克法林与赫尔登根据纽曼的系统模式，提出了"与社区为伙伴"的概念架构。此模式将压力、压力源所产生的反应、护理措施及三级预防的概念纳入护理程序中，强调社区护理的对象是整个社区。按照护理程序的步骤，社区护理的第一步即对社区的人口特征、物理环境、社会系统进行评估；第二步，找出社区压力源和推断压力反应的程度，确定护理诊断；第三步，在制订社区护理计划时遵循三级预防的原理；第四步，执行护理计划，调整现存的或潜在的社区系统不平衡；第五步，进行评价，达到维持社区平衡健康的目的。此模式比较适合特殊人群如老年人、妇女、儿童等的社区护理保健应用。

3. "公共卫生护理概念"模式 该模式由怀特于1982年提出，整合了护理程序的步骤、公共卫生护理的范畴与优先次序及影响健康的因素。该模式首先强调社区护士在进行护理时必须要了解影响个案或群体健康的因素，包括：①人类-生物的决定因素；②环境的决定因素；③医学技术/医疗机构的决定因素；④社会性的决定因素。其次，护理人员在制订计划时应按照预防、促进和保护的优先次序排序。最后，在执行护理措施时，要运用教育、工程和强制三种常用措施。①教育：提供个案卫生咨询，使个案能够主动且正向地改变其态度与行为；②工程：应用科学技术的方法控制危险因子，避免大众受到危害；③强制：以强制的法律规则迫使大众施行，以达到有益健康的结果。此模式在应用过程中，要求社区护士应从预防疾病、维护和促进健康的公共卫生角度，对社区群体、家庭、个案进行评估、诊断、计划、执行及评价。此模式适合社区护士在社区中开展社区流行病学调查、健康教育、健康促进等工作时应用。

4. "以社区为焦点的护理程序"模式 此模式是斯坦诺普与兰开斯特在拉菲利的健康促进概念基础上发展起来的，是我国临床护士比较熟悉的整体护理模式。此模式强调社区护理的程序，包括6个阶段，其中第2~6阶段与护理程序的5个步骤基本相同。第1阶段，即开展护理程序之前，必须与个案建立"契约式的合作关系"，使社区民众了解社区护士的角色功能与护理目标。该模式强调社区护理程序的流程和评价的步骤，这几个步骤的评价过程涵盖了护理服务的落实情况、目标的实现情况和社区新问题的发现。

（二）社区护理的工作方法

社区护理的工作方法有护理程序、健康教育、家庭访视和居家护理，详见表1-1。

表 1 -1　社区护理工作常用方法

方法	含义	对象	特点
社区中的护理程序	社区护士应用护理程序对社区的个人、家庭和社区整体的健康进行护理的过程	生活在社区的现存或潜在健康问题的个人、家庭和社区	应用护理程序对社区患者、问题或危机家庭以及社区群体和环境的健康进行护理
社区中的健康教育	社区护士对社区居民进行的有目的、有计划、有组织的教育活动	社区内具有不同健康需求的个人、家庭及群体	以健康教育理论模式为框架，运用护理程序进行有目的、有计划的教育。如通过高血压运动指导班进行相应教育
家庭访视	社区护士到现存健康问题或潜在健康问题的家庭，对其进行访视，收集个人、家属、家庭环境等相关资料，进行家庭整体护理	现存或潜在健康问题的个人或家庭。常见的有孕妇家庭，现存或潜在健康问题的家庭	在家庭访视中社区护士的主要作用是协调、计划和指导
居家护理	社区护士深入家庭对患者进行具体护理和指导	需要生活照顾的老年患者、慢性病患者，需要基础护理和特殊护理的患者等	以护理技术操作、生活护理及各种护理指导为主

三、社区护理的工作内容

社区护理侧重群体保健与健康促进，其工作内容包括以下几个方面：

1. **社区的家庭护理**　社区护士进入家庭为患者提供服务，主要包括评估患者或家庭存在的健康问题，根据护理对象的特点即健康问题给予护理、技术指导、帮助，并提供心理支持。

2. **社区健康教育**　健康教育是社区护理工作的基本内容，社区护士以促进和维护居民健康为目标，对整个社区居民的健康相关行为和生活方式进行干预，促使人们建立和形成有益于健康的行为和生活方式。实施健康教育时社区护士需针对个人和群体制订健康教育计划，明确目的要求、内容与方法，根据不同的对象，采取不同的教育方法，同时注意教育效果，不断提高社区健康教育的质量。

3. **社区保健服务**　以妇女、儿童、老年人作为重点人群，为社区各类人群提供不同年龄阶段的预防保健服务。主要包括成人健康评估及健康筛查、不同发育期青少年的健康评估、免疫接种、妇女产前及产后指导、计划生育指导和咨询等。

4. **社区传染病预防及环境、职业健康与安全管理**　熟悉各种传染病的传播途径和方法，及时对社区居民进行有关的健康指导，监测传染病的发生及控制传染病的流行。对社区的环境进行监测和维护，以保护社区人群的安全，对某些特殊职业的群体应提供防护信息与措施，以保护其身心健康。

5. **社区慢性疾病患者的管理**　为居住在社区的慢性病、传染病患者和精神障碍患者提供其所需要的护理及管理服务。

6. 社区急重症患者的转诊服务　帮助那些在社区无法进行妥善抢救和管理的急重症患者安全转入适当的医疗机构，使其得到及时、必要的救治。同时接受从医院返回社区服务中心或在家疗养的患者。

7. 社区康复服务　为社区残障者提供康复护理服务，以帮助他们改善健康状况，恢复功能。其形式主要包括：长期护理、短期护理、日间护理等。

8. 社区临终服务　为社区的临终患者及家属提供他们所需要的综合护理服务，帮助患者走完人生的最后一步，同时尽量减少对家庭其他成员的影响。

第三节　社区护士

 案例引导

患者，男性，78 岁，因脑出血瘫痪卧床 1 年多，生活不能自理。查体时发现患者上肢尚有部分活动能力，但其依赖性很强，目前在家中由退休的女儿照顾。护士在家庭访视时发现，患者的女儿在护理父亲的过程中出现了烦躁、不耐烦的情绪，并主诉近来经常失眠。

问题：

1. 社区护士在为该家庭提供服务时主要扮演什么角色？
2. 社区护士要处理好上述问题应具备哪些能力？

一、社区护士的角色

社区护士在提供服务时，需要担当不同的角色去完成工作，其中的主要角色包括：

1. 照顾者　社区护士对患者及其家庭提供直接的护理，这就要求社区护士具备护理专业知识和技能。同时，社区护士还应具备流行病学的知识，以随时发现疾病的致病因素并进行预防。

2. 健康教育者　护士是社区健康教育的主要实施者。社区护士通过社区健康评估，发现社区中的主要健康问题，运用健康教育原理与方法，提高居民的健康意识与能力，改变其危险行为，预防疾病，建立健康的行为和生活方式，以促进健康。

3. 健康咨询者　护士运用沟通技巧，通过解答服务对象的问题，提供相关信息，给予情感支持及健康知识，解答服务对象对疾病与健康有关问题的疑惑，使护理对象了解自己的健康状况，并以积极有效的方法应对健康问题，提高服务对象的健康水平。

4. 健康代言者　社区护士不可能独立解决社区中存在的所有困难，如缺乏食物或住所、家庭暴力等。因此，社区护士需要了解相关的卫生政策和法律，帮助这些弱势群体通过各种合适的方式寻求救助，并努力使卫生保健系统、社会福利系统等相关部门更多地满足社区个人及群体的需求。

5. 组织与管理者　社区护士要负责管理社区内居民的健康问题，如慢性病患者的管理，以及服务机构内物资、药品、档案和各类活动的安排，有时还需对社区内有关人员进行培训，如社区养老院服务员的培训，社区内餐馆从业人员的餐具消毒指导等，这些都需要一定的组织管理技巧。

6. 协调与合作者 社区护士最了解该社区居民的社会文化背景、身体健康及心理状态，因此，在社区护理实践过程中，护士需联系并协调与社区相关人员及机构之间的相互关系，并维持有效的沟通，确保各项护理服务的顺利进行，使护理对象能获得最适宜的、整体性的社区卫生服务。

7. 康复训练者 社区护士运用其专业知识和技能，对社区的残疾人群进行心理康复教育，协调并训练其在疾病限制下发挥身体的最大能力，利用残肢或矫正用具工作或生活，使其能自我照顾，减轻对家庭及社会的依赖。

8. 观察者及研究者 在社区卫生组织中，要求社区护士具有敏锐的观察能力。由于社区护士与居民接触密切，因此可以发现许多家庭和社区中影响健康的问题，如家庭和社会中的压力、环境的危险因素等。同时，社区护士应通过参与或主持相关研究对社区护理中涉及的问题进行探讨，帮助社区护士科学地制订护理干预方案。

9. 个案管理者 社区护士针对精神疾病及其他慢性病的患者需要进行个案管理。其主要目的是在充分评估的基础上利用社区资源协调各类服务，为所服务的个案提供整体的、连续的服务。

二、社区护士的能力与素质

由于社区护理的服务范围广，覆盖面大，社区护士要完成各种角色的工作任务，就必须具备高于在一般医院护士的素质与能力。1974 年，世界卫生组织制订了三项社区护士必备的素质要求：

1. 必须有以促进社区健康为己任的责任感，积极为社区服务。

2. 必须要以照顾弱势群体为重点。社区护士必须有独立自主的能力，优先帮助弱势群体，如老人、妇女、儿童、残疾人等。

3. 必须善于和服务对象合作，尊重其自主性，能与人共事，充分发挥团队精神，获取最大效益。

除此之外，社区护士还应该具备以下几种能力：

1. 人际交往与沟通能力 社区护理工作既需要全科医师及其他机构工作人员的协作与支持，还需要获得其服务对象的理解与配合。面对这些不同年龄、家庭、社会文化背景的合作者和服务对象，社区护士必须具备社会学、心理学及人际沟通技巧方面的知识与技能，才能更好地开展工作。

2. 综合护理能力 综合护理能力主要包括各专科护理技能及中西医结合的护理技能。根据社区护理的特点及社区护士的主要职责，社区护士在对各种患者和残障者进行护理时，需要应用到内科、外科、神经科、精神科、中医科以及老年和康复等方面的护理技能。因此，社区护士必须具备各专科护理技能及中西医结合的护理技能，才能满足社区人群的需求。

3. 独立判断和解决问题的能力 社区护士和医院护士的工作场所不一样，有时需要独立完成一些区域人员所需的护理服务。在医院，护士遇到问题可以与其他护士、护士长或医生研究解决，但在社区，护士往往需要独立地进行各种护理操作，开展健康教育，进行咨询或指导。此外，服务对象的生活经历千差万别，性格脾气、文化程度各有不同，家庭成员所患的疾病也不一样，这就要求社区护士具备较高的解决问题或应变的能力。因此，独立判断、解决问题的能力和应变能力对于社区护理人员非常重要。

4. 预见能力 预见能力主要应用于预防性的服务，而预防性服务是社区护士的主要职责之一。社区护士应具备一定的预见能力，需要在问题发生之前，找出可能导致问题发生的潜在因素，从而有针对性地制订护理干预计划，采取措施，为社区居民提供预防性的服务，以避免或减少问题的发生。

5. 组织管理能力 在提供全方位的社区护理服务过程中，常常需要与多个部门的工作人员或社区居民及其家庭配合共同完成，这就需要社区护士具备一定的组织协调能力和计划管理能力，能够策划健康项目并执行推广。

6. 调研科研能力 社区护士不仅担负着向社区居民提供社区护理服务的职责，同时也肩负着发展社区护理、完善护理学科的重任。社区护士应具备一定的科研能力，能独立或与他人共同进行社区护理科研活动。在社区护理实践中，善于总结经验，提出新的观点，探索适合我国国情的社区护理模式，推动我国社区护理事业的发展。

7. 自我防护能力 社区护士的自我防护主要包括两个方面，即法律的自我防护与人身的自我防护。首先，社区护士常常在非医疗机构场所提供有风险的医疗护理服务，如在患者的家中进行静脉输液。社区护士应加强法律意识，不仅要完整记录患者病情，还要在提供一些医疗护理服务前与患者或家属签订有关协议书作为法律依据。其次，社区护士在非医疗机构场所提供护理服务时，应避免携带贵重物品，并注意自身的防护。

三、我国社区护士的准入条件

社区护士是指在社区卫生服务机构及其他有关医疗机构从事社区护理工作的护理专业技术人员，是以基础护理为基础而专注于推进社区健康的护士。2002年原卫生部发布《社区护理管理的指导意见》规定社区护士的准入条件为：

1. 具有国家护士执业资格并经注册。
2. 通过地（市）以上卫生行政部门规定的社区护士岗位培训。
3. 独立从事家庭（病床）访视护理工作的护士，应具有在医疗机构从事临床护理工作5年以上工作经历。

第四节 社区护理的发展

一、社区护理发展阶段

社区护理在其发展过程中大致经历了以下几个阶段：

1. 家庭照顾阶段（1859 年以前） 社区护理早期的发展与宗教及慈善事业有着密切的关系。公元 399 年，基督教会的法希奥拉修女建造了第一个慈善医院收容病人，并劝请贵族妇女访问病人。1669 年，圣文森保罗在巴黎创立了"慈善姊妹社"，为病人及贫困人员提供护理与知识，使其能达到自我照顾。

2. 地段护理阶段（1859 ~ 1900 年） 1859 年，英国利物浦的企业家威廉·勒斯朋的妻子患慢性病卧床在家，得到罗宾森夫人良好的家庭照顾，减轻了痛苦，由此威廉深感家庭护理的重要，便雇用罗宾森夫人访问、护理贫穷患者的家庭。1861 年，在南丁格尔的建议与帮助下，威廉·勒斯朋建立培训学校，专门培训地段护士。当时提供的护理服务重点以治疗为主，预防为辅。

3. 公共卫生护理阶段（1900 ~ 1970 年） 20 世纪初，莉莲·沃尔德女士在纽约的亨利街成立服务中心，提供当地所需的各项护理服务，服务内容扩展至妇幼保健等，拉开了公共卫生护理的序幕。服务对象扩展为病人及亚健康者，且能够治疗与预防兼顾。

4. 社区护理阶段（1970 年至今） 1970 年，美国护士露丝·依思曼提出了"社区护理"一词，并把社区护理与公共卫生护理进行区分。这一阶段，社区护理的服务对象进一步扩展为社区的全体居民，服务的重点是预防疾病和促进健康，社区护理组织与管理体系已得到完善，护理教育体系也逐步完善。

二、国外社区护理的发展

（一）英国

英国是社区卫生服务的发源地。1945 年，该国议会批准了《国家卫生服务法》，1948 年正式实施，建立了国家卫生服务制度，拉开了社区卫生服务的帷幕。目前英国卫生服务的基本特征是国家保健服务制度和社区卫生服务，后者包括全科医生服务和家庭保障。社区服务形式主要有教区护理、健康访视和学校护理三种形式。教区护理是英国最重要的服务形式，通常由辖区内的通科医生或诊所及所雇护士担任，施行全天护理服务。护理内容包括家庭护理、术后护理、患者出院护理、保健中心护理等，其中，以慢性病及活动受限患者的护理为主。健康访视服务主要包括疾病访视、婴幼儿及老年人访视和健康教育。学校护理包括对学生进行体检、卫生保健和健康促进。英国的社区服务工作主要由社区护士来完成。社区卫生服务在满足居民健康需求方面起着十分重要的作用，使常见病患者尽量留在社区，有效地节约了卫生资源。英国的护理从业者大致分两大类，一类为医院的各科专业护理及管理人员，另一类为从事各种社区护理的社区护士。英国护士培养为学分制，护校毕业后通过国家资格考试才能成为正式护士。社区护士的培养比医院护士要求更高，一般为 3 年基础教育，毕业后还需进行 1 年的社区护理技能培训。

（二）德国

自 20 世纪 60 ~ 70 年代起，社区护理就在德国卫生行业有了较快的发展。早在 1992

年，德国已有10000家护士站，4500个家政服务中心，约有一半的护士从事社区护理工作。在提供社区护理服务的人员中主要有家政人员（从事家政事务）、护理员（协助护士做好生活护理）、护士（主要从事护理专业工作）。无论是护士还是护理员，均需要有5年以上的医院工作经验，其服务对象主要是社区老年人、儿童、术后恢复期的患者、慢病患者、残疾人等，服务内容为慢性病的预防、自我保健、康复和护理工作。每个护士站每周集会2~3次，所有护士一起讨论护理计划和在患者护理过程中出现的问题。护士站的每名护士均配有通讯设备，以便随时联络。每7个护士站归一个总部管理，同时，各州护理技术监测协会定期对各护士站进行考核和验收。

（三）日本

日本的社区护理是20世纪40年代发展起来的，在社区保健的推行过程中以立法为前提，全民健康保险为依托，巨大经济投入为保证。日本政府先后通过了保健所法、保健妇法、精神保健法、母子保健法、老人保健法、介护保险法等。老龄化是推进日本社区护理发展的一个重要动力。1993年日本65岁以上人口占总人口的14.9%，2006年达到20.8%。日本的各种社区护理费用均列入医疗保险范围，这就为促进社区保健工作的发展提供了强有力的经济保障。日本的社区护理分为公共卫生护理和居家护理。公共卫生护理以保健所和市街村保健中心的保健师为主体，实行地区主管负责制。保健师的服务内容包括地区健康问题诊断、成人习惯病预防、精神障碍者支援等；居家护理的服务内容包括各种诊疗处置、康复护理、用药管理等日常生活指导和援助等。公共卫生护理和居家护理协同发挥预防保健、健康教育、康复诊疗、照顾护理作用。日本的社区护士培养包括学校培养和医院护士转化两种途径。社区护士资格可通过3年的护士课程学习后再加1年社区护理课程学习或4年制护理专业毕业后通过国家考试而取得。取得国家注册护士资格并有一定临床经验的医院护士再加半年保健课程的学习或自费的继续医学教育研修后才能取得社区护士执业资格。

（四）韩国

韩国的社区护理事业始于20世纪60年代。在医疗资源十分有限的情况下，韩国通过试点运行再逐步推广的方式建立了以医院为中心的社区护理服务体系。70年代末实行医疗保险政策，使护士真正以独立的角色，与医生、卫生技师一起作为保健管理者，担当起了初级保健医疗的任务。韩国的保健体系包括保健所、家庭护理和小规模疗养院。保健所为登记的居民提供婴幼儿健康评估和咨询、预防接种、围生期护理、计划生育、传染病管理、慢性病患者康复治疗、口腔管理等。家庭护理机构分为社区所属和医院所属两种类型，主要服务项目包括健康咨询、定期体检、特殊护理操作、心理护理、手术伤口护理、排泄护理及给药等。患者可直接到保健所就诊、咨询，社区人员也可对社区居住的健康居民和居家的患者提供上门访视服务。按照服务领域，社区护理人员可分为保健所的保健护士、学校的养护教师、工厂企业的产业护士、保健诊疗所的保健诊疗员、助产士、家庭看护师。韩国的社区护理人员准入标准较高。保健所护士必须毕业于看护大学并具有一定的临床经验，在国家指定的机构经 6 个月 ~ 1 年的培训，考试合格后才可获得国家认可的资格。家庭护理专业护士认证资格为：硕士学位，某一领域 3 年以上的工作经验，资格考试合格。此资格只能在不间断专业工作的情况下维系 10 年，同样每年也需要 12 小时的继续教育。

（五）新加坡

新加坡政府主张减少医疗费用，因而 70% 的住院患者是急诊入院，大量慢性病患者集中在社区内治疗和康复，社区康复和家庭护理多由社区护士承担，因此社区服务处于非常重要的位置。鉴于此种情况，政府加大了对社区保健的财政投入，如在设有急诊的综合性医院增加老年病床数，在社区综合诊所建立护理中心，还建立了护理之家"老年人长托"，逐渐形成了医院－社区护理中心－护理之家－日间护理双向转诊的服务网络，较好地解决了老年患者的就医护理问题。

三、国内社区护理的发展

我国公共卫生护理教育始于 1925 年，当时北京协和医院教授格兰特先生在北京创办"第一公共卫生事务所"，培养公共卫生护理专业人员。1932 年，政府设立中央卫生实验处训练公共卫生护士。1936 年，成立包括公共卫生护士的公共卫生人员训练班。1945 年，北京协和医学院成立了公共卫生护理系，课程包括健康教育、心理卫生、家庭访视与护理技术等。1949 年前，北京的卫生事务所为 4 个，全国从事公共卫生的护士数量也有一定的增加。1949 年新中国成立以后，各个卫生事务所改为城区卫生局，局内设防疫站、妇幼保健所、结核病防治所等，一部分医院开设地段保健科或家庭病床。

20 世纪 50 年代，我国开始建立城市和农村三级预防保健网，农村通过县医院→乡卫生院→村卫生室来防病治病，城市则通过市医院→区医院→地段或街道医院及门诊部、卫生所来开展卫生保健工作。家庭病床是社区护理的雏形。20 世纪 80 年代初期，我国部分医院设立了家庭病床，为慢性病患者及不需要住院治疗的患者提供医疗和护理服务。1996 年 5 月，中华护理学会在北京举办了"全国首届社区护理学术会议"，会议倡导要发展及完善我国的社区护理，重点是社区中的老年人护理、母婴护理、慢性病及家庭护理等。1997 年，上海成立了老人护理院，随后，深圳、天津等地先后成立了相应的护理服务机构，主要从事老年人的疾病及康复护理。2006 年以后，国家陆续出台了一系列社区卫生服务政策，一些大城市已初步建立了以社区为范围，家庭为单位，社区人群健康为中心，融预防、医疗、保健、护理和健康教育为一体的连续综合的社区卫生服务模式，主要有社区卫生服务站型、社区服务中心型和社会参与型。虽然我国从2006 年开始逐步重视社区卫生服务，但从目前的发展情况来看，我国的社区护理尚处于初级阶段，人们的健康意识及积极主动寻求医疗卫生服务的意识亟待提高。发展社区护理、拓展护理服务将是我国护理事业未来的工作重点之一。

从教育角度来看，新中国成立以后，护士学校的课程设置中没有公共卫生或社区护理课。1983 年起，我国恢复了高等护理教育。此后，高等护理教育迅速发展，在高等护理课程的安排中注意增强护士预防保健意识的训练，但大多数没有建立社区护理专科。1994 年，由美国中华医学基金会资助，原卫生部所属的 8 所高等医科大学与泰国清迈大学联合开办护理硕士班，在硕士课程中设置了社区及家庭护理课。1997 年，首都医科大学设立了社区护理专科，并于同年开始招生。目前，很多院校已经开始尝试开展社区护理专业的教学。

同步练习

1. 构成社区的最基本要素是（　　　）
  A. 人群和地域　　　　　　B. 人群和生活服务设施
  C. 地域和生活服务设施　　D. 文化背景和生活方式
  E. 生活制度和管理机构

2. 社区卫生服务提供包括婚育咨询、围产期护理直至临终关怀的人生各个阶段的全程服务，这体现了社区卫生服务特点的（　　　）
  A. 广泛性　　　　　　B. 综合性　　　　　　C. 连续性
  D. 可及性　　　　　　E. 公益性

3. 我国开始发展社区卫生服务是（　　　）
  A. 1990 年　　　　　　B. 1997 年　　　　　　C. 2005 年
  D. 1980 年　　　　　　E. 2008 年

4. 下列关于社区护理的描述不正确的是（　　　）
  A. 是一门应用性学科　　B. 以预防保健为主　　C. 强调个体健康
  D. 强调多学科协作性　　E. 强调综合性服务

5. 社区护理起源于（　　　）
  A. 康复医学　　　　　　B. 替代护理　　　　　　C. 临床医学护理
  D. 公共卫生护理　　　　E. 生活护理

6. 下列有关社区护理特点的叙述，不正确的是（　　　）
  A. 以健康为中心　　　　B. 以个体为主体
  C. 有较高的自主权和独立性　D. 与多部门合作提供综合服务
  E. 面向整体人群

7. 下列哪项不是社区护士担当的角色（　　　）
  A. 领导者　　　　　　B. 照顾者　　　　　　C. 康复训练者
  D. 健康教育者　　　　E. 管理者

8. 社区护士的基本条件不包括（　　　）
  A. 具有护士执业资格　　B. 经护士执业注册
  C. 高中以上文化水平　　D. 通过社区护士岗位培训
  E. 独立家访护士应具有 5 年以上临床护理经历

9. 患者，男性，76 岁，因脑出血瘫痪卧床 1 年多，生活不能自理且依赖性很强，目前在家中由退休的女儿照顾。护士在家庭访视时发现，患者的女儿在护理父亲的过程中出现了不耐烦的情绪，并主诉近来经常失眠。社区护士要处理好上述问题，应具备的能力不包括（　　）

    A. 人际沟通和协作能力　　　B. 综合分析能力　　　C. 实际操作能力

    D. 健康宣教能力　　　E. 领导能力

第二章　社区护理程序

📖 知识要点

　　护理程序是为护理对象提供护理照顾时所应用的工作程序，社区护理程序是社区护士应用护理程序的五个步骤对社区的个人、家庭和社区整体的健康进行护理的工作方法。本章主要介绍社区护理程序的概念、社区护理评估的内容和方法、社区护理诊断的分类、社区护理计划的制订与实施、社区护理评价。重点是社区护理评估，难点是社区护理诊断。

　　社区护理程序是社区护士在工作中，以社区中的个人、家庭及群体为护理对象，为增进和恢复其健康而进行的一系列有目的、有计划的护理活动。社区护理程序的框架与临床护理程序基本相同，一般分为五个步骤：社区护理评估、社区护理诊断、社区护理计划、社区护理计划的实施和社区护理评价。不同的是，在社区护理工作中，护士服务的对象不仅是个人，还包括社区中的家庭及人群。社区护士利用护理程序评估个人、家庭和社区的健康状况，确认社区现存的和潜在的健康问题，制订护理计划及目标，实施护理干预并不断地进行评价，以满足社区人群的健康需求，维护和促进社区的健康。

　　📚 案例引导

　　护士小李被分配到一所社区卫生服务中心工作。为了更好地为社区人群提供护理服务，小李应采取何种科学的护理工作方法？

第一节　社区护理评估

　　社区护理评估是社区护理程序的第一步，是社区护士收集护理对象健康资料并加以分析、整理的过程，是社区护理工作的基础。正确评估社区所具备的健康管理能力和存在的健康问题，对护理计划的制订和实施都有重要意义。评估不仅能使我们发现健康问题，而且还可找出导致这些问题的相关因素，从而为确定护理措施提供参考和依据。

一、社区护理评估的内容

　　社区护理评估需要立足于社区，从社区、家庭及个人三个层面了解社区人群的健康状况及健康相关资料，从而确定社区现存的和潜在的健康问题及相关因素，为社区护理诊断和计划提供参考。

社区护理评估的内容主要包括：人口群体特征、地理环境特征和社会服务系统。

（一）人口群体特征

人是社区中最主要的组成部分之一，是构成社区的基础，所以评估人口群体特征是社区评估中一个重要部分。通过分析社区人口群体特征有助于了解社区不同人群的健康需要，是制订社区护理诊断、护理计划的基础。

1. 人口数量、密度　社区人口的数量和密度将直接影响社区所需卫生保健资源与其分配情况。高密度生活区将使社区卫生保健服务的工作负荷增加，同时还会增加社区居民的压力及环境污染的可能性。人员拥挤的地方容易传播疾病，人口稀少则不利于充分利用卫生资源。

2. 人口构成　包括社区人口的性别、年龄组成、民族特征、婚姻状况、家庭形态及教育程度、收入和职业特征等基本特征的构成情况。人口构成不同，医疗保健需求不同。如在幼年人口多的社区，妇幼保健工作的开展与实施就非常重要，而老年人口多的社区，对于老化和退休的最佳状态调整和适应则为护理的主要内容。在少数民族居住的社区，居民与其民族特征密切相关的价值观和卫生行为会产生与此相关的特殊健康需要或问题。护士必须了解社区居民特有的文化素质才能发现护理问题，制订并有效地执行护理活动。

知识拓展

人口的文化教育水平影响到人口质量。人口质量又叫人口素质，具体包括：①人口的身体素质，主要体现在智力发育状况和身体发育状况。人口的身体素质取决于先天和后天两方面，先天素质是遗传的，后天素质与营养和文化教育有关。②思想道德素质，是在社会活动中形成的世界观、人生观。③人口科学文化素质，这种素质的提高有利于人们增强自我保健意识，增进健康。

---

3. 人口增长趋势与流动率　人口数量的变化影响到社区对卫生保健服务的需求。当人口大量增长时，会增加社区对卫生保健的需求；相反，社区人口的大量流失，又会影响社区的生存与竞争力。随着"打工潮"的出现，社区人口可在短期内出现大量增长或大量流失，因此，在对社区进行评估时，应注意人口的变迁情况，适时整合社区服务机构的资源，在满足社区居民的健康需求的同时，避免造成医疗资源的浪费。

4. 人口健康状况　包括主要健康问题和患病原因、平均寿命、残障率、死亡率与死亡原因及犯罪率等影响健康状况的事件的发生情况。我们经常使用平均寿命作为评价健康状况的指标，一般而言，平均寿命越高，健康状况越好。社区人口的死亡率及罹病率也可作为评价社区人口健康状况的指标之一。

5. 健康行为 指居民的健康信念和健康行为、求医行为和高危人群等,如饮酒率、吸烟率、饮食习惯、疾病预防和治疗行为、卫生机构利用率、有无与健康有关的迷信或习俗等。另外,社区的失业率、离婚率、暴力事件等也可反映该社区居民的整体健康水平。

(二) 地理环境特征

每个社区所处的地理环境是特有的,环境为人们提供资源,也给予一定的威胁。社区健康状况受其地理位置、自然和人文环境及资源多少的影响。因此,在评估时,社区护士不仅要收集与地理特征相关的资料,还要收集与之相关的社区活动。如社区群体是否了解地理环境特性的危险因素,是否已采取相应的措施,是否能充分利用社区的资源,是否有应对危害因素的准备等。

1. 社区的基本资料 在进行社区评估时,应明确社区的名称、大小、地理位置及其与整个大环境的关系等。由于社区所处的地理位置不同,自然环境和人文环境有较大的差异,存在多种影响社区健康的因素。例如:分析该社区是位于城市还是乡村,位于城市的商业区、工业区还是住宅区。如果社区位于工业区,有造成污染的可能;位于商业区,则需要考虑噪音给居民健康带来的影响。

2. 环境与气候 社区环境包括物理环境、生物环境及社会文化环境,这些环境使每一个社区都有其独特性,并可对社区居民的健康产生一定的影响。如社区是否靠近河川,是否会引起洪水、传染病流行,对健康或生命有无威胁,社区居民能否很好利用这些自然资源;气温是否过冷或过热,湿度如何;社区周围是否有污染源;文化生活是否丰富多彩。

3. 动植物特性 包括动植物的分布、动物饲养管理、绿化覆盖面积及动植物对社区健康的影响等。社区护士需了解社区的绿化情况,是否存在有毒、有害的动植物,动植物对自然环境、居民健康的影响,居民是否知道防范措施。

4. 人为环境 是由人为因素造成的环境状况,主要指空气污染、水源污染、噪声污染,以及土地不正当使用造成的泥土流失,动物、植物生态环境的改变对居民所造成的危害等。例如,空气污染严重地区,小儿哮喘的发生率会大大增高。在进行社区护理评估时,要注意人为环境是否会破坏社区的自然环境,是否还需要再建设一些人为环境以方便居民的生活。

(三) 社会服务系统

一个健康的社区应包括卫生保健、经济、政治、教育、福利、娱乐、交通与安全、通讯、宗教等九大社会系统。社会系统的各种功能,可以满足人们在社区生活中的不同需要。护士对社区进行护理评估时,要注意评估各系统健全与否,是否能满足居民的需求。

1. 卫生保健系统 社区服务系统评估中,对卫生保健系统的评估是最重要的。包括社区内健康服务机构的种类和功能、地理位置、经费来源、技术水平,以及卫生服务资源的利用率及居民的接受度和满意度等。社区护士要判断这些保健机构能否为社区中所有居民提供全面连续的健康服务。同时，还要评估社区的转诊程序，以及保健机构与各系统间的协调状况。

知识链接

双向转诊（转出）单

（机构名称）：

现有患者＿＿＿＿＿＿＿性别＿＿＿＿年龄＿＿＿＿因病情需要，需转入贵单位，请予以接诊。

初步印象：

主要现病史（转出原因）：

主要既往史：

治疗经过：

转诊医生（签字）：

联系电话：

知识拓展

目前发达国家的社区卫生保健机构主要有两种形式：

1. 附属于医院的社区服务部门，主要对医院所处区域内的社区人群提供服务，包括对出院后的患者进行家庭访视。

2. 独立的社区服务诊所，为社区人群提供家庭访视，上门提供护理技术操作、日常生活护理、保健指导、服药指导，为老人定期健康体检，为本地区儿童进行免疫注射，及接受孕产妇咨询等。

2. 经济系统　社区的经济状况与社区健康有密切的关系，落后的经济状况不利于社区环境的改善，经济发达有利于卫生保健机构设备的更新和社会福利事业的发展。社区护士评估时需了解居民的经济状况，如居民收入、职业类别、贫困户比例等。

3. 交通与安全系统　包括保护性服务机关和设施，如派出所、消防队，居民对保护性机关和设施的满意度；交通运输工具及配套服务，如交通是否便利，运输工具的安全程度，能否满足居民需求；社区的治安现状如何，居民的安全感如何；社区是否为残障者创造了无障碍通道等。

4. 教育系统　需要评估社区人群受教育状况，包括文盲、小学、中学、大专以上人员占社区人口的比例；社区内外的教育资源，如学校类型、数量、地理位置、师资情况、教育经费投入、学校健康保健服务，居民的接受度和满意度；社区儿童及适龄人口上学率等。

5. 社会服务及福利系统　主要指支持居民的衣、食、住的服务机构，如商店、饭店、旅馆；满足特殊需要的机构，如托儿所、家政服务公司等。社区护士要了解这些机构的分布和利用如何，以及政府所提供的福利政策和民众的接受度、满意度如何。

6. 娱乐系统 社区应提供娱乐和休闲的活动场所，以提高居民的生活质量。评估内容包括娱乐设施种类、数量、分布及开展娱乐活动情况，居民的满意度等，以及社区中有无对健康有潜在威胁的娱乐场所如 KTV、网吧等，它们是否对社区居民的生活带来不利影响。

7. 通讯系统 社区通讯系统的发展给社区居民的生活带来了极大的方便。社区的通讯功能是否完善关系到社区信息的传递，直接影响到向大部分居民提供健康相关知识。社区护士要了解社区居民获取信息的途径及社区内的大众传播媒体，如电视、报刊、网络、公告栏、信件等，为制订护理计划时选择合适的沟通途径提供依据。

8. 政治系统 政治环境的稳定关系到社区持续而稳定的发展，政府对民众健康的态度和相关政策关系到健康计划能否顺利执行。社区护士需要评估与社区人群健康保健相关的政策，以及用于卫生服务的经费等，还需要了解社区的主要管理机构（如居委会、民政局等）的分布情况、工作时间和联系方式，以便在计划实施时能够得到他们的帮助和支持。

9. 宗教系统 宗教信仰与社区居民的生活方式、价值观和健康行为、疾病的发生有关。社区护士要评估社区中宗教组织、宗教类型、居民的信奉程度，以及对居民健康的影响等情况。

在社区评估时，为提高评估的效果与效率，社区护理人员在评估前可根据实际情况和社区的具体需求把评估内容制成简表（表 2 - 1）的形式，建立居民健康档案及个人信息登记表，使资料搜集更加全面。另外，评估内容还可根据世界卫生组织（WHO）提出的初级卫生保健评价指标的要求进行。这些指标包括四类：居民健康指标、社会经济指标、卫生保健指标和卫生政策指标。

表 2 - 1 社区护理评估简表

评估项目		需收集的资料	资料来源
人口特征	人口数量、密度	社区人数、密度，全市人口密度	派出所、人口普查资料
	人口构成	年龄、性别、职业、婚姻、文化程度的构成比	人口普查资料
	变化趋势	社区人口短期内大量增长、大量流失	人口普查资料
	健康状况	疾病谱、死亡谱、死亡原因、高危人群、健康相关行为	医疗机构记录
环境特征	基本资料	社区的名称、地理位置、面积，与环境的关系	地图、简报
	环境与气候	是否存在特殊环境、洪水、山川，温差、湿度	地图、气象局
	动植物分布	绿化面积、特殊动植物，对居民生活的影响	园林局
	人为环境	工厂对空气和水的影响、居住环境	环保局

续表

评估项目		需收集的资料	资料来源
社会系统	卫生保健	健康服务机构数量和位置、服务质量，是否满足需求	地图、社区实地考察
	经济	人均收入、家庭年均收入、人群就业、人群主要职业	政府资料、地方记录
	交通安全	社区内消防保护系统、居民交通便利性和有序性	社会调查、实地考察
	通讯	主要的信息获取途径	社会调查
	教育	儿童受教育情况、学校的类型分布，能否满足需要	社会调查、社区实地考察
	娱乐	娱乐场所，有无不良因素	社区实地考察
	政治	相关政策、卫生经费的投入、主要管理机构的分布等	区级资料、访谈

二、社区护理评估的方法

一个完整的社区健康评估必须包括主观资料和客观资料，评估者应充分利用个人的感官，采用各种方法收集资料。评估者可以根据不同的目的、不同的对象而选择不同的评估方法。

1. 社区实地考察　社区实地考察又称挡风玻璃式调查法，是指社区护士通过实地考察，观察社区中居民的生活状况、互动方式，社区的地理、人文、社会、环境、经济发展状况，以及人群的一般特性，住宅的形态及结构，社区的划分，社区居民聚集场所，交通方式，各种服务机构的种类及位置，垃圾的处理状况等。

2. 访谈法　是社区护士在健康评估中最常用的一种评估方式，主要通过谈话来评估护理对象的态度和行为。访谈可以在短时间内获得大量信息，甚至找出社区健康问题的焦点。通过访谈可了解社区的发展过程、社区的特性、社区存在的健康问题和社区成员的需求等。访谈分正式访谈和非正式访谈。正式访谈要选择访谈对象，预约访谈时间。确定访谈对象时应注意选择社区中不同层次具有代表性的人员，长期居住在社区、非常了解社区、对社区发展和建设比较关心的人，可以是社区的居民或社区工作的人员，或在社区中非常具有影响力的人。目的是从不同角度获得较多的信息，更好地了解社区。非正式访谈是与社区居民的随机性交谈，不用预约。这种方式可以比较真实地了解社区居民的健康观念、保健意识、健康保健需求以及对社区的看法等。

3. 问卷调查　问卷调查是通过事先设计问卷或调查表向调查对象收集资料的过程。社区很多问题无法直接观察或收集，如对社区服务机构的满意度、人际冲突、家庭危机、工作压力、未婚流产及性病发生率等，必须以无记名的形式进行问卷才能了解。

问卷的设计和质量是调查成功和有效的基础。问卷可以是开放式的，也可以是闭合式的。问卷调查搜集资料的方法主要包括信访法和有计划访谈法两种。信访法一般通过邮寄问卷给被调查者，由他们自己填写后寄回。优点是调查范围广泛、高效、经济，缺点是回收率低，并且要求被调查者有一定的文化水平，能自行完成问卷。访谈法是指经过统一培训的调查员对调查对象进行访谈以收集资料。其优点是回答率高，灵活性强，可以询问比较复杂的问题；其缺点是费时、费钱，可能存在调查员的偏倚。在样本较大、调查对象较集中的情况下，多主张使用访谈法。

4. 查阅文献　通过各种记录、书面材料、电脑网络查阅社区相关资料是社区评估的重要手段。比如，社区护士可通过全国性或地方性普查资料，卫生主管部门的卫生统计报告，区政府、居民委员会或派出所等机关存储的资料，医疗、卫生防疫部门提供的资料，卫生年鉴和有关期刊、报纸等资料，判断社区整体状况，了解社区组织机构种类、数量，人群状况，社区人口特征、受教育状况、婚姻状况，以及出生率、死亡率、残障率、社区人群就业情况、人均收入、人员流动等情况。

5. 参与式观察　调查者以社区成员的角色直接参与社区活动，此时的社区护士以社区成员的角色出现，通过直接或间接观察，了解居民目前的健康状况及健康需求，了解社区活动安排及居民参与的情况。

6. 社区讨论会　社区护士通过讨论会方式来评估社区居民对社区问题的看法和态度，了解社区居民的需求及参与社区活动的积极性，获得共同商讨并确认解决社区问题的方法和途径。在讨论会之前，护士要先设定课题，确定讨论纲领，了解组员的背景，建立彼此信任和良好的合作关系。可分为专题小组讨论和选题小组讨论两种形式。专题小组讨论是一种应用于社会调查研究的研究方法，主要用于收集调查对象的思想、意识、行为和态度等方面资料；选题小组讨论是一种程序化的小组讨论，常用于确定问题的严重程度及工作的优先顺序等。

三、社区健康资料的整理与分析

资料的整理与分析是社区护理评估的重要组成部分。通过各种方法收集获得的资料，必须经过整理、分析、归纳、分类，从而暴露出社区个体、家庭和人群对护理服务的需求，为确认社区护理问题提供依据。资料整理与分析可分五步进行。

1. 资料复核　可通过社区评估小组或其他人员对资料进行复核，以确定资料的有效性和准确性。

2. 资料整理　将社区评估的所有资料进行分类整理。一般可以按社区环境特征、人群特征和社会系统等三个部分来进行分类，用定量研究的统计学方法和定性研究的文字分析对获得的社区健康资料进行归纳整理。对观察、访谈和讨论获得的资料可以采用文字描述法进行分析整理，而对查阅文献和调查问卷获得的资料可以通过计算平均数、率、百分比、构成比等统计指标归纳整理，再将统计结果运用统计图、统计表的形式表示。如社区人口年龄、性别构成表（表 2 - 2），社区居民家庭构成表（表 2 - 3）等。

表 2-2　社区人口年龄、性别构成表

年龄（岁）	女性		男性		合计	
	分布人数	百分比（%）	分布人数	百分比（%）	分布人数	百分比（%）
0~5						
6~14						
15~24						
25~						
……						
合计						

表 2-3　社区居民家庭构成表

家庭类型	户数	百分比（%）
核心家庭		
主干家庭		
联合家庭		
单亲家庭		
其他		
合计		

3. 资料分析　是对已归类整理出来的资料运用计算机软件进行统计学处理，分析社区存在的健康问题、相关因素、严重程度，为确定社区护理诊断奠定基础的过程。如对人口、疾病、死亡、卫生资源等资料进行分析；对社区人群结构、文化背景、经济状况以及人群对疾病和危险因素的认识进行分析；对造成疾病和死亡的危险因素进行分析。资料可分定量资料和定性资料。对定量资料，如发病和死亡等一般按年龄、性别及其他有关死亡的变量进行分析，计算标化率，并与省市标准和国家标准进行比较。对定性资料，可按内容进行分类，按问题发生的频率确定问题的严重程度。

4. 归纳总结　对各类资料进行归纳总结，去粗取精，去伪存真，通过资料的整理分析形成诊断。确定的问题和诊断应是社区整体的健康问题，以社区环境和群体健康问题为主，不能局限于个人或家庭健康问题。这个步骤要求对社区情况按分类进行描述性总结，同时要求计算和测量一些特定指标，如患病率、病死率的表格（表2-4）与图解等。

表 2-4　某社区婴儿死亡率统计表

地区	死亡率（%）
本社区	25.4
本市	15.2
本省	10.5
全国	11.7

5. 报告评估结果　将资料分析结果向社区评估小组的成员、领导及社区居民等报告，并寻求反馈。

第二节　社区护理诊断

一、社区护理诊断的定义

社区护理诊断是根据所收集的资料，对个人、家庭、群体或社区现存和潜在的健康问题以及与其相关原因的陈述。这些问题可通过护理干预措施得以改变，从而导向健康的方向。它是社区护士制订护理措施的依据。

社区护理诊断的特点是把诊断的重点放在社区而不是个人。社区护士运用评判性思维方式对资料进行系统分析和整理，判断其发展趋势及相关因素并形成初步诊断。再用进一步收集来的资料对初步诊断进行验证，从而确定问题的存在或否定初步诊断。最后对初步提出的问题进行分析，将符合护理诊断的定义，属于护理职责范围之内的，能用护理方法解决或缓解的问题列出，即形成了护理诊断。（表2-5）

表2-5　社区护理诊断与临床诊断比较

区别点	临床诊断	社区护理诊断
诊断对象	单个居民	社区群体
诊断问题	个体的症状和体征	社区人群主要健康问题
诊断方法	体格检查、医学检查进行临床推断	流行病学与卫生统计学
诊断结果	确定病名	发现社区主要健康问题及可利用资源

二、社区护理诊断的分类

社区护理工作中常用的护理诊断有北美护理诊断协会（NANDA）提出的护理诊断分类方法和专用于社区护理实践的OMAHA系统护理诊断分类方法。

目前我国医院使用的护理诊断分类法是2000年NANDA第14次会议上审议通过的新的分类系统——分类法Ⅱ，包括13个系统，155项护理诊断。主要用于临床护理诊断分类，同样适合于社区场景，只是在实用的过程中注意诊断所针对的可能是一个整体，如社区、家庭、群体，而不仅是个体。

社区护理诊断应反映出社区目前的健康状况，与社区健康需要有关的各种因素均应考虑在内，一般可分为个人健康护理诊断、家庭访视健康护理诊断、社区健康护理诊断三类。

知识拓展

在 NANDA 护理诊断的基础上，美国和国际护士会（ICN）已经先后发展出将护理诊断分类、护理措施分类和护理结果分类融为一体的适用于不同护理实务领域的护理实务分类系统。目前美国护士学会（ANA）已经认可的护理实务分类系统如下：

1.1 NANDA 护理诊断分类系统。

1.2 lowa 的护理措施分类和护理结果分类系统。

1.3 Saba（Georgetown）的居家健康护理分类系统。

1.4 OMAHA 的社区护理分类系统。

1.5 Ozbolt 的病人护理资料分类系统。

1.6 手术室的护理诊断、护理措施和护理结果分类系统。

其中，社区护理分类系统和居家健康照顾分类系统，应用于社区和居家护理的护理实务领域。

（一）NANDA 提出的护理诊断分类法

1. 个人健康护理诊断 是以患者或者有健康问题的个人为中心提出的。例如：通过家庭访视得到的资料为"患者李某，65 岁，男性，患多发性脑梗死，右侧上下肢瘫痪，不能自行在床上坐起或仰卧"，相应的护理诊断为"躯体活动障碍：与右侧肢体瘫痪有关"。

2. 家庭访视健康护理诊断 是以家庭整体为中心提出的，反映家庭整体的健康状态。例如："照顾者角色紧张：与持续的护理需要有关，继发于残疾（偏瘫）"；"家庭就医困难：与收入减少有关"。

3. 社区健康护理诊断 是以社区整体健康为中心，反映社区和社区群体健康状况。例如："社区成年男子高血压发病率高于全国水平：与社区健康教育不够有关"；"不能有效利用医疗卫生资源：与社区居民缺乏了解卫生人员保健能力有关"等。

提出社区护理诊断时，既要注意人的健康消极的一面，也要关注人的健康积极的一面。医院护理多以恢复人的健康为主，常着重于人的健康消极的一面，而社区护理则强调促进健康而不是单纯治疗护理病人。如健康消极的护理诊断常有"照顾者角色障碍"，"父母不称职"，而健康积极的护理诊断也可有"照顾者进入角色"或"父母称职"等。

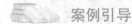 案例引导

某卫生职业学校学生的艾滋病知识测试成绩很不理想。调查发现这些学生没有接受过有关艾滋病知识的教育，其家长也不赞成学校教给学生这些相关知识。90% 的学生相信自己不会传染上艾滋病。

请根据以上资料确定 1～2 项社区护理诊断。

（二）OMAHA 系统护理诊断分类法

OMAHA 分类系统是经 NANDA 认可的一个标准化护理语言体系，是根据社区护理工作者的护理实践而开发的护理诊断分类系统。该系统有助于社区护士在提供社区居民的健康管理、学校保健、家庭护理、产业保健等护理业务中的信息化管理，是系统陈述和分类护理诊断，并制订护理计划的指南。

OMAHA 分类系统由护理诊断分类系统、护理干预分类系统和护理结果评量系统三部分构成。OMAHA 护理诊断系统是专用于社区护理实践的分类系统，是由环境、心理社会、生理和健康行为四个领域构成，下属 44 个具体的健康问题分类，每一个健康问题类型都有具体的健康问题和特征性表现。护理干预系统将护理干预划分为健康教育、指导咨询、实施治疗、个案管理和监督四部分，共有 63 个分系统。护理结果评量系统是一个评价患者行为、认知、状况三方面护理效果的 5 分制量表，是一个能全面辨认患者健康问题并提出护理干预和成效的评价框架。

OMAHA 分类系统的优点：促进社区卫生护理业务的科学化，提供社区护理服务量化空间，符合社区卫生应用的实际性，能配合护理程序的运用，可减少个案记录的重复和时间。

三、社区护理诊断的陈述

社区护理诊断的陈述方式应以问题为中心，明确指出问题的具体表现和产生的原因，其陈述的格式基本和临床护理诊断陈述格式相同。

1. 三段式陈述 可采用 PSE 公式，即健康问题（problem，P）——是对社区的健康状况或问题的简洁清楚的描述；症状或体征（sign&symptoms，S）——可以推断问题的主观和客观资料；原因（etiology，E）——即与社区健康问题有关的相关因素和危险因素。

例如：P——社区婴儿死亡率过高

　　　E——与家长喂养不当有关

　　　S——婴儿死亡率达 2%

2. 二段式陈述 对于还没有发生，但很可能发生的护理问题陈述可采用 PE 方式，即 P——问题，指潜在问题；E——危险因素。

例如：P——社区老年人缺乏照顾

　　　E——与社区空巢老人较多，缺乏养老机构有关

3. 一段式陈述 只有 P，多用于健康的护理诊断。

例如：P——潜在的精神健康增强

　　　P——社区儿童营养状况良好

四、社区护理诊断的排序

通过社区护理评估，确定社区护理问题。当社区有多个健康问题时，社区护士需要

按问题急缓程度确定优先顺序，需要判断哪个问题最重要，最需要优先处理。

社区护理诊断排序常采用 Mucked 与 Lancaster 提出的优先顺序和量化八个准则：①对社区问题的了解；②社区对解决问题的动力；③问题的严重程度；④可利用资源；⑤预防效果；⑥护士解决问题的能力；⑦健康政策与目标；⑧解决问题的迅速性与持续的效果等。每项给分可采用 0~4 分或 1~10 分标准。所得综合分数越高，越是急需解决的问题。同时，护理诊断排列优先顺序还应该考虑护理对象的意见与要求，如社区居民强烈要求解决的问题、危害严重或放置下去危害可能扩散的问题应优先考虑。

社区护理诊断也可按照马斯洛人类基本需要层次论排序，优先解决生理需要，其次依次为安全的需要，爱与归属的需要，自尊与自我实现的需要。同时，护理诊断优先顺序的排列还应考虑到服务对象的意见和要求，在保证与医疗护理不发生冲突的前提下，社区护士要尊重服务对象的意见，这样才能使社区、家庭或病人感到被重视，会主动参与并积极配合医护活动。因此，对社区居民强烈要求解决的问题、危害严重或放置下去危害可能扩散的问题应优先考虑。

第三节　社区护理计划

社区护理计划是社区护理工作程序的第三步，是在确定社区护理问题的基础上，制订具体护理目标、对策、措施的过程，是一种合作性的、有顺序的、循环的程序，以达到预期的目标，护理计划的内容有主客观资料、诊断/问题、目标、措施和评价方法。其目的是明确护理目标，确定护理要点，提供评价标准，设计实施方案。

一、确定目标人群

目标人群即计划干预的对象或特定群体。目标人群一般分为三级。

1. 一级目标人群　指预期接受教育后将直接采纳所建议的健康行为的人群。如：母乳喂养社区健康教育项目中，为孕妇和乳母；在预防脑卒中健康干预项目中是高血压患者群体。

2. 二级目标人群　指与一级目标人群关系密切，并对一级目标人群的信念、态度和行为有一定影响的人群。如母乳喂养社区健康教育项目中，为孕妇和乳母的丈夫、父母、亲友、同伴等；在预防脑卒中的健康干预项目中是高血压患者的家属、病友、医护人员等。

3. 三级目标人群　指对计划的执行与成功有重大影响作用的人群，如领导层、行政决策者、经济支持者和权威人士、专家等。

二、制订护理目标

预期目标是期望服务对象在接受护理干预后所能达到的结果，包括功能、认知、情感及行为等方面的改变。目标的制订应做到特定、可测量、可达到、相关、有时间期限，以便于护理计划的落实和护理评价的实施。护理目标可分为总体目标和具体目标。

总体目标是指在实施护理计划后应达到的理想效果；具体目标是指实现总体目标所要达到的具体结果。

（一）制订护理目标的原则

1. 具有相互关联的目标 目标应与目前社区所具有的问题相关，也与社区的相关政策吻合。

2. 可实现的目标 目标应是可以利用社区资源或属于能够解决的健康问题。

3. 可观察的目标 目标应是可以观察到的。

4. 可测量的目标 目标应是可量化的。

（二）目标应包括的内容

1. 目标的内容 制订目标时应包括的内容有参与者（主语）、达标内容（谓语）、要达到的标准、具体完成的时间和条件（状语）。

2. 目标陈述 社区护理目标的陈述常使用5W和1H陈述法。即明确计划参与者（who），包括护理对象及护理护士；完成目标的证据内容（what）；完成目标的时间或期限（when）；完成目标的条件（where and what extent）；完成目标的途径（way）；完成目标的标准成就（how much）。举例如下：

护理诊断：社区人群结核病患病率增高：与社区人群缺乏对胸部X线检查的认识有关

总体目标：5年后该社区结核病患病率将下降为目前的70%。

具体目标：1年后，15岁以上居民的结核病防治胸部X线检查率从现在的20%提高到50%。

社区护理目标的陈述也可用RUMBA陈述法，内容包括：真实的（realistic）、可理解的（understandable）、可测量的（measurable）、行为目标（behavioral）、可实现的（achievable）等。

3. 目标书写格式 常用目标书写格式及具体内容的书写见表2-6。

表2-6 社区护理目标的制订

护理问题	相关因素	总体目标	具体目标
不恰当的饮用水管理	1. 对饮用水污染的认识低 2. 未进行水质检查	到2013年12月以前，90%社区居民能获得安全的饮用水	1. 2013年6月底对社区全体居民进行饮用水管理教育 2. 2013年下半年进行两次水质检查

三、制订实施方案

护理目标确定后，社区护士应与护理对象及相关人员一起协商，共同制订切实可行的护理措施。社区护理计划是一种由多方合作、合理利用资源、体现优先顺序的行动方案。其步骤包括如下几方面：

1. 选择合适的社区护理措施 社区护理人员应与护理对象共同制订切实可行的护理措施，以使护理对象能积极参与，并为自己的健康负责。制订的措施可以是一级预防、二级预防、三级预防或综合性的措施。如一级预防是为了促进健康和预防疾病，这是针对那些没有具体健康问题的人、集体或社区；二级预防则针对那些有健康问题的对象；而三级预防则要采取措施来防止某一问题的复发或帮助病人恢复到原来的功能水平。

2. 为社区护理措施排序 可以采用 Mucked 与 Lancaster 提出的优先顺序和量化八个准则或马斯洛的需要层次论来对社区护理措施进行排序。通过排序可以选择最佳方案，使重要的措施能有效地执行，社区健康问题能尽早得到控制。

3. 确定所需的资源及其来源 针对每项社区护理措施都必须明确社区内外有助于解决问题的各种资源，确定实施者及合作者（如防疫站、疾病控制中心、当地的红十字会、肿瘤协会等），预算实施护理计划所需要的仪器设备、场所、经费，以及分析解决问题所需要的相关资源的可能来源。

4. 进行具体时间安排 如果计划实施时间为 1 年，要确定进行几次，每次间隔的时间。如某项健康教育在 1 年内计划进行 4 次，每次间隔 3 个月。

 案例引导

　　某社区调查显示：该社区居民中 20 岁以上成年男子高血压发病率 >30%，且大都喜爱进高盐饮食，平日应酬较多，有烟酒嗜好，精神压力大，休息和体育活动少。

　　请为该社区目标人群制订一份护理计划，列出护理诊断、护理目标及护理措施。

四、形成书面计划

1. 记录社区护理计划 当社区护理措施确定后，社区护士应记录护理对象的具体情况，即将护理诊断、目标、措施成文。具体内容包括：社区评估所收集的主客观资料、社区健康护理诊断、预期目标、具体措施和测量方法等。如社区护理计划评价表（表 2 - 7）。

表 2 - 7　社区护理计划评价表

护理问题：

总体目标：

相关因素	具体目标	实施计划				评价计划	
		实施内容	执行者	时间	场所	评价标准	评价方法

2. 评价和修改社区护理计划 社区护士将护理计划形成书面形式后，要和护理对象共同探讨，及时发现问题并修改，使实施更顺利。评价时一般采用 RUMBA 准则或

5W 原则叙述。

第四节 社区护理实施

实施社区护理计划是社区护理工作程序的第四步，指社区护理计划完成后，社区护士为达到护理目标而将计划中各项措施付诸实践的过程。社区护理计划实施除了一般护理活动外，还包括调节活动、人力调配、资源分配、信息传播等各方面的管理活动。因此，实施社区护理计划成功与否，除了完整的评估资料外，还需要考虑沟通、领导与决策方式。社区护士在实施阶段应将社区当成一个伙伴，培养护理对象自行解决问题的能力，让社区主动参与护理措施。

一、实施前的准备

1. 明确资源 护士在实施前应充分了解社区内外有助于解决问题的人力、物力及财力资源，并有针对性地进行选择，以保证护理计划的顺利实施。如当地红十字会，肿瘤协会，健康委员会，防疫站等。

2. 社区动员 社区护理是面向社区整个人群的一种综合性、连续性的服务，社区护士需要与各有关人员和部门联系，协调好各方面的关系，取得一致意见，要让社区成员主动参与，帮助社区增加拥有自己的健康计划的感觉，鼓励社区积极投入社区计划的实施。

3. 知识与技能 丰富的理论知识、熟练的操作技能、有效的沟通能力是执行护理计划的必备条件。社区护士应有包括社会学、人文学科、心理学及医学护理专业等多方面的知识，应用沟通交流技巧，利用专业技能，为社区居民提供保健护理。在实施前应进一步熟悉和理解计划，预测可能发生的问题，在思想上和技术上做好充分准备。

4. 分工或授权 社区护理计划需要多人共同完成，社区护士应根据对方掌握的知识与技术水平适当分配，明确双方各自的责任及服务实施的方法与预期结果，合理安排，科学运用人力、物力。

二、实施过程

在实施社区护理计划过程中，社区护士将扮演多种角色。社区护士不仅仅是护理计划的实施者，还是决策者、组织者、教育者和管理者。社区护士必须做好以下工作：

1. 分工合作 将计划中的护理活动加以组织，落实任务。实施护理计划时，社区护士与其他卫生工作人员应密切配合，保持协调一致，不同的措施要分配给胜任的人员来执行。如执行家庭访视时主要由护士来执行，进行社区康复服务时可以由康复师或经过培训的医护人员来执行，对某些病人的生活照顾可以指导家属或保姆完成，对家属的授权也要根据家属的文化层次和对病人关心的程度而决定。

2. 识别障碍 在实施护理计划中有时会出现一些障碍，如突然发生的气候变化，参与社区活动的人员健康状况改变，活动场地发生变更等，都可能阻碍计划的实施。社区护士应考虑各种影响因素，以确保措施顺利进行。

3. 实施护理 在执行计划时，要取得服务对象的合作与支持，保障治疗、护理措施实施到位；熟练运用各项护理技术，根据各人不同的情况，开展有针对性的护理活动；解答护理对象的咨询问题，在实施中及时进行健康教育。

4. 继续收集资料 社区护士在护理计划实施过程中，密切观察实施后服务对象的生理、心理状态；了解服务对象的反应及效果，有无新的问题出现；对患者及家属所关心的问题进行解答，并从中发现患者或家属表现出的或掩盖在其语言背后的含义或困难，及时收集资料，以便迅速、正确地处理新的健康问题。

5. 实施环境 社区护士要特别注意社区条件，关心护理对象的身体状况，在时间、地点、服务场所的室温、光线、空气等方面加以改善，力争为护理对象提供一个安全、舒适、方便的护理环境。

6. 评价与记录 在计划实施过程中不断进行评价，以便及时修改、完善社区护理计划，确保社区护理效果；准确记录各项护理活动、护理效果、护理对象的反应及产生的新需求。

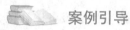 **案例引导**

　　开学初，某社区护士在为本社区内五年级两个班 100 名学生进行体检时，发现又有 20 名孩子戴上眼镜，加上原有 17 名学生在上学期开学时戴上眼镜，共计 37 人配戴眼镜。于是该社区护士对学生家长进行问卷调查。调查中发现 85% 的孩子每天在家连续看电视时间在 4 小时以上，家长与儿童对眼睛保护相关知识均了解不够。

　　请结合案例制订一份健康教育实施方案。

三、实施后的记录

在实施中，社区护士要把各项护理措施的内容、时间、结果及服务对象的反应及时进行完整、准确的文字记录，为下一步社区护理评价提供依据。

1. 记录的意义 记录是以文字进行交流的一种重要形式，是社区护理工作的原始记录。及时准确的记录是进行社区护理评价的依据，可以为护理、教学和科研工作提供重要资料；可作为证明文件，提供法律上的依据；可作为收取费用的依据。

2. 记录的内容 记录的内容必须客观真实。一般而言，记录内容包括护理计划的实施情况和服务对象对护理活动的反应。护理记录有助于社区护士与服务对象和其他相关人员进行沟通。

3. 记录的要求 记录要求及时、准确、真实、重点突出。

4. 记录的方式 包括以问题为中心和以护理对象为中心两种。

（1）**以问题为中心的记录** 是按照问题 - 措施 - 结果进行记录，记录方式为 PIO 格式，即 P - Problem（问题），I - Intervention（措施），O - Outcome（结果）。在记录时，"P" 的序号要与护理诊断/问题的序号一致并写明相关因素，可分别采用 PES、PE、SE 三种记录方式；"I" 是指与 P 相对应的已实施的护理措施，即做了什么，记录什么，并非护理计划中针对该问题所提出的全部护理措施的罗列；"O" 是指实施护理措施后的结果，可出现两种情况，一种结果是问题已解决，另一种结果是问题部分解决或未解决。

此种方法的优点是：对每项问题的各种护理措施，在实施后可对其结果进行观察或测量。如结果与预期目标的要求一致，则此问题解决；对未解决的问题，若措施适当，则继续观察并记录；若措施不适宜，需重新修订并制订新的护理措施。

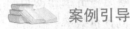 案例引导

　　某社区居民营养及健康状况调查结果：社区人均自报日食盐摄入量 8.5 克，高于 WHO 推荐的食盐日摄入 4~6 克的标准；社区居民以大米为主食，日摄入脂肪量占总热量摄入的 36.6%，高于 30% 的要求；居民营养状况欠佳，营养素比例搭配不当，儿童缺铁性贫血患病率较高，为 30%~40%；心脑血管病患病率较高。请列出护理诊断，并以 PIO 形式记录护理措施及结果。

（2）以护理对象为中心的记录　是按照护理对象健康状况的进展进行记录，记录方式可参照 OMAHA 系统结果评定量表（表 2 – 8）。

此种方法的优点是：可以把护理对象从有健康问题到问题完全解决的整个时期的变化依序记录，使护士对护理对象整体的变化有所认识。

表 2 – 8　OMAHA 护理结果评量系统

概念	含义	1 分	2 分	3 分	4 分	5 分
认知	个案记忆与理解信息的能力	缺乏认知	少许认知	基本认知	足够认知	充分认知
行为	个案表现出的可被观察的反应或行为	完全不恰当	甚少恰当	间有恰当	通常恰当	一贯恰当
症状、体征	个案表现的主客观症状、体征	非常严重	严重	普通	很少	没有

第五节　社区护理评价

社区护理评价是护理程序中最后一个步骤，是对实施护理措施后的情况以及是否达到护理目标予以评价的过程，也是总结经验、吸取教训、改进和修正计划的系统化过程。护理评价的结果决定是否终止或修改护理计划。

一、基本要求

为了保证社区护理计划的可评价性，社区护理实践应满足下列要求：

1. 护理活动尽量用可测量的词汇记录 具体数量描述可使护理活动具有可衡量性，提高评价效果和准确性。如通过护理干预，"降低婴儿死亡率"的描述较含糊，可测量性差，而"使婴儿死亡率降低5%"的描述就具有可测量性，便于衡量和评价。

2. 规定达到护理目标的具体时间期限 为了提高护理工作效率，无论是长期计划还是短期计划，都应规定完成计划或达到目标的具体时间，以利于在计划的过程中和结果评价时对照检查。

3. 确定测量护理活动结果的科学方法 认真选择测量护理活动及效果的工具和方法，对保证评价工作有效进行和评价结果真实可靠是十分重要的。

4. 护理活动目标明确 护理目标是护理结果评价的依据，可避免评价工作的盲目性。明确具体的目标，不但可作为护理活动的行为指南，而且可提高评价效率。

二、评价方法

1. 观察法 观察法是通过对服务对象的表现和行为进行直接观察而获取所需要的资料的过程，可用来测评服务对象健康行为的改变。社区护理人员通过现场观察人群、家庭成员或个体的行为表现，可获得较为真实可靠的评估资料，但比较费时，需投入较多的人力。

2. 调查法 调查的对象有服务对象、护理参与者及其他社区保健人员等。

（1）**座谈法** 是评估者召集一部分服务对象，通过与服务对象进行双向交流的形式获取信息的过程。具有灵活性强的优点。

（2）**访谈法** 是个别征求意见的一种方法。通过个别访问交谈，收集服务对象对护理效果的意见、看法和要求。

（3）**问卷法** 根据评价目的和内容，制订出有关项目的调查表，由服务对象按要求逐项填写，最后获得评价资料。可从系列项目中获取较可靠的信息，避免面谈偏见。

3. 对比法 是将护理活动的实际结果与国家制订的社区护理实践标准相比较，从而得出一定的结论，以此来评价护理效果的优劣。优点是衡量标准有较强的可信度。

三、评价类型

社区护理评价按活动性质分为过程评价、结果评价两种。

1. 过程评价 也称形成性评价，是在实施措施的过程中对服务对象健康状态进行的评价，或者对护理程序中各个阶段的质量进行的评价。形成性评价贯穿护理程序各个阶段，着重评价护士是否依照护理目标执行护理活动，从而使护理活动不断完善。

（1）**评估阶段的评价** 评价资料是否客观、准确、可靠、全面；收集资料的方法是否正确适用；是否涵盖社区居民关心的健康问题；通过加工分析，是否能确定社区健康问题。

（2）**诊断阶段的评价** 评价所确定的社区护理问题是否存在；是否能很明确地找出社区护理问题的原因和相关因素；社区护理问题是否为社区护理措施可以解决；所确定的社区护理问题是否能反映社区居民的健康需求。

（3）计划阶段的评价　评价措施是否具体、可行；目标是否以社区居民为中心，是否明确、具体；社区护理计划是否由服务对象共同参与制订；是否考虑到社区资源能够得到很好的利用。

（4）实施阶段的评价　评价是否完全按照护理计划加以实施；除社区护士可以完成护理计划以外，其他相关人员能否按原计划工作；组织协调和相互配合有无问题；是否如实记录护理对象对服务措施的反应；是否按照预期目标所规定的时间进行；护理措施的完成是否花费最少的人力、物力和财力。

（5）评价阶段的评价　评价有无合理的评价标准；是否符合事实；是否进行过程评价；评价过程发现的问题是否及时修正；是否由服务对象、社区护士和其他相关人员共同参与。

2. 结果评价　也称终结性评价，是在服务对象经过各项护理后，针对护理活动效果进行的评价，包括评价社区护理服务对象所接受的护理服务的满意度和社区护理目标完成情况。可分为近期结果评价和远期结果评价。近期结果评价主要包括护理对象的知识、态度和行为改变以及政策出台、费用等。远期结果评价包括疾病及其危险因素的变化情况、经费效益比等。

 案例引导

　　患者张某，男性，78岁，因脑出血致右下肢瘫痪卧床1年多，生活不能自理，目前在家中由女儿照顾。家庭访视中发现：尽管病人下肢尚有部分活动能力，但在移动时女儿为了不让父亲多用力，把全部的重力压在自己身上；父亲依赖性很强，不主动做力所能及的事；患者的床太低，导致女儿弯腰过度，女儿主诉腰痛，疲劳，经常失眠。

　　请结合案例制订一份护理计划评价表，并对护理实施结果进行评价。

结果评价后对原有计划的处理包括继续、停止、排除和修订。当所有问题得到改善或解决，社区护理人员可以对整个护理计划做出明确的判断，决定是否继续实施原有计划或重新修订原有计划。若目标完全实现，原有计划是正确的、恰当的，表明护理措施有效。若目标尚未完全实现，或确定有其他改变时，则应重新修订原有计划或排除原有计划。如果社区护理工作朝着预期的总目标发展，只是程度尚达不到原有计划要求时，社区护士应在继续实施原计划的同时，制订更有效的护理措施。评价的结果决定护理措施是继续还是需修改或终止。

同步练习

1. 下列哪项不属于社区护理资料的收集方法（　　　）
　A. 观察法　　　　　　　B. 调查法　　　　　　　C. 文献法
　D. 实验法　　　　　　　E. 交谈法

2. 社区护士获得居民所患疾病种类、日常生活方式等情况，属于社区评估的哪方面资料（　　）

    A. 社区人群健康　　　　　B. 社区健康资源　　　　　C. 社区教育

    D. 社区危险因素　　　　　E. 社区服务资源

3. 下列哪项不是社区评估的内容（　　）

    A. 环境与居民居住状况　　B. 家庭环境和家庭结构　　C. 社区人群基本情况

    D. 社区人口健康状况　　　E. 社区的社会系统

4. 根据护理记录，社区护士下午入户为一居民进行腹膜透析，这属于护理程序中的哪一步骤（　　）

    A. 评估　　　　　　　　　B. 诊断　　　　　　　　　C. 计划

    D. 实施　　　　　　　　　E. 评价

5. 有危险的护理诊断书写格式常用（　　）

    A. PES 公式　　　　　　　B. PE 公式　　　　　　　C. PS 公式

    D. P 公式　　　　　　　　E. S 公式

第三章　社区环境与健康

　　人类的健康与环境状况息息相关。社区护士通过学习了解和掌握环境与人类健康的相关知识，帮助人们利用环境中的有利因素，识别和消除环境中的不良因素对健康的影响，创造良好的自然环境和社会环境，提高人们的健康水平，维护人类的健康。本章主要介绍环境的概念及组成，环境污染与健康，大气环境与健康，居住环境与健康，水环境与健康。重点是环境污染的特点，居室环境及生活饮用水的基本卫生要求，环境污染、大气污染、室内空气污染、水污染对健康的危害及防治措施，难点是环境污染、大气污染、室内空气污染、水污染的防治措施。

　　环境是人类生存的空间，环境问题是人类赖以生存和发展的主要问题。随着科学技术的进步，人们不仅能更多地认识环境而且还能主动地利用环境资源改造环境，从环境中获取更多的能源和食物。但由于大量的开发和过度使用自然资源，造成了环境的污染和破坏，并直接威胁到人类的生存与健康。社区是人们生活、学习和工作的局域环境，存在着与健康相关的生物、物理、化学等环境要素。因此，研究环境与健康的关系，了解环境污染对健康的危害，对于合理利用环境因素，消除污染，预防疾病，促进社区居民身体健康是十分必要的。

第一节　环境概述

一、环境的概念

　　环境是客观存在于人类机体以外的各种条件的总称，包括一切与人类生存和发展有关的自然条件和社会条件，是人类生存和从事各种活动的基础。世界卫生组织（WHO）公共卫生委员会给环境下的定义是：在特定时刻由物理、化学、生物及社会的各种因素构成的整体状态，这些因素能对生命机体和人类活动产生直接或间接的、现实或深远的影响。

二、环境的组成

所有有生命机体的环境又有内环境与外环境之分，两者之间相互依存，相互影响。

1. 内环境 是指人体细胞所处的环境，包括人的生理和心理两方面。

（1）**生理方面** 主要指人体内的各个系统（如循环系统、呼吸系统、消化系统、神经系统、内分泌系统等）之间相互作用以维持身体的生理平衡，并与外环境进行物质、能量和信息交换，以适应外环境的变化。

（2）**心理方面** 是指一个人的心理状态，由于个体的先天遗传和后天成长环境的不同，而形成不同的个性心理。一方面，一个人患病会对其心理活动产生负面影响，引起食欲不振、失眠、情绪不稳、恐惧或焦虑等，这些负面影响会进一步加重疾病，导致心理压力也加重。另一方面，一些心理因素也会导致或诱发疾病的产生。此外，心理因素对病人所患疾病的进展、配合治疗的程度和疗效、疾病的预后以及病人和家属的生活质量均会产生不同程度的影响。

2. 外环境 是指人体所处的环境，由自然环境和社会环境组成。自然环境是社会环境形成的基础，而社会环境又是自然环境的发展。

（1）**自然环境** 自然环境是存在于人类周围的各种自然因素的总称，包括物理、化学和生物因素。如空气、水、土壤、阳光、岩石、生物、矿物质等。自然环境按成因又可分为原生环境和次生环境。

原生环境：指天然形成的，基本上未受到人为因素影响的自然环境。原生环境中有多种对人体健康有利的因素，如清洁的空气、水、土壤，适宜的太阳辐射，和良好的微小气候等。但原生环境有时也存在着一些对人体健康不利的因素，如由于地壳表面化学元素分布的不均匀性，部分地区水和土壤中氟含量过高或碘含量过少，使当地居民摄入的这些元素相应地过多或过少，导致地方性氟中毒或碘缺乏病的发生。

次生环境：是指在人为影响下形成的或经人工改造了的自然环境。与原生环境相比，次生环境中的物质转移、能量流动和信息传递都发生了重大变化。人类在改造和利用环境的活动中，如能维持生态平衡，就会带来良好的影响，使次生环境优于原生环境；如不重视生态的平衡，就会使次生环境的质量下降，给人类带来危害。

（2）**社会环境** 社会环境是指在自然环境的基础上，人类通过长期有意识的社会劳动，加工和改造自然所创造的物质生产体系。如社会制度、经济发展水平、文化教育、风俗习惯、社团活动、文化娱乐和医疗卫生服务等。社会环境不仅可直接影响人群健康，而且可通过影响自然环境和人的心理环境，间接影响人的健康。例如社会政治制度、经济水平及文化传统不仅直接影响人们的文化教育水平、生活方式和卫生服务质量，也决定着对自然环境的保护、利用、改造的政策和措施。

第二节 环境污染与健康

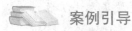 案例引导

水俣病发生在日本九州南部熊本县水俣镇。位于该镇的日本氮肥公司在生产氯乙烯时，把大量含汞废水排入水俣湾，无机汞经过微生物作用转化为甲基汞，再通过食物链的作用，富集到鱼和贝类体内，人长期吃这种鱼、贝，导致甲基汞在体内蓄积，引起慢性甲基汞中毒。患者以中枢神经系统病变为特征，出现感觉障碍、运动失调、语言障碍、视野缩小、听力障碍等一系列症状，严重者全身瘫痪、精神错乱，甚至死亡。1953～1960年该病造成111人严重残疾，并使其中43人死亡，当地实际受害人数达1万人。水俣病是世界首例报道的公害病，也是闻名世界的日本四大公害病之一。

问题：
1. 什么叫公害病？
2. 环境保护的措施有哪些？

一、环境污染

（一）概念

1. 环境污染 由于各种人为的或自然的因素，环境的组成成分或状态发生变化，导致环境质量恶化，破坏生态平衡，对人类健康造成直接的、间接的或潜在的有害影响，称为环境污染。环境污染可来源于自然因素和人为因素。自然因素如地震、火山爆发、森林火灾、水灾等，人为因素主要是指工业"三废"、生活"三污"、滥用农药等。人为因素是造成环境污染的主要原因。

2. 公害 严重的环境污染和破坏，对公众的安全、健康和生命财产等方面造成的危害称公害，也称环境破坏。

3. 公害病 是指与公害有因果关系的地域性疾病。

历史上已发生多起严重的公害事件。如比利时马斯河谷烟雾事件、美国洛杉矶光化学烟雾、日本的水俣病和痛痛病事件、印度博帕尔异氰酸甲酯泄漏事件、原苏联切尔诺贝利核电站泄漏事件等，均是震惊世界的公害事件。这些公害事件，不仅造成数以万计人的死亡和病痛，造成社会财富的巨大损失，同时也破坏了人类的生存环境，并危及当代和后代人的生存与发展。

知识拓展

马斯河谷烟雾事件发生于1930年比利时的马斯河谷工业区，由于工业区的冶炼厂、炼油厂等众多工厂排放大量的二氧化硫和烟尘污染大气，加上特殊的地理位置和大雾、气温逆增等不利气象条件，污染物大量聚集无法扩散，致使数千人患呼吸系统疾病，一周内就有60多人死亡。

（二）环境污染的分类

1. 按环境要素分类 大气污染、水体污染、土壤污染。

2. 按人类活动分类 工业环境污染、城市环境污染、农业环境污染。

3. 按造成环境污染的性质和来源分类 化学污染、生物污染、物理污染、固体废物污染、能源污染。

二、环境污染物的来源

进入环境并引起环境污染或破坏的物质称为环境污染物。污染物主要来自人类的生产和生活活动，主要包括以下几类：

1. 生产性污染 是环境污染物的主要来源。工业企业或矿山在生产过程中排出工业"三废"，即废气、废水、废渣，其中含有许多化学性污染物，若未经处理或处理不当排入环境，可造成大气、水体、土壤污染；农业生产主要是长期不合理地使用农药和化肥对环境造成污染。

2. 生活性污染 人们日常生活产生的垃圾、粪便、污水（又称生活"三污"或生活"三废"），若处理不当也可造成环境污染。目前城市人口剧增，产生的生活垃圾数量庞大，加之塑料、玻璃、金属等成分增加，垃圾无害化难度加大。

3. 交通性污染 汽车、火车、飞机等交通工具可排放大量碳氢化合物、氮氧化合物和铅等，并可产生噪声。目前交通污染在许多国家和地区已取代工业排放物，成为城市环境的主要污染源。船舶来往和海上事故，可造成水体的油污染。

4. 其他污染 电视塔和其他通信设备所产生的微波及电磁辐射，应用原子能和放射性同位素机构排出的放射性废弃物，火山爆发、森林大火、地震等自然灾害，均可使环境受到污染和破坏。

三、环境污染的特点

1. 广泛性 一方面，环境污染波及地区范围广，如污染物可使大气、水、土壤、食物等受到污染，并且不受地界或国界的限制；另一方面，环境污染影响人群范围广，受影响人口众多，污染区的男、女、老、幼甚至胎儿均可受到危害。

2. 长期性 环境污染物可长期滞留于环境中，并长期甚至终生作用于人体。一般污染物在环境中的剂量（浓度）较小，容易忽视，而这些污染物在体内日积月累，就可能引起慢性中毒或癌症。

3. 多样性　污染环境的化学物质往往不是单一的，而是种类较多，所以，污染物对人体健康的损害也是多样化的：有特异性损害，也有非特异性损害；有局部损害，也有全身损害；有急性损害，也有慢性损害；有近期损害，也有远期损害。

4. 复杂性　一方面，环境污染物种类繁多，成分复杂；另一方面，污染物对人类健康的影响复杂，既可单独作用，又可多种污染物联合作用于人体。

5. 难治性　一般是污染容易，治理困难。有的污染在很短时间便造成较严重的急性危害，有的需要经过很长时间才显露出对人体的慢性危害或远期危害。一旦造成环境污染，影响面广，将需要大量的人力、物力、财力和长时间去治理污染，而且很难消除。

四、环境污染对健康的危害

环境污染对人体健康的影响有特异性危害、非特异性危害以及间接性危害。

(一) 特异性危害

是由环境污染物直接对人体健康造成的危害，包括急性危害、慢性危害和远期危害。

1. 急性危害　是指污染物短时间内大量进入人体所致的急性健康损害甚至死亡。例如，异氰酸甲酯泄露事件、原苏联切尔诺贝利核电站泄漏事件、英国伦敦烟雾事件、美国洛杉矶光化学烟雾事件等，均造成众多人员伤亡。

> **知识拓展**
>
> 异氰酸甲酯泄露事件：1984 年印度博帕尔农药厂发生异氰酸甲酯泄露，导致该市 52 万人发生不同程度的中毒，5 万人失明，2500 人死亡，同时还造成大量粮食、水源被污染，大批牲畜和动物死亡，生态环境遭到严重破坏。
>
> 原苏联切尔诺贝利核电站泄漏事件：1986 年原苏联切尔诺贝利核电站发生爆炸泄漏，上万人受到辐射伤害，直接死亡 31 人，25 万居民被迫疏散。3 年后调查发现，距核电站 80km 的地区，皮肤癌、舌癌、口腔癌及其他癌症患者明显增多，畸形家畜也增多。

2. 慢性危害　指污染物长期低剂量反复作用于人体所造成的危害。慢性危害较为隐匿，是环境污染最常见、最广泛的健康损害方式。例如，20 世纪 50～60 年代日本发生的水俣病和痛痛病，以及在生产环境中接触铅、汞、苯等有毒物质引起的慢性职业性中毒等。

痛痛病：1955～1972年，在日本富川县神通川流域，当地锌冶炼厂排放含镉废水污染环境，导致居民体内摄入过量的镉而中毒。病人以肾脏损害为主，体内钙大量流失，导致骨质疏松，四肢弯曲变形，脊柱受压也缩短变形，并可出现多发性骨折。病人因全身疼痛难忍，日夜喊叫，故名"痛痛病"。有数百人患病，近百人死亡。

3. 远期危害 指污染物引发的致癌、致畸、致突变作用。远期危害潜伏期长，后果严重而深远。

（二）非特异性危害

指环境污染使一些常见病、多发病发病率增加或病情加重的现象。如大气污染严重地区人群的呼吸道感染患病率上升，接触二氧化硅粉尘的人群肺结核患病率增高等。

（三）间接危害

环境污染扰乱生态平衡，间接损害人类健康。如自然灾害增加，粮食或畜牧业减产，气候异常，建筑物损毁等。全球普遍关注的这类环境问题包括温室效应、臭氧层破坏、酸雨和沙漠化等。

五、环境污染的防治

1. 治理工业"三废" 工业"三废"是环境污染的主要来源。治理"三废"的主要措施有：改革生产工艺，大力推行清洁生产，减少"三废"排放，提高资源利用效率；加强执法力度，实行限期达标排放，强制淘汰技术落后和污染严重的生产设施等。

2. 发展生态农业 生态农业是指在保护、改善农业生态系统的前提下，遵循生态学、生态经济学规律，运用系统工程方法和现代科学技术集约化经营的农业发展模式。发展生态农业能够保护和改善生态环境，防治污染，维护生态平衡，提高农产品的安全性，变农业和农村经济的常规发展为可持续发展。

3. 预防生活性污染和医疗机构污染 生活垃圾和污水等需经无害化处理后才能排放。随着人口的增加和人们生活水平的提高，不仅污水、垃圾数量大幅度增加，而且垃圾的性质也发生了变化。例如：难降解的塑料等高分子聚合物垃圾增加，使垃圾无害化的困难程度加大；医疗机构的垃圾和污水常常含有病原微生物和放射性废弃物，需要经过特殊处理后才能排放。

4. 加强环境保护知识教育 借助于教育手段，提高人们的环境意识，使人们了解环境保护的复杂性和紧迫性，激发人们关心环境、爱护环境，提高人们参与环保的积极性和自觉性，共同创造和维护我们美好的家园。

5. 完善环境保护法律法规 建立健全与我国目前经济发展水平和国情相适应的环

境保护法律法规体系，运用法律手段来保护环境，做到环境保护有法可依，有法必依，执法必严，违法必究。

6. 加强自然环境的保护和利用　包括合理开发水资源、水土流失治理、沙漠化防治、土地资源管理与保护、森林资源的管理与保护、生态环境建设与保护等。

第三节　大气环境与健康

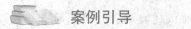 案例引导

　　洛杉矶是美国西部太平洋沿岸的一个海滨城市，前面临海，背后靠山，风景优美，气候温和。但是，自从 1936 年在洛杉矶开发石油以来，洛杉矶的飞机制造和军事工业迅速发展。洛杉矶在 20 世纪 40 年代初就有汽车 250 万辆，每天消耗汽油 1600 万升。由于汽车漏油、汽油挥发、汽油不完全燃烧和汽车排气，每天向城市上空排放大量废气，这些排放物在阳光作用下发生光化学反应，生成淡蓝色光化学烟雾，滞留市区久久不散。1955 年 8 月底发生急性中毒事件，持续一周多时间，大批居民出现眼睛红肿、流泪、咽喉疼痛、呼吸困难等眼和呼吸道刺激症状，老、弱、病患者死亡率升高，65 岁以上的人群每天死亡 70 ~ 317 人，酿成光化学烟雾事件。

　　问题：

　　1. 大气污染的来源有哪些？

　　2. 大气污染对人体健康有何危害？

大气是人类赖以生存的环境因素之一。机体不断从环境中吸入氧气，并将代谢过程中产生的二氧化碳随呼气排出体外，以保证人体正常的生理机能和健康需要。因此，大气与人类的健康关系十分密切。

一、大气污染

大气污染是指由于自然的和人为的因素，空气的构成和性状发生改变，超过了大气本身的自净能力，对居民的健康和生活卫生条件产生直接或间接危害的现象。大气污染主要来源于工业、交通运输、日常生活等排放的各种废气及地面尘土、垃圾扬起。

二、大气污染对健康的危害

大气污染物主要经过呼吸道进入人体，小部分也可通过食物或饮水进入人体，对健康产生危害。其主要危害有以下方面：

1. 急性危害　大气污染物浓度在短期内急剧增加，使周围居民吸入大量污染物，即可造成急性危害。

（1）煤烟型烟雾事件　当工厂或居民大量燃煤，排放出大量烟尘和 SO_2，遇不利于

烟气扩散的气象条件（如气温低、气压高、风速小、湿度大、持续大雾、产生逆温），地处河谷盆地，则易发生烟雾事件。如 1952 年的英国伦敦烟雾事件。

知识拓展

　　英国伦敦烟雾事件：伦敦地处泰晤士河谷盆地，近百年来多次发生烟雾急性中毒事件，其中最严重的发生于 1952 年 12 月 5 日至 9 日，伦敦上空烟雾弥漫，在短短的几天内死亡人数达 4000 余人。这次事件主要由煤炭燃烧排出的 SO_2 和烟尘引起，当时气象条件不良，无风，气温逆增，致使污染物不易扩散，大量污染物蓄积且浓度急剧增加，使患有慢性呼吸道疾病、心脏病的老年人病情加重而引起死亡。

　　（2）光化学烟雾事件　　多发生在机动车辆多、交通拥挤的大城市。尤其在夏季，气温高，紫外线强烈，大量汽车尾气等经日光紫外线的光化学作用，生成强氧化型烟雾。烟雾中的臭氧、过氧乙酰硝酸酯（PAN）、丙烯醛、硫酸雾等，会造成受害者强烈的眼刺激、呼吸困难等症状，尤其是心、肺疾病患者受害最重。此类事件以 1955 年美国洛杉矶发生的光化学烟雾事件最为典型。

　　2. 慢性危害　　大量研究表明，大气污染与慢性支气管炎、支气管哮喘、肺气肿等慢性呼吸道疾病有密切的联系。当人们不断吸入被污染的空气，并在大气污染物的长期反复作用下，呼吸道的防御功能遭到破坏，呼吸道的抵抗力降低，即导致上述疾病的发生。大气污染还能对机体产生慢性刺激作用，降低机体抵抗力，容易诱发感染或其他疾病，使居民的总患病率增高。工业生产产生的废气中常含有毒金属如铅、镉、汞等，可通过呼吸进入人体，引起慢性中毒。

　　3. 远期危害　　空气污染是引起肺癌的主要因素之一。目前已证明具有致癌作用的大气污染物有 30 余种。在大气污染物中能检出多种致癌物质，如多环芳烃、砷、铬等，其中致癌性最强的是苯并芘。现已证明，二噁英类物质是典型的"三致"污染物，主要来源于垃圾焚烧、农药生产中的副产物。

　　4. 变态反应和局部刺激作用　　某些大气污染物如甲醛、铬等具有致敏作用，可引起变态反应，导致过敏性皮炎、荨麻疹和支气管哮喘等疾病，也可刺激皮肤、眼结膜和上呼吸道黏膜，引起局部的炎症。

　　5. 间接危害　　主要有三方面，即产生温室效应，破坏臭氧层，及形成酸雨，这些间接危害均对人类的健康与生活产生不利影响。

三、大气污染的卫生防护

　　大气污染与能源结构、工业布局、交通管理、地形地势和气象条件等密切相关，因此，大气卫生防护必须采取综合性措施。

　　1. 科学规划，合理布局　　合理安排工业布局和城镇功能分区。工业建设应设在小城镇或城市工业区，工业区应建在当地居民区主导风向的下风侧，同时还应设置卫生防护带,以减少污染物向居民区的扩散。

2. 改革工艺,节能减排 这是大气卫生防护的根本性措施。在生产过程中尽量使用无毒或低毒原料,实现密闭化、自动化、管道化作业,减少污染物的排放;同时加强生产管理,防止跑、冒、滴、漏;采用消烟除尘设备,改造锅炉以提高燃烧效率。

3. 加强绿化 植物既可美化环境、调节气候,还具有阻挡吸附灰尘、吸收大气中有害气体、净化空气的功能。因此,开展绿化可有效防护大气污染。

4. 贯彻执行大气卫生标准 大气卫生标准是大气中有害物质的法定最高限值,包括污染物的日平均最高容许浓度(指任何一日的平均浓度的最大容许值)和一次最高容许浓度(指任何一次测定结果的最大容许值)。大气卫生标准是进行大气卫生质量监测、监督和评价的法定依据。

第四节 居室环境与健康

 案例引导

姚女士,2009年5月新买了房子,经过装修后一直没有住,2010年7月,在找环保部门检测室内空气合格后,一家人才放心地搬了进去。随后,她又去服装城做了落地窗帘挂上。住了几天后,7个月大的儿子晚上睡觉总是咳嗽不止,杨女士也感觉家里味道不对,遂又找来环保部门检测,才发现是新买的窗帘含甲醛过量,导致室内空气受到污染。

问题:

1. 室内空气污染的来源有哪些?

2. 室内空气污染对健康有何危害?

居室环境是指由墙壁、屋顶、地面的铺设及门窗等的作用形成的与居室外不同的微小气候。居室是人类用于抵御外界环境不良影响的重要设施,包括室内办公场所和各种室内公共场所。良好的居住空间和适宜的室内温度、湿度、热辐射给人以舒适感,但当其变化超过机体的适应范围时,可使人疲乏无力,学习效率降低,易患感冒、风湿病等。随着经济发展和生产、生活水平的不断提高,室内污染物的种类和数量明显增多。同时由于建筑物密闭程度增加,室内空气流动性差,污染物不易排出,使室内污染对人体健康的影响更直接、更严重。所以,为保障人体健康,必须创建良好的居室环境。

一、居室环境的基本卫生要求

1. 功能独立、齐全的房间和一定的居住空间 如要有卧室、厨房、卫生间、储藏室、阳台、过道等。城镇居室容积的卫生标准为人均20m³(我国《住宅居室容积卫生标准》规定),住宅建筑室内净高不应低于2.8m(《住宅建筑设计规范》规定)。

2. 居室日照良好,光线充足,空气清新 冬季室内日照应不少于3小时。

3. 适宜的微小气候 居室的朝向、结构及面积要合理，冬暖夏凉。

4. 安静、整洁与生活使用方便 即居室内应安静舒适，物品摆放有序且便于使用。

5. 卫生设备齐全、完好 如有上下水道及洗浴设施等。

二、居室污染来源

室内污染物主要来源于人及各种活动，主要有以下几类：

1. 人体排放 人体代谢的废弃物主要通过呼吸、大小便和汗液排出体外。吸烟是室内空气污染的一项重要来源，烟草及烟雾中含有多种有害成分。

2. 生活燃料燃烧 人们在烹饪及采暖时使用燃料的燃烧产物是室内空气污染的重要来源。目前我国居民使用的燃料有煤、煤气、石油液化气、天然气、木柴、秸秆等。此外还有烹调油烟的污染，油烟中含有大量杂环胺、醛类等有害物质，其中一些化合物已被证实具有致突变作用。

3. 建筑与装饰材料 近年来，大量新的化学物质被引入建筑材料、装饰材料和家具制品中，若处理不当则可导致室内污染。例如：中高密度板、胶合板、油漆涂料、泡沫塑料等，均可释放出残留的甲醛、苯及卤代烃等有害物质；矿渣砖、石材、混凝土预制构件等可散发放射性污染物质——氡等。

4. 家用日用品污染 化妆品、合成洗涤剂、驱虫剂、除臭剂等的广泛应用，可以在常温下释放出多种有机化合物（如甲醛等），从而影响室内空气质量。

5. 来自室外的污染物 室外工农业生产、交通运输等形成的污染物，以及植物花粉、动物毛屑、昆虫鳞片等过敏原，都可通过门窗等缝隙进入室内造成污染。

三、居室污染对健康的危害

室内空气质量与人体健康有密切关系。不同的室内污染物对健康的影响不同，主要有以下几个方面：

1. 诱发癌症 烟草烟雾、氡、石棉等室内污染物是确认的致癌物，醛类也被认为是一种可能致癌物。许多研究均已证实吸烟可引起肺癌、喉癌、咽癌、口腔癌等。我国云南宣威肺癌高发与燃烟煤农户室内空气中苯并芘浓度高有关。

2. 引起变态反应 尘螨作为变应原可引起哮喘、过敏性鼻炎、荨麻疹等变态反应疾病。近年来，住宅安装空调采用密闭式门窗，空气对流不好，以致室内尤其是床褥和地毯下易滋生尘螨。此外，室内蟑螂、宠物、真菌等也可诱发哮喘发作。

3. 引起中毒及刺激作用 由于排烟不畅或燃料燃烧不全，室内出现高浓度CO而引起急性中毒是常见的事故。CO的低浓度污染则与动脉粥样硬化、心肌梗死及心绞痛的发病有密切关系。甲醛及其他挥发性有机物对眼及呼吸道有明显的刺激作用。

4. 传播传染病 病原体可随空气中尘埃、飞沫进入人体而引起呼吸道传染病，如流行性感冒、麻疹、流行性脑脊髓膜炎、白喉及肺结核等。中央空调冷却塔水、淋浴喷水、建筑物贮水器水可携带嗜肺军团菌，通过水雾气溶胶进入室内播散，引起以发热、咳嗽及肺部炎症为主要表现的军团菌病。

四、居室污染的防护措施

社区护士有责任指导居民防止室内环境污染，以增进健康，预防疾病，提高其生活质量。其主要措施包括：

1. 严格执行室内空气卫生标准　各种有害物质的浓度不应超过其卫生标准，否则将对人体健康产生不良影响。

2. 建筑材料和室内装饰材料无害化　应选择不散发或少散发有害物质的建筑材料和居室装修材料，所用材料要符合其卫生标准要求。迁居新房、添置新家具及装修时，应在自然通风1~3个月后再搬进居住。

3. 加强室内通风　居室的容积应足够，注意定时开窗换气。

4. 降低烹调油烟　改变烹调习惯，防止因油温过高而逸出大量的油烟，同时也应防止厨房产生的煤烟和烹调油烟进入居室。有条件应进行机械通风，如安装抽油烟机或排风扇等。

5. 改革燃料，提高气化水平　用燃煤取暖或供炊的住宅由于燃料的燃烧可造成室内空气的严重污染，因此，应用气体燃料如天然气、液化石油气及沼气（农村地区）代替煤，也可使用电等清洁能源，以减轻室内污染。

6. 保持良好的卫生习惯　不在居室内吸烟，经常打扫室内卫生，保持良好的个人清洁卫生习惯，经常更换清洗衣服和被褥。对地毯等能引起二次污染的物品要定期清洗或消毒。传染病患者要隔离，必要时进行室内消毒。

7. 正确使用电器　尽量减少电器辐射。使用空调时，应保证进入一定的新风量，空气过滤装置应定期清洗或更换，保证室内的空气成分接近室外大气的正常组成。

第五节　水环境与健康

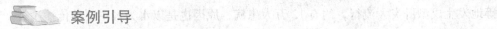 案例引导

1988年上海发生甲型肝炎大流行，在短短1个月的时间里，有30多万人感染，其中11人死亡。事后经过流行病学调查，发现这次流行的主要原因是我国近海的水源被带病毒的粪便污染了，毛蚶产地的毛蚶受到甲肝病毒严重污染，上海市民缺乏甲肝的免疫屏障，又有生食毛蚶的习惯，最终酿成暴发。

问题：此次水污染对健康的危害属于哪一种？如何预防？

水是构成机体的重要组成部分，生命源于水。成人体内含水量约占体重的65%，儿童可达80%左右。人体内的一切生理和生化反应如体温调节、营养物质输送、代谢产物排泄等都需在水的参与下才能完成。成人平均一日生理需要水量为2~3L。此外，水对维持个人卫生、改善环境卫生、调节气候、绿化环境、防暑降温等也有非常重要的作用。

一、生活饮用水的基本卫生要求

根据我国《生活饮用水卫生标准》（GB5749 – 2006），生活饮用水水质应符合下列基本要求，以保证用户饮用安全。

1. 水中不得含有病原微生物，以防止介水传染病的发生和传播。

2. 水中所含化学物质及放射性物质不得危害人体健康，包括不引起急慢性中毒和远期危害。

3. 感官性状良好，清澈、透明、无色、无味，不得含有肉眼可见物。

4. 生活饮用水应经消毒处理。

二、水污染对健康的危害

（一）介水传染病

介水传染病指通过饮用或接触受病原体污染的水而引起的一类传染病。常见的介水传染病有霍乱和副霍乱、伤寒和副伤寒、痢疾、甲型肝炎等肠道传染病，以及血吸虫病、贾地鞭毛虫病等寄生虫病。介水传染病的流行特征有以下几方面：

1. 水源一次大量污染后，可出现暴发流行　绝大多数病例的发病日期集中在该病最短和最长潜伏期之间。如果水源经常受到污染，则病例可终年不断。

2. 病例的分布与供水范围一致　大多数患者都有饮用同一水源史。

3. 疾病的流行能迅速控制　一旦对污染源采取治理措施，加强饮水的净化和消毒，疾病的流行能迅速得到控制。

介水传染病一旦发生，危害较大。因为饮用同一水源的人较多，发病人数往往很多；且病原体在水中一般都能存活数日甚至数月，有的还能繁殖生长，一些肠道病毒和原虫包囊等不易被常规消毒所杀灭。例如：1955 年 12 月至 1956 年 1 月在印度新德里由于集中式供水水源受到生活污水污染，引起 97000 例戊型肝炎暴发。1989 年新疆和田、喀什等地发生戊型肝炎大流行，约有 12 万人患病，原因也是以水为最主要的传播途径。

（二）急慢性中毒

工业废水排放进入水体后，许多有害化学物质如汞、砷、镉、酚、苯、氰化物等可通过饮水或食物链进入人体，使人群发生急慢性中毒。

1. 汞和甲基汞中毒　汞污染主要来源于化工、氯碱、仪表、冶炼、农药等工业企业排放的废水。含汞废水排入水体后，沉积于河底污泥中，在水中微生物作用下转化为甲基汞。甲基汞毒性比无机汞大，并可通过生物富集和食物链进入人体。居民长期食用富集有甲基汞的鱼、贝，可引起慢性甲基汞中毒，如水俣病。

2. 镉中毒　镉污染主要来源于工厂排放的含镉废水。废水进入河流，灌溉稻田，镉被水稻吸收并在稻米中沉积。若长期食用含镉的大米或饮用含镉污水，可导致慢性镉中毒——"痛痛病"。

三、饮用水的卫生防护

饮用水的卫生防护包括水源卫生防护、水厂及有关构筑物卫生防护和输水管网的卫生防护等，还应建立健全相关法律法规，强化管理，防治污染。

1. 水源卫生防护 以地面水为水源时，在取水点上游 1000m 至下游 100m 范围内不得有污水排放口，上游 1000m 以外的水域，应严格限制污染物的排放。取水点周围 100m 范围内，严禁可能污染水源的一切活动。以地下水为水源时，水井地势要高，不易积水，周围 20~30m 范围内不得有任何污染源，不应从事破坏深层地层的活动。水井结构完善，有井台、井栏、井盖和排水沟，井壁上部用不透水材料，井底用砂石铺垫。

2. 水厂及有关构筑物的卫生防护 水厂生产区内不得设置生活居住区，不得堆放垃圾、粪便，生产设备应定期检修。水厂工人应定期体检，若发现传染病或带菌者，应及时调离工作。

3. 输水管网的卫生防护 输水管网应定期检修、清洗和消毒，以防管道生锈、磨损以致渗漏造成饮用水污染。同时应维持一定的水压，防止因停水造成负压而把外界污染物吸入管网。

4. 加强水体卫生监管 建立健全有关法律法规，强化环境保护部门对水污染的监督与管理，推进工业废水和生活污水的处理和再利用等。

同步练习

1. 下列说法正确的是（　　）
    A. 环境是由空气、水和陆地构成的　　　B. 环境可分为原生环境和次生环境
    C. 环境是自然条件和社会条件的总称　　D. 环境可分为生理环境和心理环境
    E. 原生环境比次生环境对人体健康影响大

2. 环境污染的特点不包括（　　）
    A. 长期性　　　　　　　　B. 复杂性　　　　　　　　C. 多样性
    D. 容易治理　　　　　　　E. 广泛性

3. 环境污染对人体健康的影响主要是（　　）
    A. 急慢性中毒、三致作用　　　B. 慢性中毒、致癌作用
    C. 急性中毒、亚急性中毒　　　D. 致癌、致畸、致突变作用
    E. 急性中毒、致癌作用

4. 光化学烟雾对机体的主要危害是（　　）
    A. 对眼睛和上呼吸道的刺激作用　B. 神经系统损害
    C. 对胃肠道的腐蚀作用　　　　　D. 肝肾损害
    E. 皮肤损害

5. 饮用水卫生要求在流行病学上主要是为了确保不发生（　　）
    A. 消化道疾病　　　　　　B. 介水传染病　　　　　　C. 食物中毒
    D. 急慢性中毒　　　　　　E. 水型地方病

第四章　流行病学在社区护理中的应用

 知识要点

　　流行病学是公共卫生学的精髓，它从人群的角度研究人类疾病和健康状况的分布及影响因素，并重点探讨预防控制疾病和促进健康的策略和措施。社区护士运用流行病学研究方法，通过现况调查研究，全面把握社区疾病（伤害）和健康的"三间分布"状况，为社区开展慢性病和传染病的三级预防提供决策依据。本章主要介绍流行病学的概念、研究内容、研究方法，疾病的发生分布，及三级预防。重点是三级预防和现况调查。

　　社区护士必须掌握以个体为服务对象的护理的基础理论、方法和技术，更要着重掌握群体的疾病发生、发展变化的规律，掌握流行病学的基本原理、方法及其应用，并运用护理学和流行病学原理、方法和技能，对社区常见疾病进行早期防控，降低疾病的发病率、伤残率、死亡率，对社区群体的健康状况进行评估，为社区预防控制和消灭疾病及促进健康提供科学的决策依据。

第一节　流行病学概述

一、流行病学概念

　　流行病学是研究疾病（包括伤害）和健康状态在人群中的分布及其影响因素，借以制订和评价预防、控制和消灭疾病及促进健康的策略和措施的科学。流行病学可概括为人群、暴露和疾病（或伤害、健康）三大基本内容。

　　暴露一般是指研究因素。如研究年龄与疾病的关系，年龄就是暴露因素或简称为暴露；研究吸烟与肺癌的关系，吸烟量就可以成为不同的暴露水平。

二、流行病学研究的内容

　　随着医学模式的改变和流行病学学科的不断发展，其研究范围与用途也有很大的拓展，主要概括为以下几个方面。

　　1. 描述疾病或健康状况的分布　流行病学研究通过疾病在人群中发生、发展和消失的表现，描述疾病在什么时间发生多或少，在什么地区发生多或少，在哪些人群中发生多或少的现象，即疾病的人群现象，或称疾病分布。这是流行病学研究的起点和基础。如脑卒中及冠心病的发病在寒冷的冬季频发，属于疾病的时间分布。联合国长寿之乡的标准规定每 10 万人中拥有百岁寿星 7.5 人为世界长寿之乡，我国广西巴马、新疆和田为世界长寿之乡，这属于健康状况分布。

2. 探讨病因及发病机理　有些疾病通过流行病学调查提供的病因线索，继续分析追踪获知其疾病发生的原因及发病机理，如严重急性呼吸综合征（SARS）；有些疾病通过流行病学调查获知某些因素是引起疾病的重要因素之一，如吸烟是引起肺癌的重要因素；有些疾病至今病因不明，如原发性高血压、恶性肿瘤等。流行病学调查研究通过现况调查获得疾病分布情况资料提供病因线索，并根据线索拟定一个假设来解释疾病分布情况、发病原因及机理，然后利用流行病学分析法、实验法检验假设的正确性，而确定病因及发病机理。

3. 用于疾病的诊断、疗效评价和预后分析　医疗卫生的实践告诉人们，一项医学技术是否在临床上有效，仅凭临床经验和不严格的评价方法是不能正确回答这一问题的，而应系统地总结来自随机对照实验的科学证据，淘汰无效的干预措施。所有新的医疗技术在临床使用之前都必须经过严格的科学评价，防止无效的干预措施或方法进入医疗卫生服务的实践中。

4. 为制订疾病防控促进健康的措施提供科学依据　流行病学调查研究获得了某疾病的发病原因和机理，而据此制订有效的预防控制措施，以防控该疾病的发生和流行。如 SARS 是一个新的传染病，由于初期对其认识不足，致使在全国范围内流行，当流行病学调查研究不断地深入，对其分布情况、发病机理、传播途径有了新的认识，据此制订了有效的预防控制 SARS 的措施，而成功地阻止了其全国性的更大的流行。

三、流行病学研究的方法

流行病学的研究是以医学为主的多学科知识的融合，通过观察和询问等手段，调查人群中疾病和健康状况，描述其频率和分布，经归纳、综合和分析，提出假说，进而运用分析性研究对假说进行检验，最终有实验研究来证实假说，在对疾病和健康发生规律全面了解之后，还可以上升到理论高度，建立数学模型预测疾病。归结起来，流行病学研究方法就是观察法、实验法和数理法，但常用的是观察法和实验法。

（一）观察法

观察法按照是否事先设立对照组分为描述性研究和分析性研究。

1. 描述性研究（或描述流行病学）　是利用已有的资料或通过观察和调查记载的资料，描述疾病或健康在不同时间、不同地区和不同人群的分布特征。如对某病的情况了解不多的时候，往往从描述该病的分布特征着手，从而获得有关的研究假设的启发，进而逐步建立研究假设，为分析流行病学提供线索。描述流行病学是社区护理评估、社区诊断的常用方法。

（1）现况研究　现况研究是在某一特定时点或时期对某一定范围内的人群，以个人为单位搜集和描述人群中的有关因素与疾病或健康状况的关系。由于所搜集的资料不是过去的，也不是将来的，仅限于当时的情况，故现况研究也称为横断面研究；又因它所用的指标主要是患病率，故又称为患病率研究。

（2）筛检　指应用快速的试验、检查或其他方法，从表面上无病的人群中查出某病的可疑病人。筛检的目的，是早期发现某病的可疑病人，以便进一步确诊，一方面提供患病率资料，一方面达到早期治疗的目的。筛检试验多是采用简便、有效、无创伤性或较少创伤性的体格检查、心理量表或实验室检查方法，所以易于实施。社区护理工作者可以开展、参与很多筛检工作。如对某社区人群检查尿糖筛检糖尿病，尿糖阳性者再进一步检查以确诊；测量血压筛检高血压病人等。

知识拓展

　　描述性研究提供病因线索，如果寻找因果关系要进一步学习分析性研究方法。因为分析流行病学是对所假设的病因或流行因素在人群中探讨疾病发生的条件和规律，从而验证所提出的假设。分析流行病学是纵向研究，常常要持续一段时间并选定一个或多个供比较的对照组。常用的有病例对照研究和队列研究。病例对照研究是选定患有某病的人群作为病例组，未患该病的人群作为对照组，分别调查其既往暴露于某个（或某些）危险因子的情况，以判断暴露危险因子与某病有无关联及其关联程度大小的一种观察研究方法。由于是从疾病（结果）探索病因（原因）的研究方法，从时间上是回顾性的，所以也称回顾性研究。队列研究是选定暴露及未暴露于某因素的两种人群，追踪其各自的结果，比较两者差异，从而判定暴露因子与发病有无因果关联及关联大小的一种观察研究方法。由于是从病因（原因）观察到疾病（结果）的研究方法，从时间上是前瞻性的，所以也称前瞻性研究。

2. 分析性研究（或分析流行病学）　是对所假设的病因或流行因素在人群中探讨疾病发生的条件和规律，从而验证所提出的假设。分析流行病学是纵向研究，常常要持续一段时间并选定一个或多个供比较的对照组。常用的有病例对照研究和队列研究。

（1）病例对照研究　病例对照研究是选定患有某病的人群作为病例组，未患该病的人群作为对照组，分别调查其既往暴露于某个（或某些）危险因子的情况，以判断暴露危险因子与某病有无关联及其关联程度大小的一种观察研究方法。由于是从疾病（结果）探索病因（原因）的研究方法，从时间上是回顾性的，所以也称回顾性研究。如在某社区里发生食物中毒，可以从食谱中逐一探索哪一种为可疑中毒食品。

（2）队列研究　队列研究是选定暴露及未暴露于某因素的两种人群，追踪其各自的结果，比较两者差异，从而判定暴露因子与发病有无因果关联及关联大小的一种观察研究方法。由于是从病因（原因）观察到疾病（结果）的研究方法，从时间上是前瞻性的，所以也称前瞻性研究。

（二）实验法

实验法（实验流行病学）是通过比较给予干预措施后的实验组人群与对照组人群的结果，从而判断干预措施效果的一种前瞻性研究方法。实验流行病学可分为临床试验和社区试验两大类。

1. 临床试验　临床试验在医院或其他医疗照顾环境下，以个体为对象对某种预防或治疗药物、方法的效果进行检验和评价。

2. 社区试验　社区试验在社区内以某人群为整体进行试验观察，常用于某种预防措施或方法进行考核和评价。如饮水加氟预防龋齿的社区试验。

流行病学的研究类型、研究方法、研究内容及应用概况见图 4-1。

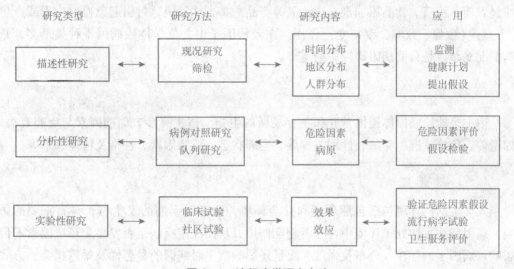

图 4-1　流行病学研究方法

第二节　疾病发生分布与三级预防

一、疾病发生基本条件

我们总能看到这样一些现象：某些人生病了；某些人受到某种伤害；某些人很健康。流行病学研究的主要内容之一就是研究和探讨这些现象发生的原因，进而对疾病做出正确的诊断、治疗，或采取特异性的干预对策和措施，达到有效地预防和控制疾病。这些现象的发生必须具备致病因子、宿主和环境三项基本条件（也称三要素）。当三个要素同时存在，相互作用，在一定条件下发生平衡失调时，才能发生疾病。了解疾病发生的基本条件及其特征，对于研究疾病的病因十分重要。

（一）致病因子

能引起疾病的因素统称为致病因子，包括生物性、物理性和化学性致病因子三种。

1. 生物性致病因子　生物性致病因子包括致病微生物、寄生虫、有害的动植物三大类。主要引起各种感染和中毒性疾病，也与某些慢性非传染性疾病如肝癌、鼻咽癌、白血病、糖尿病等有关。

2. 物理性致病因子　物理性致病因子包括声、光、热、电离辐射、振动、噪声、尘埃等。有的致病因子对机体的作用是急性的，如一接触强电磁波，就有明显的呼吸及循环系统的临床症状；有的致病因子对机体的作用是慢性的，如电离辐射可使人类癌症的发病率增高，还可诱发人类的基因突变等。

3. 化学性致病因子　化学性致病因子指某些化学产品和工业"三废"污染环境，或经农药、医药、食品添加剂、化妆品等产品危害人体健康，可引起急慢性中毒或产生"三致"（致癌、致畸、致突变）作用。在致病因子中，化学性致病因子种类最多，致病情况复杂，是目前病因研究中的重点。

（二）宿主

宿主是能给病原体提供营养和生存场所的生物。宿主有多方面的因素与疾病有关，如遗传、免疫状况、年龄、性别、种族、生理状态、行为因素、性格及精神状态等。

（三）环境

人类生活的环境包括自然环境和社会环境，两者对疾病的发生与否具有重要的影响。病因和宿主均处于环境中，三者相互作用，从而决定疾病是否发生。环境因素不但影响致病因子的存在、分布及强度，而且还影响宿主对病因的易感性及暴露机会、方式和程度，从而影响疾病的发生。

二、疾病发生状况测量

（一）测量方法

流行病学研究工作常涉及有关疾病和健康状况的测量。率、构成比、相对比是流行病学研究中较普遍应用的频率测量指标，作为鉴别病因并监测疾病趋势研究的基础，并用于反映某地区人群对某疾病的疾病负担和评价，以及为降低疾病的发生频率而采取的公共卫生干预措施。

1. 率　也称频率指标，表示某种现象在一定条件下实际发生数与可能发生该现象的总数之比，用以说明单位时间内某现象发生的频率或强度。用百分率、千分率、万分率或 10 万分率表示。如死亡率、发病率、感染率等。

$$率 = \frac{某现象实际发生的例数}{可能发生该现象的总人数} \times k \qquad （公式 4-1）$$

k 为 100% ，1000‰。率一般保留 1 ~ 2 位小数。

2. 构成比　构成比表示事物内部各个组成部分所占总体的比重，常以百分数表示。

$$构成比 = \frac{某事物内部某一部分的数量}{同一事物内部各部分数量之和} \times k \qquad （公式 4 - 2）$$

构成比只是反映事物中各组成部分占总体的比重，并不能反映事物某一部分发生的频率或强度，故应防止把构成比当做率使用，如果以构成比代率，将会得出错误的结论。

3. 相对比　也称比，表示两个数相除所得的值，说明两者的相对水平，常用倍数或百分数表示。

$$相对比 = \frac{甲指标}{乙指标} （或 \times 100\%） \qquad （公式 4 - 3）$$

例如，吸烟人群的肺癌死亡率为 100/10 万，而不吸烟人群肺癌死亡率为 10/10 万。其相对比为 10，说明吸烟的人患肺癌的危险性是不吸烟人的 10 倍。

（二）常用测量指标

1. 发病指标

（1）发病率　发病率是指一定时间内（一般为 1 年）特定人群中某病新病例发生的频率。

$$某病发病率 = \frac{某年（期）某人群中发生某病新病例数}{同年（期）暴露人口数} \times k \qquad （公式 4 - 4）$$

k 为 100% ，1000‰，10000/万，100000/10 万等。新病例是指在观察期间新发生的病例。暴露人口必须是观察时间内观察地区内的人群，而且必须有患所要观察疾病的可能。发病率常用于描述疾病的分布，探讨发病因素，提出病因假设，和评价防治措施的效果。

（2）罹患率　罹患率是指暴露于危险因素中的人群在短时间内大量发病的频率。与发病率一样是测量新发病例频率的指标，其区别在于罹患率常用来衡量小范围、短时间内新发病例的频率。

$$罹患率 = \frac{观察期内的新病例数}{同期的暴露人口数} \times k \qquad （公式 4 - 5）$$

k 为 100% ，1000‰。观察的时间可以日、周、月或一个流行期为单位。与发病率相比，使用比较灵活，常用于疾病的流行或暴发时病因的调查。

（3）患病率　患病率亦称现患率、流行率，是指在特定时间内一定人群中某病新旧病例所占的比值。

$$患病率 = \frac{特定时期某人群中某病新旧病例数}{同期观察人口数} \times k \qquad （公式 4 - 6）$$

k 为 100% ，1000‰，10000/万，100000/10 万等。由于计算患病率的特定时间长短不同，可将患病率分为时点患病率和期间患病率。时点患病率要求调查时间尽可能短，一般在 1 个月以内完成；期间患病率调查时间一般超过 1 个月，但不能超过 1 年。

患病率主要用于病程较长的慢性病的研究，可用来研究这些疾病的流行因素、防治效果，亦可为医疗发展规划和质量评价提供科学依据。患病率与发病率和病程之间的关系是：患病率＝发病率×病程。

（4）**感染率**　感染率是指在调查时受检查人群中某病现有感染的人数所占的比例，通常用百分率表示。

$$感染率 = \frac{调查时某病感染人数}{调查时受检人数} \times k \qquad （公式4-7）$$

感染率主要用于隐性感染率较高的疾病的研究，如乙脑、脊髓灰质炎及各种寄生虫的感染。某些传染病感染后不一定发病，但可以通过病原学、血清学及皮肤试验等方法检测是否感染。通过感染率高低的检测可以估计某病的流行态势，也可为制订防治计划提供依据。

2. 死亡指标

（1）**死亡率**　死亡率是指某人群在一定期间内（一般为一年）死于所有原因的人数在该人群中所占的比例。

$$死亡率 = \frac{某人群某年总死亡人数}{该人群同年平均人口数} \times k \qquad （公式4-8）$$

k 为 1000‰，10000/万，100000/10 万等。该人群同期平均人口数一般用年中人口数或用年初人口数加年终人口数除以 2 计算得到。死亡率反映一个人群总的死亡水平，是衡量人群因病、伤死亡危险大小的指标，也是一个国家或地区卫生、经济和文化水平的综合反映。它不仅反映一个国家或地区在不同时期的居民健康状况和卫生保健水平，而且为当地卫生保健的需求和规划提供科学依据。死亡率如按疾病的种类或人群的年龄、性别、职业等分类计算，则称为死亡专率。

（2）**病死率**　病死率表示一定时间内患某病的全部病人中因该病而死亡的比例。病死率可用来说明疾病的严重程度和医院的医疗水平高低。

$$病死率 = \frac{一定时期内因某病死亡人数}{同期确诊的某病病例数} \times 100\% \qquad （公式4-9）$$

（3）**生存率**　生存率又称存活率，是指患某种病的人（或接受某种治疗措施的病人）经 n 年的随访，到随访结束时仍存活的病例数占观察病例的比例。n 年存活率是评价慢性病和死亡率较高疾病远期疗效的重要指标。一般可以确诊日期、手术日期或住院日期作为随访的起始时间，结束时间以 3 年、5 年、10 年不等。

$$n 年存活率 = \frac{随访满 n 年的某病存活病例数}{随访满 n 年的该病病例数} \times 100\% \qquad （公式4-10）$$

三、疾病流行强度

某种疾病在某地区一定时期内某人群中发病数量的变化及其病例间的联系程度常用散发、暴发及流行等表示。

（一）散发

散发是指发病率呈历年的一般水平，各病例间在发病时间和地点方面无明显联系的散在发生。确定散发时应与前三年该病的发病率进行比较。散发适用于范围较大的地区。疾病分布出现散发，与当地常年流行或预防接种使人群维持一定的免疫水平有关，如麻疹流行后易感人群数减少或因应用麻疹疫苗后人群中具有一定的免疫力；与隐性感染为主的疾病有关，如脊髓灰质炎、乙型脑炎等；与有些传播机制不容易实现的传染病有关，如个人卫生条件好时，人群中很少发生斑疹伤寒；与某些长潜伏期传染病有关，如麻风。

（二）暴发

暴发是指在一个局部地区或集体单位中，短时间内突然有很多相同的病人出现。这些人有相同的传染源或传播途径，大多数病人常同时出现在该病的最长潜伏期内。如食物中毒，托幼机构的麻疹、流行性脑脊髓膜炎等的暴发。

（三）流行

流行是指某病在某地区的发生显著超过该病历年发病率的 3~10 倍时的水平。判定流行应根据不同病种、不同时期、不同历史情况进行。如果疾病迅速蔓延跨省、跨国，其发病率水平超过该地一定历史条件下的流行水平时，则是大流行。如流感、霍乱的世界大流行。

四、疾病的分布

疾病的流行特征是通过人群间分布、时间分布、地区间分布，即"三间分布"表现出来的，是流行过程的可见形式。对于已知病因的疾病，流行特征是判断和解释病因的根据；对于病因未明的疾病，流行特征是病因的外在表现，是形成病因假设的重要来源。所以，不论是描述性的还是分析性的流行病学研究，最初都必须关注疾病的流行特征。

（一）人群分布特征

人群可成为疾病危险因素的特征包括年龄、性别、职业、民族、宗教、婚姻家庭、流动人口等。

1. 年龄　年龄与疾病之间的联系比其他因素的作用强。一般来说，慢性病随年龄增长发病率随之增加，而急性传染病，随年龄的增长发病率则有所减少。如婴幼儿很容易患急性呼吸道传染病。慢性非传染性疾病如高血压、心脑血管疾病、恶性肿瘤、糖尿病等随年龄的增长发病率增加。

2. 性别　有关疾病的死亡率与发病率的分析存在着明显的性别差异。通常男性死亡率高于女性，但发病率通常女性较高。

3. 职业　不同职业对健康及某些疾病的发病率、死亡率的分布有较大的影响和显著的联系。职业暴露不同的物理因素、化学因素、生物因素及职业性的精神紧张均可导致疾病分布的不同。生产联苯胺染料的工人易患膀胱癌；饲养员、屠宰工人、畜牧业者易患布鲁菌病；精神高度紧张的强脑力劳动和严重消耗性体力劳动均可导致心血管、神经系统的早期功能失调和病理变化。

4. 民族　不同民族和种族之间在疾病的发病频率和死亡频率方面有明显差异。其主要原因有：民族、种族的遗传因素不同；民族间的社会经济状况不同；风俗习惯、生活习惯和饮食习惯不同；各民族定居点的地理环境、自然条件及社会条件不同。

5. 宗教　不同宗教有其各自的教义、教规，影响其生活方式，使疾病的分布频率也出现显著差别。如犹太教有男性自幼"割礼"（包皮环切）的教规，男性阴茎癌发病率低，女性宫颈癌发病率也低。

6. 婚姻与家庭　许多研究证实，离婚者全死因死亡率最高，丧偶及独身者次之，已婚者最低，可见离婚、丧偶对精神、心理和生活的影响尤为明显，是导致发病或死亡率高的主要原因。另一方面，由于家庭成员相互之间接触密切，故家庭呈现疾病的集聚现象。

7. 流动人口　流动人口是传染病暴发流行的高危人群。流动人口也给儿童计划免疫的落实增加难度，使计划免疫适龄儿童预防接种出现免疫空白。

（二）时间分布特征

不同疾病的时间分布不同，同一疾病也可能表现为时间分布上的多种特征。

1. 短期波动　短期波动是以日、周、月计数的短期观察数据的汇总。短期波动与暴发相近，区别在于暴发是少量人群，短期波动则是较大数量人群。短期波动或暴发由于人群在短时间内接触或暴露同一致病因素所致，因致病因素的特性及接触致病因素的数量和期限不同，使疾病先后发生。根据发病时间可推算出潜伏期，进而推测出暴发的原因及推知暴露的时间。如食物中毒的暴发，多因人们同时食用相同的被污染食物引起。短期波动或暴发的原因很容易查明，应及时地进行调查研究以便采取相应的防控措施。

2. 季节性　疾病每年在一定季节内呈现发病率升高的现象称季节性。在流行季节病人数可占全年的绝大部分。如虫媒传染病、肠道传染病多集中在夏秋季，而呼吸道传染病在冬春季升高，急性心肌梗死死亡也多发生在冬春季，脑卒中及冠心病均在冬季频发。

3. 周期性　周期性是指疾病发生频率经过一个相当规律的时间间隔，呈现规律性变动的状况。通常每隔1~2年或几年发生一次流行。如流行性感冒每隔10~15年出现一次世界性的大流行。有些传染病由于实行有效预防措施，周期性也发生了改变，如我国麻疹疫苗普及应用前，城市中每隔一年麻疹流行一次，对易感者进行普种疫苗后，其发病率降低，周期性也就不存在了。

4. 长期趋势（长期变异，长期变动）　长期趋势是对疾病的临床表现、发病率、死亡率等动态变化情况的连续数年乃至数十年的观察。这种变化不仅在传染病中可观察到，在非传染病中也同样可观察到。

案例引导

下表是我国疾病死亡谱的 50 余年变化趋势。

我国城市居民主要疾病前 5 位死因变化（1957～2009 年）

位次	1957	1963	1975	1985	1990	2000	2009
1	呼吸系病	呼吸系病	脑血管病	心脏病	恶性肿瘤	恶性肿瘤	恶性肿瘤
2	急性传染病	恶性肿瘤	心脏病	脑血管病	脑血管病	脑血管病	心脏病
3	肺结核	脑血管病	恶性肿瘤	恶性肿瘤	心脏病	心脏病	脑血管病
4	消化系病	肺结核	呼吸系病	呼吸系病	呼吸系病	呼吸系病	呼吸系病
5	心脏病	心脏病	消化系病	消化系病	损伤和中毒	损伤和中毒	损伤和中毒

（中国卫生统计年鉴 1993，2010）

问题：

1. 此表表明我国疾病怎样的变化趋势？
2. 此趋势如何体现疾病的变化与"三级预防"关系。

（三）地区分布特征

1. 疾病在不同地区的分布　疾病分布的不同可能与下列因素有关：①某些地区存在着较强的致病因素；②外环境的某些理化特点（如碘、氟含量的高低，可使某些疾病集中于一定的地区）；③生物媒介的分布及一定的社会因素和自然因素。如血吸虫病仅限于南方的一些省份，鼻咽癌最多见于广东，食管癌以河南林州为高发，肝癌以江苏启东为高发，原发性高血压北方高于南方。

2. 疾病的城乡分布　城市与农村各种条件的差异致使疾病的分布不同。慢性病如高血压，其患病率城市高于农村。农村的虫媒传染病及自然疫源性疾病（如疟疾、流行性出血热、钩端螺旋体病等）高于城市。但是近 30 年来，农村经济发生了很大的改变，乡镇企业迅速发展，但其防护条件和劳动条件较差，职业中毒和职业伤害也不断发生。

（四）疾病的人群、地区、时间分布的综合描述

通常在疾病流行病学研究实践中，常常需要综合地进行描述、分析其在人群、地区和时间的分布情况，只有这样才能全面获取有关病因线索和流行因素的资料。

知识拓展

移民流行病学是进行这种综合描述的一个典型。所谓移民，是指由原来居住地区迁移到其他地区，包括国外或国内不同省、市、自治区居住的居民。移民流行病学通过观察疾病在移民、原地居民及现居住地居民间的发病率、死亡率的差异，从其差异中探讨病因线索，区分遗传因素或环境因素作用的大小。对移民疾病分布特征的研究，不仅是时间、地区和人群三者的结合研究，而且也是对自然因素、社会因素的全面探讨。

五、疾病的三级预防

我国目前面临着防控传染病和慢性病的双重任务。生活方式疾病已成为人类健康的头号杀手。我国现有确诊慢性病患者 2.6 亿人，这已成为我国重大的公共卫生问题。慢性病病程长，流行广，费用贵，致残致死率高。慢性病导致的死亡人数已经占我国总死亡人数的 85%，慢性病导致的疾病负担已占总疾病负担的 70%，若不及时有效控制，将带来严重的社会经济问题。

慢性病的预防是根据目前对疾病病因的认识、机体的调节功能和代偿状况及对疾病自然史的了解来进行。因此，慢性病的预防工作可根据疾病自然史的不同阶段，采取不同的相应措施，来阻止疾病的发生、发展或恶化，此即疾病的三级预防措施。

（一）第一级预防

第一级预防又称病因预防，主要是疾病尚未发生时针对致病因素（或危险因素）采取措施，也是预防疾病和消灭疾病的根本措施。WHO 提出的人类健康四大基石"合理膳食、适量运动、戒烟限酒、心理平衡"是第一级预防的基本原则。第一级预防包括以下两方面内容。

1. 健康促进　健康促进是通过创造促进健康的环境使人们避免或减少对致病因子的暴露，改变机体的易感性，保护健康人免于发病。可采取以下形式达到健康促进的目的。

（1）健康教育　健康教育通过传播媒介和行为干预，促使人们自愿采取有益于健康的行为和生活方式，避免影响健康的危险因素，达到促进健康目的。20 世纪 60 年代以来，美国医务界在政府的支持下，对导致心血管疾病的吸烟、饮烈性酒和食用高脂肪饮食等不良嗜好和生活方式采取健康教育和社会干预措施，取得了明显的效果。我国在 2007 年启动全民健康生活方式行动，多途径、多形式、多角度推动健康生活方式行为养成。我国还制订了中国慢性病防治工作规划（2012～2015 年），慢性病预防一定会取得令人满意的效果。而有些疾病，如艾滋病，在目前尚无有效疫苗预防的情况下，健康教育是唯一有效的预防办法。

（2）自我保健　自我保健是指个人在发病前就进行干预以促进健康，增强机体的生理、心理素质和社会适应能力。一般来说，自我保健是个人为其本人或家庭利益所采取的大量有利于健康的行为。

（3）环境保护和监测　环境保护是健康促进的重要措施，旨在保证人们生活和生产环境的空气、水、土壤不受"工业三废"（即废气、废水、废渣）和"生活三废"（即粪便、污水、垃圾）及农药、化肥等的污染。为避免环境污染和职业暴露对健康造成的危害，可合理发展工农业生产，改造现有工矿企业，以降低和消除生产和生活过程中各种有害物质对环境的污染。

2. 健康保护　健康保护是对有明确病因（危险因素）或具备特异预防手段的疾病所采取的措施，在预防和消除病因上起主要作用。如长期供应碘盐来预防地方性甲状腺肿；增加饮水中的氟含量来预防儿童龋齿的发生；改进工艺流程，保护环境不受有害粉尘的侵袭，以减少肺癌和尘肺的发生；通过孕妇保健咨询及禁止近亲婚配来预防先天性畸形及部分遗传性疾病等。

（二）第二级预防

第二级预防又称"三早"预防，即早发现、早诊断、早治疗，是为防止或减缓疾病发展而采取的措施。

我国从 2005 年开始，实施癌症早诊早治等慢性病防治重大专项。2008—2010 年，中国疾控中心在北京等 6 个省（区）组织实施了为期两年的社区高血压患者自我管理试点工作，使居民高血压患者自我管理水平及相关健康知识知晓率有显著提高。2010 年启动国家级慢性病综合防控示范区建设工作，提高慢性病综合防控能力。

要做好第二级预防达到"三早"，就必须向社区居民宣传慢性病防控知识和有病早治的好处，以及提高医务人员的诊断水平，开发适宜的筛检方法及检测技术。

（三）第三级预防

第三级预防又称临床预防。第三级预防可以防止伤残和促进功能恢复，提高生存质量，延长寿命，降低病死率。主要包括对症治疗和康复治疗措施。

对症治疗可以改善症状，减少疾病的不良反应，防止复发转移，预防并发症和伤残等。康复治疗对已丧失劳动力者或伤残者可促进其身心方面早日康复，使其恢复劳动力，争取病而不残或残而不废，保存其创造经济价值和社会价值的能力。康复治疗的措施包括功能康复、心理康复、社会康复和职业康复等。

三级预防与疾病自然史关系概括如图 4-2。

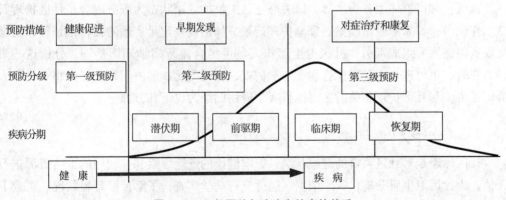

图 4-2 三级预防与疾病自然史的关系

第三节　流行病学在社区护理中的应用

 案例引导

　　社区高血压的防控：首先对本社区居民普查或抽样调查测量血压值，获得高血压的患病率；然后再用病例对照研究调查人群的饮食嗜好、生活习惯及其他相关因素，比较高血压患者与未患高血压者有无差异；还要了解高血压患者有无定期就医或按时服药，是否了解高血压不控制的后果等。综合上述资料评估，找出问题所在，作出社区诊断。如经比较分析发现，病人有高盐饮食习惯，有家族史等；不能定期就医及按时服药的患者，原因可能是就医难或看病不方便，医疗费用高负担不了，以及病人不知道定期就医和按时服药的重要性，更不知道高血压不控制的后果。据此，拟定干预计划，提出解决方案。对病人、高危人群、一般人群，各有所侧重地采取干预措施。对不能定期就医及按时服药的病人，可以就近开设医疗服务点或加强家庭访视，提供有效且价廉的药物；对其进行健康教育，讲解高血压防控的知识，使病人知道定期就医和按时服药的重要性。经过一定时间的干预后，同样应收集相关资料，并与前期调查的统计指标比较，评价干预措施效果。

　　问题：

　　1. 本案例中运用了哪些流行病学研究方法？

　　2. 对不同人群采取了哪些措施？

　　社区护理以群体服务为主体，以关心社区人群的健康状态为服务内容。社区护理日常工作记录，如家庭健康档案、家庭护理记录、体格检查记录、预防接种记录等，是常规性资料的重要组成部分。社区卫生工作人员可结合流行病学知识整理、分析这些资料，同时，也可进一步开展流行病学专题调查，发现问题，解决问题，提高整个社区人群的健康。与社区护理相关的主要流行病学应用归纳为以下几方面：

一、社区诊断

　　社区诊断是对社区人群的健康状况、影响健康的危险因素和可利用的卫生资源进行评估，为社区卫生服务提供科学依据。通过流行病学调查，了解社区环境状况、医疗卫生资源、个人生活行为方式、居民卫生服务需求和健康知识的认知程度等，以此进行社区诊断。

二、发现高危人群和防控疾病

　　通过观察疾病分布现象，可以发现具有某种高危险性特征（多指疾病）的高危人群，认识这些高危性特征，对干预、保护、预防疾病有重要意义。如根据冠心病的主要危险因子，可通过以下几个措施来预防冠心病：早期发现并治疗高血压，戒烟，调节饮食以控制高血脂等。由于广泛的健康教育和认真实施这些办法，一些发达国家以及我国少数几个试点地区预防冠心病已收到初步肯定的成效。

三、了解疾病危险因素

社区卫生人员应用描述流行病学方法，认清疾病分布特点，筛选有苗头的流行因素后形成假设；然后通过分析流行病学研究来验证假设；经过验证的假设如果只是流行因素和确定下来的危险因子，并非病因，还要联系危险因子与其他学科的科研资料及检验结果进行综合分析和病因推断。作为社区护士，主动进行病因学研究尚需各方面的支持与合作，实践中很难系统完成。但社区护士若具备一定的病因学研究的能力，可以进行某一部分或某阶段的探索。

四、了解疾病的流行因素

对社区卫生服务而言，在很多疾病病因不明的情况下，了解疾病的流行因素或途径，通常比了解病因更重要，可使我们及时有效地防控疾病。在"未明性质的疾病"的流行或暴发的调查中，除分析临床表现及化验检查，还必须进行流行病学调查研究，透过疾病的分布特点，判断疾病流行的途径，从而查明疾病的性质，以便迅速决定对策和措施。这里的"未明疾病"，指暂时性质未明的疾病，在人群中发生多例，甚至该病已开始流行或造成死亡时，医务人员仍未下诊断。如1980年河南、湖北等省中学生中发生的"红斑性肢痛症"，其原因尚未查明，但已得到控制；2003年全球SARS流行的调查等。

五、疾病防控社区护理干预

在社区卫生服务的实践中，各种健康促进和疾病防治措施层出不穷，只有当被证实有效果时，才能推广。社区干预，如饮水加氟以防龋齿、减少吸烟以降低肺癌等实施效果，都必须使用流行病学实验方法去评价。在评价人群有关疾病、健康问题时，不仅看个体健康状况，更重要的是看人群发病率是否降低，治愈率是否提高等。

社区护士与居民接触最为直接而频繁，因而在疾病防控方面担任着重要角色，如能将流行病学方法综合运用到具体的社区护理过程中，系统地了解并解决人群的健康问题，则可为社区居民更好地提供预防、医疗、康复、保健、健康教育、计划生育技术指导等社区卫生服务，提高社区护理服务效益。

第四节 社区健康管理中常用的流行病学方法

一、流行病学调查研究步骤

社区护士利用流行病学原理，进行社区流行病学调查，了解影响健康和疾病的各种可疑因素，制订切实可行的防控策略和护理计划。流行病学调查研究的基本步骤如下：

（一）明确调查目的

流行病学调查必须明确调查的目的。如以掌握社区居民健康状况为目的进行的调查；以了解某因素（病因）与疾病的关系为目的进行的调查；拟对某种不良生活行为方式进行社区干预的调查等。为保证调查的科学性、准确性、可行性和必要性，调查前必须查阅有关文献，听取专家意见，以及召集有关人员座谈、讨论，并结合社区主要的卫生问题，才能最终确定调查目的。

（二）明确调查方法

根据调查的目的决定调查方法。如为了早期发现病人，可用普查；如为了寻找可疑病因，可用病例对照调查。

（三）确定调查时间、地点及人群

1. 调查时间　确定调查的起始时间和持续时间。如现况调查持续时间短，而癌症病因调查持续时间要长。

2. 调查地点　根据需要选择某个社区、机关、学校或家庭。

3. 调查人群　确定是调查社区全体居民还是部分居民，如果是部分居民，就要决定抽样方法和样本大小。

（四）编制调查表

调查表是调查的关键，调查质量直接反映在调查表上。

1. 调查表形式　包括一览表（一人一表），卡片表（多人一表），编码表（适合计算机用表）。

2. 调查项目（又称变量）

（1）一般项目　姓名、年龄、性别、职业、文化、住址及民族等。

（2）临床资料　症状、体征、发病日期、就诊日期及治疗转归等。

（3）实验室检查资料　各种检查结果，诊断级别等。

（4）流行病学资料　接触史、接种史、潜伏期、症状期及传染期等。

（5）责任部分　社区护士签名、日期。

制订调查项目要求简单、明确、易答，必要时需制订具体说明。如对"吸烟"应有确切的定义。

（五）调查人员培训

调查人员必须掌握调查的目的、意义、方法及注意事项，还要有认真、吃苦耐劳的精神及熟练的询问技巧，询问时不能诱导或启发，防止结果的偏差。

（六）组织准备工作

确定调查、组织及实施人员，核算调查活动的经费，准备实验室及实验检查仪器等。如果是涉及范围较大的调查，还要取得当地行政领导支持，并且做好各方面宣传工作，使群众了解调查意义，乐于合作。

（七）调查资料收集、整理、分析

1. 收集资料　包括常规资料和现场资料。

（1）常规资料　①人口资料：人口普查、户籍登记等获得的社区人口总数，男女人数，各年龄组人数。②患病资料：各门诊、医院病人数，社区卫生服务站病人数，公费医疗、医疗保险资料。③死亡资料：公安部门、社区、医院的死亡登记资料。④环境资料：社会环境和自然环境资料。社会环境如制度、文化、经济、交通及服务设施等资料；自然环境如植物、土壤、空气及水质等资料。

（2）现场资料　通过与调查对象交谈，或召开调查座谈会获得第一手资料；将事先设计好的调查表、问卷，由调查员发（寄）给调查对象填写后送（寄）回；由调查员到现场对调查对象进行直接观察、检查、计数等取得资料。

2. 整理分析资料　根据调查目的，对收集的资料进行全面系统整理，社区护士可进行社区护理评估、社区护理诊断，实施社区护理计划。

（1）社区护理评估　①环境评估：包括社会环境、自然环境的评估；②护理服务评估：家庭及个人的护理咨询、实施、指导工作的评估；③防疫工作评估：健康教育、计划生育、计划免疫、食品营养卫生、饮食服务、娱乐场所卫生、老年保健及康复的评估。

（2）社区诊断　根据收集的资料，可了解该社区环境状况，医疗保险设施，个人卫生行为，患病情况等，以此进行社区诊断。

（3）社区护理计划　根据流行病学调查结果，针对该社区存在的主要卫生问题，制订社区护理计划。

（八）书写调查报告

将调查分析结果写成书面调查报告或论文，内容包括调查目的、方法、主要结论、讨论及建议等，为社区疾病防控、卫生决策及社区护理提供科学依据。

二、现况研究

 案例引导

某社区有 500 户家庭，我们准备调查居民健康状况，拟调查 100 个家庭。步骤如下：①确定这些家庭的顺序，按门牌号，分别为 1～500；②确定抽样间隔，500/100=5，即每 5 个家庭抽取一个家庭进入样本；③用单纯随机抽样

的方法在第一个抽样间隔中确定一个随机样本，假如抽取的是2；④进行抽样，以门牌号为2的家庭为起点，每隔5个家庭抽取一个家庭进入样本，即门牌号分别是2，7，……492，497，共计100个家庭。

问题：

1. 此抽样是什么抽样法？试对本班学习成绩状况进行调查。

2. 试调查本校学生生活行为习惯，并在全校开展改变不良生活行为方式倡议活动。

现况研究是最常应用的流行病学研究方法，包括普查和抽样调查。通过现况调查，可了解某种疾病的"三间"分布特征；了解人群的某些特征与疾病之间的联系，以逐步建立病因假设；进行疾病和危险因素监测，掌握疾病发展的动态趋势；及时采取三级预防措施；评价疾病的防治效果。

（一）现况研究类型

1. 普查　为了了解某病的患病率或发现某病患者而在特定时间、特定范围内进行的全面调查。特定时间应比较短，甚至是一个时点，也可以是1~2天或1~2周。特定范围可以是某个地区或具有某种特征的人群。普查的目的是为了早期发现患者，了解疾病或健康状态的分布。疾病普查要求：患病率不能太低；有简单而准确的检查手段或方法；对查出的疾病有确定的治疗方法。普查涉及面广、费用高，普查前要考虑成本与效益的问题。

2. 抽样调查　大多数情况是不必要普查的，我们可以从准备调查的人群（总体）中随机抽取一部分人（样本），根据样本推测总体，这就是抽样调查，简称抽查。抽查的目的就是根据样本人群的结果推测总体人群的患病情况或健康状态。抽查不适用于患病率低的疾病，也不适用于个体变异较大的疾病。抽查可以根据不同的要求选取抽样方法，但只要有抽样，就会出现抽样误差。

普查与抽样调查各有利弊，普查的设计和资料分析比较简单，没有抽样误差，但开展调查工作量大，不易做得细致，质量难以控制，又造成非抽样误差。而抽查可节省人力、物力、时间，调查的范围小，工作易做得细致，但不适用于变异过大的资料，设计、实施、分析时影响的因素比较复杂，容易出现差错，样本抽取时会引起抽样误差。

（1）**单纯随机抽样**　先将调查总体的全部观察单位编号，再用随机数字表或抽签等方法随机抽取部分观察单位作样本。单纯随机抽样是最基本的抽样方法，是其他抽样方法的基础。在社区护理中，单纯随机抽样使用得较少，但它是理解和实施其他抽样方法的基础。其优点是当样本含量大时，样本的代表性较好。缺点则是工作量大，必须对全体观察单位进行编号；当样本含量小时，代表性差。

（2）**系统抽样**　又称机械抽样。先将总体的观察单位按一定的顺序号分成若干部分，按照一定的顺序，每间隔一定数量的单位抽取一个单位进入样本。其中第一个抽样单位内样本的确定必须是随机的。其优点是易于理解，简便易行；一般情况下，系统抽样误差小于单纯随机抽样。缺点则是如果总体中的观察单位按顺序号有周期性变化，或者是单调递增或单调递减，则产生明显的偏倚；目前尚无可靠的方法估计抽样误差，因为系统抽样的误差比单纯随机抽样小，所以一般用单纯随机抽样的方法估计系统抽样的抽样误差。

（3）分层抽样　先按某种特征将总体分成若干组别、类型或区域等不同的层，再在每一层内进行随机抽样，组成样本。层就是按某种特征分成的组。如果要了解所辖社区内居民更年期保健情况，因为男性和女性更年期保健的特点不同，此时可按性别分层，将适龄男性居民和女性居民分为两组，分别进行随机抽样。

（4）整群抽样　抽样单位不是个体而是群体。对抽到的群体内所有的个体均进行调查，不同群体内的个体数可以相等，也可以不相等。如了解某校学生卫生习惯，可以随机抽取几个班，对这些班内的所有学生进行调查。其优点是在实际工作中易被群众接受；节约人力、物力、时间，适用于大规模的调查。缺点是抽样误差较大，所以在进行整群抽样时，可将样本含量增加 50%。

（5）多级抽样　从总体中先抽取范围较大的单元，是一级抽样单位，再从一级单位中抽取范围较小的单元作为二级抽样单位，以此类推，即多级抽样。多级抽样常与整群抽样等方法联合应用。

（二）现况研究设计与实施

1. 明确研究目的　社区护士要充分了解国内外的研究现状，明确立题依据和研究的目的。要明确是为了了解疾病的分布，还是为了及时发现患者以使他们能够及时得到治疗。

2. 确定研究人群　研究人群可以是社区内居民、工厂工人或学校学生。选择研究的人群应考虑其代表性，是否有足够数量的个体和调查对象，以及对调查的接受程度。

3. 计算样本含量　抽样调查方法调查社区居民疾病的发生频率指标时，一般可以使用下述公式估算样本含量：

$$N = 400 \times \frac{Q}{P}$$ （公式 4-11）

N 为样本含量；P 为调查疾病的发生频率的估计值；Q 为（1-P）。该公式适用于发生频率在 5% ~95% 之间的疾病的调查。

例如，在某社区内进行老年人高血压患病率的调查，根据以往资料或邻近社区调查估计，患病率约为 20%，则本次调查样本含量至少应为：

$$N = 400 \times \frac{0.8}{0.2} = 1600 \text{ 人}$$

4. 暴露的测量　可以是研究对象的某些特征，如性别、年龄、职业，也可以是指研究对象受到过某些因素的影响，如吸烟、放射线辐射等。暴露必须有明确的定义和测量尺度。对吸烟的调查，如"你是否吸烟"问题，应规定"主动吸烟，平均每天吸 1 支或以上，连续半年"。若不规定则会产生歧义。

5. 疾病的测量　疾病的测量指对调查疾病的诊断。原则上，疾病诊断应该采用国际或全国统一的标准。现况研究中疾病的诊断需根据研究的目的具体决定，通常尽量采用简单、易行的诊断技术和灵敏度高的方法。当研究的目的是为了调查某种疾病的患病率时，则应严格按照统一标准进行疾病的诊断。

6. 设计调查表　拟定调查表的一般项目和本次调查想要得到的项目。

（1）设计调查表的原则　①措词要准确、简练、通俗易懂，尽可能不用专业术语，避免误解。②调查项目应根据研究的目的确定，不宜过多，调查表编排不宜过于密集。③问题按逻辑顺序排列，先易后难，先一般后隐私。④应充分考虑统计学分析方法的需要。⑤指标尽可能客观、定量。

（2）调查表的提问方式　①开放式提问方式：不给备选答案，由被调查者根据具体情况回答，如血压、年龄、身高、体重等计量资料等。如果答案不易确定，也可采用开放式提问。其优点是可用于不知道答案种类的情况；可用于多种答案的情况；可以让答题者自由发挥，收集的资料更丰富，甚至可能得到意料之外的新发现。缺点是可能会收集到一些不相关的资料，需要得到的资料反而未收集到；有时收集的资料不易进行统计分析；与调查对象文化程度有关，对文化程度低者调查时较困难；所需时间长，拒答率高。②封闭式提问方式：一般在问题后列出若干互斥的备选答案，让被调查者回答。如要了解调查对象的性别，可列出男女两个被选答案，选择其一。有时也用于可选多个答案的情况，此时最好在问题后用醒目的字体标明此题可多选。其优点是易于整理分析；容易回答，节省答题的时间，回答率高。缺点是有时不能完全反映真实情况；不同意备选答案的人没有机会表明自己的意见，无法从调查中得出新的信息；回答时容易出现笔误。

7. 资料的收集整理与分析　研究正式开始之前应进行预试验，以便发现可能遇到的各种问题，并修正调查表。

（1）对调查员的要求　诚实，不弄虚作假；掌握一定的访谈技巧，不能有诱导性的语言；不能主观臆断。在调查的过程中，应该进行一定的质量控制工作，以保证调查资料的准确性和完整性。

（2）资料的整理与分析步骤　①检查核对原始资料，对可疑调查表进行修正或复查。②设计数据库，将调查表录入计算机。录入时进行核查，保证录入的正确性。③将研究对象按照不同特征分组，描述各组的构成比。④计算患病率，比较组间患病率的差异。⑤根据以上分析结果，提出病因线索或病因假设。

同步练习

1. 关于流行病学，下列说法错误的是（　　）

    A. 流行病学是从群体角度研究疾病与健康

    B. 流行病学研究的病种仅限于传染病

    C. 流行病学从疾病分布入手探讨疾病的流行因素

    D. 流行病学属于预防医学的范畴

    E. 流行病学是研究人群中传染病传播规律及预防措施的科学

2. 流行病学研究方法使用最多的是（　　　）

    A. 观察法   B. 实验法   C. 理论法

    D. 方法学   E. 临床试验法

3. 当对疾病的情况了解不多的时候，往往总是从（　　　）着手

    A. 实验性研究   B. 描述性研究   C. 分析性研究

    D. 比较性研究   E. 理论研究

4. 流行病学研究的现象必须包含的三大因素是（　　　）

    A. 宿主、环境和病原体   B. 机体、生物环境和社会环境

    C. 宿主、环境和致病因子   D. 遗传、环境和社会

    E. 生理、心理和社会

5. 现况研究主要分析指标是（　　　）

    A. 发病率   B. 病死率   C. 死亡率

    D. 患病率   E. 治愈率

6. 疾病的三间分布包括（　　　）

    A. 年龄、性别和种族   B. 职业、家庭和环境

    C. 国家、地区和城乡   D. 时间、地区和人群

    E. 城市、农村和人群

7. 调查某地人群高血压的现患率，可采用何种研究方法（　　　）

    A. 病例对照研究   B. 队列研究   C. 实验研究

    D. 现况研究   E. 社区干预研究

8. 下列论述哪项是正确的（　　　）

    A. 三级预防是针对疾病自然史的不同阶段而相应地采取不同的措施

    B. 第一级预防使人们消除或减少机体对病因的暴露，改变机体的易感性，保护健康人免于发病

    C. 第二级预防不包括临床诊断和临床治疗

    D. 第三级预防只能提供对症治疗，而不能提供康复治疗

    E. 通过疾病的三级预防可以减少疾病的不良反应，防止复发转移

9. 调查研究首先应明确（　　　）

    A. 定量指标   B. 样本含量   C. 目标人群性质

    D. 分析指标   E. 研究目的

第五章　社区健康教育

知识要点

　　健康教育位列社区卫生服务机构六大功能之首，是开展医疗、预防、保健、康复、计划生育技术指导的先导性工作。社区护士可以运用健康教育的理论与方法，帮助社区居民获取健康知识，树立自我保健意识，形成健康信念，改变不良行为和生活方式，减少或消除影响健康的不利因素，从而提高人群的整体健康水平。本章主要介绍社区健康教育的概念、相关理论、内容、形式及运作程序。重点是社区健康教育的形式和程序，难点是社区健康教育的相关理论。

　　健康是人类生存和发展的前提。健康教育是一门传播保健知识和技术，促使人们的行为发生积极转变，消除健康危险因素，预防疾病，促进健康的科学。它是保护人类健康的一项有力措施。社区是宏观社会的缩影，是人类生存的基本环境，也是开展健康教育的主要阵地。社区健康教育是利用、开发社区资源，针对社区人群开展的健康教育活动。加强社区行动是当今社会发展人群健康教育的重要策略之一。

第一节　社区健康教育概述

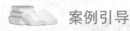

案例引导

　　2007 年中国公民科学素养调查显示，84.7% 的公众对医学与健康信息最感兴趣。而 2009 年底，首次发布的"中国居民健康素养调查"则显示：我国城乡居民的健康素养总体水平为 6.4%。从健康素养的三方面内容看，具备基本知识和理念、健康生活方式与行为、基本技能素养的人口比例分别是 14.9%、6.9% 和 20.3%。就我国当前的主要卫生问题而言，居民的慢性病预防素养最低，占 4.6%；其次是基本医疗素养，占 7.4%。在各年龄组中，65 ~ 69 岁人群的健康素养最低，为 3.8%；55 ~ 64 岁年龄组的健康素养次之，为 4.6%。

　　问题：上述资料给了您哪些启示？

　　社区健康教育是健康教育理论与方法在社区卫生服务工作中的具体应用，是基层卫生服务机构的重要职能，是普及健康知识、倡导健康生活方式、促进居民健康的重要手段。同时，开展社区健康教育，也是满足人们不断增长的卫生服务需求，有效节约卫生资源，提升社区卫生服务机构的知名度和美誉度的有效途径。

一、概念

(一) 健康教育

健康教育是通过信息传播和行为干预，帮助个人和群体掌握卫生保健知识，树立健康观念，自愿采纳有利于健康的行为和生活方式的教育活动与过程。现代科学认为，信息是指事物发出的消息、指令、数据、符号等所包含的内容。这里泛指一切有关人的身体、心理和社会适应能力的知识、技术、观念与行为模式。传播是人们通过符号、信号，传递、接收与反馈信息的活动，是人们彼此交换意见、思想、情感，以达到相互了解和影响的过程。在健康教育中，信息传播是帮助人们获得卫生保健知识和技能，实现健康观念和行为转变的重要手段。而行为干预则是健康教育的实质，它是通过具体知识和技能训练来帮助受教育者改变特定行为和生活方式的过程，其措施包括政策支持、环境支持、媒体宣传、行为矫正、树立典范、执法部门检查等。

对健康教育的内涵，一般可作如下理解：①健康教育是一种有目的、有计划、有组织、有评价的双向信息传播活动；②健康教育是一种以健康为中心，需要多部门协作、全社会参与的全民性教育实践活动，其实质是干预；③健康教育的核心问题是改变个体或群体不健康的行为和生活方式；④健康教育的终极目标是消除或减轻影响健康的危险因素，以达到预防疾病、促进健康和提高生活质量的目的。

在理解健康教育概念的过程中，要特别注意与健康促进相区别。劳伦斯·格林认为"健康促进是指一切能促使行为和生活条件向有益于健康改变的教育与环境支持的综合体"。其中，教育是指健康教育，环境包括对健康教育能产生有效支持的自然环境、社会环境和政治环境的综合，而支持包括政府的承诺、政策、立法、财政、组织以及群众等各个系统。由此可见，健康促进是以健康教育为先导，在健康教育理论基础上发展起来的一个更为广义的概念，它特别强调创造支持性环境，主张跨部门合作。健康促进与健康教育的区别见表 5 - 1。

表 5 - 1　健康教育与健康促进的区别

	健康教育	健康促进
内涵	知识 + 信念 + 行为改变	健康教育 + 政策环境支持
方法	知识传播 + 行为干预，以教育为主	健康教育 + 社会动员 + 营造环境
特点	以卫生部门为主，以行为改变为核心	全社会参与，多部门合作，实施综合干预
效果	难以持久	持久性

(二) 社区健康教育

社区健康教育是以社区为基本单位，以社区人群为教育对象，以促进居民健康为目标，有计划、有组织、有评价的健康教育活动。通过在社区开展不同人群的健康教育，可促使社区居民树立健康意识，关心自身、家庭和社区的健康问题，积极参与社区健康教育计划的制订与实施，养成良好的健康行为和生活方式，以促进自身及社区的健康。

二、社区健康教育的目的和意义

（一）社区健康教育的目的

WHO 指出："健康教育的目的是劝导人们采取和维持健康的生活方式，审慎、明智地利用预防性和医疗性服务，使他们参与改善个人和社会环境的健康。"这就是说，健康教育不是单纯的传播卫生保健知识，而是竭力引导和促进人民群众关心、参与个人及社会卫生保健事务，积极主动地改变各种影响健康的行为，以改善和提高人群与社会的健康水平，实现"人人健康"的社会目标。

因此，社区健康教育的最终目的是：通过普及健康知识，建立健康态度，实现健康行为的改变，增进社区居民健康；通过健康教育帮助人们提高健康意识，避免生活的失衡、疾病的发生和意外的出现，帮助社区人群改变不良的生活习惯，维持最佳健康状态，适应社会环境的变化，赢得身体健康；通过对社区患者知识、信念、态度、价值观、理解力等基本因素的改变，促使其保持与医护人员联系，遵医嘱用药，合理膳食，适量运动，控制情绪，有规律地生活，减少患病机会，避免并发症，提高生活质量，延长期望寿命。

（二）社区健康教育的意义

1. **提高全民健康水平，促进社会可持续发展**　健康是每个公民的权利，全民的整体健康水平关系着民族的兴衰、国家的兴亡，是社会能否持续发展的重要基石。社区作为社会生活的基本组织单位，是人群健康管理的主阵地，是推进和落实全民健康教育计划的最佳场所。社区卫生工作者可借助社区的各种组织机构和服务平台，开展形式多样的健康教育，向人群普及健康知识和保健技能，引导其树立正确的健康责任意识，自觉采取有益于健康的行为和生活方式，主动远离不利于健康的各种因素，保持健康，避免疾病，从而为经济的繁荣储备身心素质良好的劳动者，为民族的振兴和社会的可持续发展保驾护航。

2. **遏制医疗费用上涨，节约有限的卫生资源**　物价的上涨，先进诊疗设备及治疗手段的应用，人均寿命的延长，人口老龄化的加剧，慢性病发生率的上升，以及人们对医疗保健要求的不断提高等，使得医疗费用逐年上涨，给家庭和社会带来了沉重的负担。要遏制高涨的医疗费用，提高人们的保健意识，降低患病率，树立科学的医疗消费观念是关键。社区通过开展健康教育，可以帮助人们改变健康不良行为，预防疾病发生，可以提高人们对基本医疗卫生服务的认同感，促使正确医疗消费观念的建立，从而达到遏制医疗费用上涨，节约卫生资源的作用。

3. **满足人们多样化的卫生服务需求，提升社区卫生服务的知名度和美誉度**　随着社会经济的发展和人民物质生活水平的提高，人们对医疗卫生服务的需求也日益提高，健康需求已从单一的治疗躯体疾病，发展到预防疾病，增进心理和精神健康，以及提高生命质量等方面。社区通过开展丰富多彩、卓有成效的健康教育，不但可以使人们在家门口就能获取自己感兴趣的健康信息，同时也可让人们看到身边的医疗机构和医务人员为满足其需求、增进其健康所付出的用心和努力，从而提升社区卫生服务的知名度和美誉度。

三、社区健康教育对象

社区健康教育的对象应是辖区内的全体居民，根据健康教育侧重点的不同，可分为以下四类人群。

（一）健康人群

健康人群是社区居民中的主体，由各个年龄段的健康人组成。他们往往对健康教育缺乏需求，认为疾病对于他们遥不可及，对健康教育基本持排斥态度。对于这类人群，健康教育主要侧重于卫生保健知识的教育，目的是帮助他们保持健康，远离疾病。

（二）高危人群

高危人群主要是指那些目前仍然健康，但本身存在某些致病的生物因素或不良行为及生活习惯的人群。这类人群中可能有一部分人表现为对疾病过于焦虑或恐惧；另一部分人则表现为不以为然，把健康教育看成老生常谈。对于这类人群，健康教育应侧重于疾病预防知识的教育，目的是帮助他们掌握一些自我保健的技能，纠正不良的行为习惯，养成健康的生活方式，如乳房自查、血压血糖的自我监测、戒烟限酒、合理膳食、定期体检等，从而消除致病隐患。

（三）患病人群

患病人群包括各种急慢性疾病患者。这类人群依据疾病的分期可以分为临床期患者、恢复期患者、残障期患者及临终患者。前三类患者对摆脱疾病、恢复健康的渴望和接受健康教育的兴趣一般比较高，对他们的健康教育应侧重于疾病的康复知识，目的是帮助他们提高遵医行为，积极配合治疗和康复，以减少残疾的发生。而对于临终患者，健康教育的实质则是死亡教育，目的是帮助他们正确地面对死亡，以减少对死亡的恐惧，尽可能轻松地度过人生的最后阶段。

（四）患者家属及照顾者

患者家属及照顾者与患者长时间生活在一起，容易因知识缺乏或长期护理出现身心倦怠而影响患者的治疗康复效果。对于这类人群，健康教育应侧重于家庭护理和自我保健，目的是帮助他们提高对家庭护理重要性的认识，坚定对持续治疗和护理的信心，掌握科学的家庭护理技能和自我调适技巧，以应对照顾压力。

第二节 社区健康教育相关模式

健康教育是通过健康信息传播来帮助人们获取健康知识，增强保健意识，发展健康行为的教与学的过程，其最终目的是实现人群整体健康水平和生活质量的提高。健康教育模式则为这个特殊的教学过程提供了操作框架。目前，国内应用较为成熟的健康教育模式主要有知－信－行模式、健康信念模式和格林模式。

一、知－信－行模式

知－信－行模式（KABP 或 KAP）是研究人类健康相关行为改变最常用的模式。它将人类行为的改变分为获取知识、产生信念及形成行为三个连续过程（图 5－1）。

信息──→知识──→信念──→行为──→增进健康

（基础）（动力）（目标）

图 5－1 知－信－行模式

在知－信－行模式的三个阶段中，"知"是知识和学习，是改变行为的基础；"信"是正确的信念和积极的态度，是改变行为的动力；"行"是促进健康的行为、行动，是要达到的目标。该模式认为，人们只有了解了相关的健康知识，才能建立起积极、正确的信念和态度，最终才有可能主动地采取有益于健康的行为，转变危害健康的行为。

例如，吸烟作为个体的一种危害健康的行为已存在多年，并形成了一定的行为定式。要改变吸烟行为，使吸烟者戒烟，首先需要使吸烟者了解吸烟对健康的危害、戒烟的好处及如何戒烟等知识，这是使吸烟者戒烟的基础。具备了知识，吸烟者才会进一步形成吸烟有害健康的信念，对戒烟持有积极的态度，并相信自己有能力戒烟，这标志着吸烟者已有动力去采取行动。

然而，要使知识转化为行为，却是一个十分漫长而复杂的过程（图 5－2）。在这个过程中，许多因素都会影响到知识向行为的顺利转化，其中，有两个步骤十分关键，即信念的确立和态度的转变。比如，在健康信息传播过程中，受教育者可能会对健康信息视而不见，感到与己无关；或者对健康信息发生兴趣，但怀疑信息的可靠性，甚至存在侥幸心理；或者由此产生动机，也尝试行动，但却无法坚持，从而导致行为改变的失败。可见，知识的获取仅仅是行为改变的必要条件，前者并不一定导致后者，二者并非简单的因果、必然关系。

通常可以采取以下方法来促进受教育者健康信念的形成。

（1）利用各种促进信念建立的方法，如增加信息的权威性，增强传播效能，利用"恐惧"因素等，促进个体或群体健康信念的形成。

（2）利用信息接受者身边的实例，强化对行为已改变者所获效益的宣传，特别有助于那些半信半疑、信心不足者的态度转化。

（3）针对那些"明知故犯、知而不行"者的具体原因，有针对性地强化行为干预

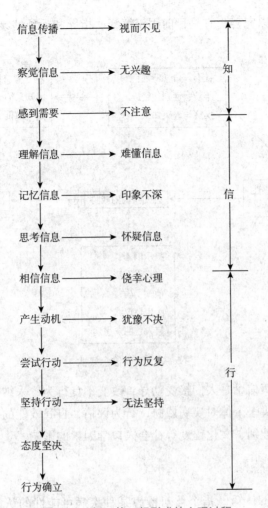

图 5-2　知-信-行形成的心理过程

措施。例如：酒后驾驶害人害己，却总有司机过分"自信"，认为自己酒量高、经验丰富，就是喝了酒，也能把车开到目的地，或是心存侥幸，认为"不会那么巧被交警撞上"，或是认识误区，认为"少量饮酒不会影响开车"等。针对上述酒驾原因，除分别采取干预措施外，还需借助一定外力，如法规政策、经济和组织手段、公众舆论等，来促进"开车不饮酒，饮酒不开车"这一安全驾驶观念的形成，杜绝酒驾现象的发生。

（4）根据凯尔曼提出的"服从、同化、内化"态度改变三阶段理论，对严重危害社会行为的，可依法采取强制手段促使其态度转化，如吸毒者送戒毒所强制戒毒。

社区护士只有掌握了知-信-行模式中行为改变的复杂过程，利用行为改变的积极因素，针对不同对象、不同心理进行强化干预，及时、有效地消除或减弱不利影响，才能促使社区居民的行为向增进健康的方向发展。

二、健康信念模式

健康信念模式（HBM）由美国社会心理学家霍克巴姆于 1958 年首先提出，后经贝克等学者的修改而得以完善。它是目前用于解释、指导和干预健康相关行为的重要理论模式（图5-3）。

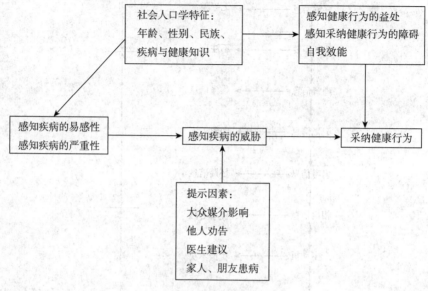

图5-3 健康信念模式

该模式认为，健康信念是人们接受劝导，改变不良行为，采纳健康行为的关键。而健康信念的形成则取决于个体对疾病威胁、行为评估、自我效能的认知，人们的这些自我认知又受其年龄、性别、文化程度等社会人口学因素的影响。

（一）疾病威胁感知

1. 对疾病易感性的认知 指个体对罹患某种疾病可能性的认识，包括对医师判断的接受程度和自身对疾病发生、复发可能性的判断等。

2. 对疾病严重性的认知 指个体对罹患某种疾病严重性的看法，包括个体对疾病引起的临床后果的判断，如死亡、伤残、疼痛等；对疾病引起的社会后果的判断，如工作烦恼、失业、家庭矛盾等。

当个体感觉到自己容易遭受某种疾病威胁，患病会给自身和社会带来严重危害的时候，采纳健康行为的信念就会得以树立。一般对疾病威胁的认知越明确，采纳健康行为的可能性就越大。疾病威胁认知，是促使健康行为产生的直接原因。

（二）行为评估

1. 对行为益处的认知 指个体对采取或放弃某种行为后，能否有效降低患病危险性或减轻疾病后果的判断，包括减缓病痛、减少疾病产生的社会影响等。一般说来，个体对行为益处的感知越强，自觉采取该健康行为的可能性就越大。

2. 对行为障碍的认知 指个体对采取或放弃某种行为所遇困难的认识，如费用的高低、痛苦的程度、方便与否等。只有当个体对这些困难具有足够的认识时，才会使健康行为得以维持和巩固。

（三）自我效能

自我效能也称效能期待，是个体对自己能否在一定水平上完成某一活动所具有的能力判断、信念或主体自我把握与感受，决定着个体对行为任务的选择及对该任务的坚持性和努力程度。一般自我效能越高，个体采纳健康行为的可能性越大。

（四）提示因素

提示因素指诱发健康行为发生的因素，包括他人的提醒，书籍报刊的宣传，同事、朋友、亲人的患病等。提示因素越多，个体采纳健康行为的可能性越大。

（五）其他因素

年龄、性别、种族、性格、文化程度、社会压力、职业等社会人口学因素，以及患病经验与健康知识等，均对健康信念的形成和健康行为的出现具有影响和制约作用。

健康信念模式认为信念可以改变行为。而从信念确立到行为形成，则需要经历三个步骤：首先，要让人们充分认识到他们目前的行为方式对自身健康的危害，并对威胁的严重性感到害怕。其次，要使人们坚信一旦改变不良行为会得到非常有价值的结果，即知觉到效益，同时也要使其认识到行为改变中可能出现的困难，即知觉到障碍。最后，还要使其相信自己有能力改变不良行为。社区护士只要掌握这一规律，并在健康教育中有针对性地为教育对象提供帮助，就能有效促进其健康保护行为的形成。

 案例引导

2005 年我国流动人口达 1.47 亿人，以青壮年为主，未婚或与配偶分隔两地者所占比例大，发生卖淫、嫖娼、多个性伙伴和吸毒等高危行为较多。但由于文化水平相对较低，接受艾滋病宣传少，流动人口艾滋病知识缺乏，对艾滋病传播途径了解者仅 8.9%，安全套使用率低，静脉注射吸毒共用针具现象严重，普遍存在歧视 HIV 感染者的观念。

近年来，流动人口 HIV 感染者人数明显上升。北京、上海等地，流动人口艾滋病病例数已占当地报告人数的 50% 以上。流动人口不仅是 HIV 的脆弱人群，其高流动性也增加了艾滋病控制的难度。加强流动人口艾滋病防治问题已受到政府的重视，出台有《艾滋病防治条例》，也增加了预防经费。但一些地区的相关部门参与程度和主动性仍然不够，与国家政策规定的多部门职责要求还存在较大差距。

问题：请用格林模式分析我国流动人口艾滋病防控现状。

三、格林模式

格林模式又称为 PRECEDE–PROCEED 模式，由美国学者劳伦斯·格林于 1980 年提出，是一个广泛应用、发展成熟的计划制订模式，主要用于大型的健康教育和健康促进项目，也是开展健康教育工作的一种设计程序（图5-4）。

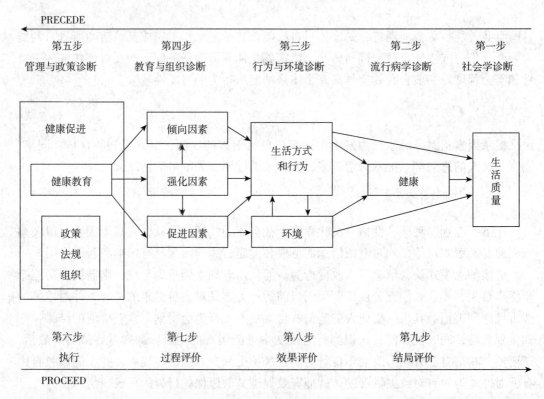

图 5-4　格林模式

格林模式分为两个阶段，由九个步骤组成。

（一）诊断阶段

诊断阶段又称 PRECEDE 阶段，包括社会诊断、流行病学诊断、行为与环境诊断、教育与组织诊断、管理与政策诊断五个步骤。其重点是诊断，实质是需求评估。通过在教育诊断、环境诊断中分析影响人群健康行为的倾向因素、促成因素及强化因素，来帮助规划制订者确定干预重点。

1. 社会诊断　社会是教育对象生活、学习、工作的基本环境，与教育对象的健康有着密切的联系。社会诊断包括生活质量与社会环境评价两个方面。

2. 流行病学诊断　在决定了教育对象的社会问题之后，教育者应通过分析有关流行病学资料，进一步找出教育对象存在的主要健康问题及其影响因素。

3. 行为与环境诊断　针对教育对象所存在的健康问题，教育者通过调查分析，找出导致这些健康问题的行为和环境因素。

4. 教育与组织诊断　通过调查、分析，确定易患病的人群，并研究促进这些人群采取健康行为的三大主要因素，即诱发因素、促成因素和强化因素。

（1）**诱发因素**　是产生某种行为的动机，它包括个体或群体的知识、信念、态度及价值观。

（2）促成因素 是促使某种行为的动机或愿望得以实现的因素，它是实现某种行为所必需的技术和资源，包括保健设施、保健技术、交通工具、医务人员等。

（3）强化因素 是激励某种行为发展、维持或减弱的因素。可以是精神上的支持、鼓励或反对，如亲友、同伴或领导的赞扬与批评；也可以是物质上的奖励与惩罚，如经济奖励或惩罚。

5. 管理与政策诊断 管理诊断即评估资源，政策诊断即评估政策对教育项目的支持或阻碍作用。管理与政策诊断的评估内容包括：制订和执行计划的组织和管理能力，支持健康教育的资源以及条件，社区有无实施健康教育的专门机构及其对健康教育项目的重视程度，政策和规章制度对社区健康教育项目开展的支持性或抵触性等。

（二）执行和评价阶段

执行和评价阶段又称 PROCEED 阶段，包括执行、过程评价、效果评价和结局评价四个步骤。其重点是如何在教育和环境干预中应用政策、法规和组织的手段来实现既定目标和评价标准。实质是对健康教育的规划。

1. 执行教育计划 实施、执行已制订的健康教育计划。

2. 健康教育过程评价 在健康教育实施的过程中，不断地进行评价，找出存在的问题，并对原有计划进行调整，使健康教育计划更为可行。

3. 健康教育效果评价 对健康教育所产生的影响及短期效应进行及时评价。主要以教育对象的知识、态度、信念的转变作为评价指标。

4. 健康教育结局评价 在健康教育结束时，对照计划检查是否达到预期的长短期目标，重点是长期目标。评价健康教育是否促进了人群身心健康，提高了生活质量。常用的评价指标有发病率、伤残率、死亡率等。

由此可见，格林模式是通过确定所要达到的健康结局及其影响因素为起点，来设计达到期望结果的干预措施的健康教育计划设计模式。社区护士可根据这一运作思路，将社区健康教育计划制订与实施分为以下几个程序：①社区需求评估；②确立优先项目和目标人群；③确立规划目标；④教育策略的制订；⑤计划的实施；⑥评价。

第三节 社区健康教育的内容与形式

 案例引导

模范西路社区卫生服务中心采用情景式健康教育对社区冠心病患者进行自救能力培训。内容包括 4 个模块：冠心病急症常见原因及诱因；冠心病急性发作前驱症状及表现；如何识别可疑胸痛；冠心病院前自救知识。每周讲解 1 个模块，4 个模块内容全部完成后，再循环进行。共 4 个月。培训方法为创设冠心病急症现场情景，包括：①创设多媒体教学情景，使内容图文并茂、简单易懂；②创设实物演示情景，以便操作练习；③创设经验交流情景，由经历过冠心病急症并愿意分享自救经历者进行经验交流，教育者点评指导；④创设游戏学习情景，活跃气氛，激发学习兴趣。该培训取得了满意的效果。

问题：

1. 社区健康教育的内容和形式分别有哪些？

2. 本案例给了您哪些启示？

一、社区健康教育的内容

健康教育的内容通常分为：一般健康教育，主要帮助人群了解增强个人和群体健康的基本知识；特殊健康教育，主要为社区特殊人群提供保健指导；卫生管理法规的教育，旨在提高人群的卫生法制观念，增强健康的责任心和守法的自觉性。社区健康教育活动应以健康观念、健康知识、健康行为的宣传教育为主，同时，要结合我国城市、农村社区社会人口学特点的不同及其生活环境与生活方式的差异，侧重选取教育内容。

(一) 城市社区健康教育的基本内容

1. 社区常见疾病防治知识

(1) 慢性非传染性疾病防治知识　主要内容为不吸烟、限制饮酒、合理膳食、适量运动、定期体检、积极参加健康咨询、疾病普查普治。重点宣传高血压、冠心病、脑血管疾病、恶性肿瘤、糖尿病等主要慢性非传染性疾病的病因、早期症状及表现、药物使用、遵从医嘱、坚持治疗的相关知识等。

(2) 新老传染病防治知识　主要内容为各种传染病的传染源、传播途径、易感人群、早期症状、预防、治疗、消毒、隔离、疫情报告等。

(3) 常见病、多发病防治知识　如感冒、溃疡等疾病的预防、治疗。

(4) 急救与护理知识　主要包括冠心病、脑血管疾病急性发作的救护，触电、溺水、煤气中毒的急救，烧伤、烫伤、跌伤等意外事故的简单处理，胸外心脏按压和人工呼吸的操作方法，血压计、体温计等的正确使用等。

2. 生活卫生知识

(1) 饮食卫生与合理营养　主要包括食物的正确选配与储存、科学烹调与加工、餐具消毒的方法、食物中毒的防治知识，以及暴饮暴食、偏食、酗酒、高盐、高糖、高脂对健康的危害等知识。

(2) 日常生活卫生常识　主要包括个人清洁卫生习惯教育和科学作息知识传播等。

(3) 防"四害"知识　主要包括蝇、蚊、老鼠、蟑螂的生活习性，对人类的危害，以及防蝇、防蚊、防鼠、防蟑螂的方法等。

3. 卫生保健知识　主要包括自我保健、家庭保健、妇女保健、儿童保健、老年人保健相关知识教育，以及如何充分利用社区的医疗、预防、保健、康复等机构提供的卫生保健服务等。

4. 心理卫生知识 主要包括心理状态和健康与疾病的关系、情绪调节、压力适应、人际关系处理等内容。

5. 生殖健康教育 主要包括优生优育、计划生育、孕产期保健、性生活知识等内容。

6. 环境卫生与环境保护知识教育 主要包括环境与健康的关系，环境污染对人体健康的影响，生活"三废"、噪声对人体健康的危害及预防，以及绿化、美化、保护环境等知识。

7. 安全教育 主要包括交通事故、煤气中毒、劳动损伤、溺水、自杀等意外伤害的自我防护及安全设施的使用等知识。

8. 社会卫生公德与卫生法规教育 主要是宣传普及《中华人民共和国环境保护法》《中华人民共和国食品卫生法》《中华人民共和国传染病防治法》《公共场所卫生管理条例》，以及各级政府颁布的城市卫生管理条例、办法、规定等，大力宣扬社会卫生公德，提倡有益于健康的生活方式，提高城市居民的卫生法制意识和卫生道德观念，以利于社区管理、环境管理和社会精神文明建设。

（二）农村社区健康教育的基本内容

1. 农村社区常见疾病防治知识的教育 农村的生活条件相对较差，群众文化水平相对较低，居民卫生知识缺乏，保健意识淡薄，是各种疾病多发的地区。宣传普及农村常见病防治知识是农村社区健康教育的首要任务。

（1）传染病及寄生虫病防治知识 主要包括计划免疫、法定传染病疫情报告、消毒与隔离知识、杀虫灭鼠知识、传染病治疗与家庭护理知识、传染病的社会预防与卫生公德教育等。

（2）慢性非传染性疾病的防治知识 着重宣传和普及高血压、心血管疾病、恶性肿瘤、呼吸系统疾病等农村主要慢性非传染性疾病的致病因素、预防知识、早期症状、及时就医与合理用药，以及家庭护理常识等。

（3）地方病防治知识 主要宣传地方性碘缺乏病、地方性氟中毒、克山病、大骨节病、地方性砷中毒等疾病的致病因素、流行特征、临床表现、预防措施等。

（4）农业生产相关疾病防治知识 包括农药的种类、使用及保管方法，预防农药中毒的措施，急性农药中毒的临床表现及自救、互救知识，以及农田中暑、稻田性皮炎、农民肺等疾病的病因、危害、预防措施、早期症状及发病后的治疗和家庭护理等知识的教育。

（5）安全防护知识 着重普及有关农村常见意外伤害的原因、预防、自救及互救等知识。

2. 卫生行为和生活方式知识教育 普及卫生知识，指导农民科学地安排衣食住行，合理膳食，坚持有益于健康的文体活动，逐步改变不良的卫生习俗和行为习惯，建立文明、科学、健康的生活方式。

3. 农村环境卫生与环境保护 重点抓村宅建设卫生、饮水卫生、食品卫生、人畜粪便与垃圾的处理、消灭四害、保护环境、控制环境污染等方面的健康教育。

4. 计划生育与优生优育知识教育及技术指导　着重加强禁止近亲结婚、提倡婚前体检与咨询的宣传，以及对新婚夫妇、孕产妇、乳母提供围婚期、孕产期保健与科学育儿知识的宣教及技术指导等。

5. 健康观念与卫生法制教育　在我国的农村，迷信思想普遍，健康意识淡薄，卫生法规知识缺乏，所以，树立健康观念、宣传卫生法规知识尤为重要。内容包括：破除封建迷信思想，科学看待生老病死；宣传普及新的健康观及大卫生观，改变人们对"没病就是健康"的片面认知，树立自我保健的意识，培养健康责任感；开展卫生普法教育，宣传党的卫生方针政策，提高农村居民的卫生法制观念和守法执法的自觉性，帮助农村居民合理利用卫生保健资源，平等享有卫生服务新成就。

二、社区健康教育的形式

在社区健康教育工作中，要根据教育的内容和社区的具体条件，选择适当的形式和方法，以达到教育效率和效果的最佳化。

（一）城市社区健康教育的主要形式

1. 依托社区卫生服务中心（站）开展针对性健康教育　主要通过建立完整的个人健康档案、家庭健康档案，对社区居民主要疾病、高危人群进行检测及健康教育；对辖区内的企事业单位、团体组织等进行疾病检测及健康教育；开展家庭病床，对居家治疗的患者进行针对性健康教育。

2. 利用各种信息传播渠道开展群众喜闻乐见的健康教育

（1）大众媒介宣传　大众传播媒介主要有广播、电视、电影、互联网、报纸、杂志、书籍等。社区卫生服务机构应积极争取当地电视台、广播电台、报社等传媒机构的大力支持和配合，充分利用报纸、广播、电视等对居民进行医学科学知识教育。

（2）卫生宣传栏　如利用街道和单位的黑板报、卫生墙报、橱窗等宣传卫生知识。这种健康教育形式具有经济实用、简单易行、图文并茂、便于更换等特点。

（3）发放卫生科普资料　是由社区卫生服务人员将科普知识材料，如小册子、报刊、传单、图片等发放到社区居民家中，通过居民自主学习获取卫生保健知识的一种健康教育形式，也是社区健康教育的常用形式。

（4）文化活动室（站）　是一种利用老年文化活动室、文化活动站等开展卫生科普展览、卫生科普座谈会、卫生科普讲座及科普知识竞赛的健康教育形式。

（5）科普一条街活动　是社区结合创建卫生城活动、控烟活动等，组织有关单位在社区繁华地段利用板报、橱窗、图片、卫生科普资料等开展健康教育的形式。

（6）社区健康教育学校　社区健康教育学校是国家重视健康教育，大力推进"全国相约健康社区行"等活动的产物。健康教育学校是一些有条件的地方，由政府或街道根据当地实际开办的以弘扬健康文化、传播健康理念为宗旨的健康教育机构，如杭州市上城区社区健康教育学院、南通市文峰街道新城小区社区健康教育网络学校等。学校按照健康教育部门的要求确定教学计划、教学内容和教材，面向社区全体居民传播健康知识，提供健康教育服务。

3. 借势国家卫生城市创建活动，开展普及性健康教育 创建国家卫生城市活动是具有中国特色的城市管理和城市文明建设的重要内容。城市健康教育的普及率、自我保健水平和公共卫生道德水准则是衡量国家卫生城市创建的重要指标。社区卫生服务机构在开展健康教育时，应根据卫生城市创建的任务和重点，调整、部署健康教育的内容，使二者有机结合起来，相互促进，充分发挥其在促进城市文明建设、增进社区健康方面的协同作用。

4. 培育健康教育示范小区，以点带面推动社区健康教育 "抓好典型，以点带面"是普遍采用的一种有效的工作方法。在城市社区健康教育工作中，建立健康教育示范小区具有典型示范、指导全局的重要意义。示范小区的选择应注意：①有明确的目的性；②有代表性；③有成功的可能性。

（二）农村社区健康教育的主要形式

1. 开展"九亿农民健康教育行动" 由原卫生部、全国爱国卫生运动委员会、农业部和国家广电总局于1994年联合发起的"全国九亿农民健康教育行动"（以下简称"行动"），是我国目前面向农村社区居民开展的覆盖面最广、工作最深入的健康教育活动。"行动"主要针对农村当前存在的主要卫生问题，结合初级卫生保健任务，由中国健康教育研究所承担制作农村社区健康教育系列专题录像片，免费提供给各农村地区的广播电视台，通过各地广播电视台安排专门时间，定期反复播放，来向广大农村居民普及卫生保健知识，提高其自我保健意识和能力，进而达到预防疾病、增进健康的目的。

"行动"受到了党和国家的高度重视。1997年，中发〔1997〕3号文件将"行动"纳入切实做好预防保健工作，深入开展爱国卫生运动的重要内容。2001年，国务院体改办等五部委把积极推进"行动"列入农村卫生工作的主要任务。"行动"的开展也受到了国际社会的关注和支持，联合国儿童基金会和世界卫生组织认为"行动"是农村健康教育的重要内容，其成功经验可在发展中国家推广。

2. 利用农村传播媒介和信息渠道

（1）有线广播宣传 是进行社区动员、宣传卫生知识的一种经济而简便易行的方法。

（2）民间传播渠道 如编顺口溜、三字经，讲故事，编演地方戏、民歌，猜谜语，绘画等。

（3）农民学校和文化活动站 在这些场所里设置卫生宣传栏、卫生报刊栏，设置供人们阅读的卫生读物，播放卫生科普录像片，举办卫生科普讲座等，使之成为农村社区健康教育的活动中心。

（4）卫生科普赶集 在农村集贸市场可通过有线广播、图片展览、现场咨询、小型文艺演出活动等多种形式开展健康教育活动。

（5）卫生科普入户 是将健康教育材料如小册子、卫生报刊、卫生宣传单、卫生漫画等发放到每一农户，促使农村卫生状况逐步实现由个人、家庭、邻里到社区的改变。

（6）日常宣教活动 乡村医务人员利用门诊、家庭病床对就诊者、住院患者及家属进行健康教育，也可利用开展计划生育、计划免疫、疾病普查等工作机会进行健康教育活动。

知识拓展

健康教育常用方法归类：

1. 语言教育 是最简便最有效的教育方法之一，分为个别教育和群体教育。具体有个别谈话、健康咨询、报告会、专题讲座、座谈会等。

2. 文字教育 主要有卫生标语、卫生传单、卫生小册子、卫生课本、卫生黑板报和墙报、卫生科普读物及卫生报刊等。

3. 形象教育 是一种利用造型艺术创作卫生宣传材料，通过人的视觉作用进行教育的形式。常用的方法有卫生美术、标本模型，卫生文艺，卫生展览、戏剧及舞蹈等。

4. 电化教育 是一种运用现代科学技术，通过光、声、电等物理作用，把口头宣传、文字宣传及形象教育结合起来的教育活动。常用的方式有幻灯、广播、录音、电视、电影和电子计算机等。

三、社区健康教育的原则

1. 科学实用的原则 科学性是健康教育工作最根本的原则。社区护士应该具备各专科护理技能，及时更新知识，提高学术水平，向社区居民提供科学先进的医学、护理及保健知识，保证观点正确、事实确凿、数据可靠。

2. 因材施教的原则 在调查研究和全面评估的基础上，针对社区居民的疾患情况及不良生活习惯和行为，进行有选择、因地制宜的健康教育活动，针对不同群体如老人、妇女、儿童等分别采用不同的教育手段，讲授不同的教育内容，从而提高健康教育的吸引力，争取以较少的人力、物力、财力获得较大的教育成就。

3. 寓教于乐的原则 由于社区居民存在文化层次差异，因此接受知识的能力也有所不同。在健康教育活动中，应采用通俗易懂的语言和居民喜闻乐见的方式开展。如病人现身说法、形象化教学、图片展览、墙报等，使知识易于理解和掌握，以提高知识传播的效果。

4. 启发诱导的原则 进行健康教育应善于采用适宜的启发、诱导方法，把居民不自觉地需要变成自愿地需要，提高学习的兴趣和主动性，增强居民的自我保健意识和能力，并自觉地改变不良的生活习惯和行为，以实现健康的目标。

5. 循序渐进的原则 根据人类的认识规律和社区居民的实际需要，区别轻重缓急，由易到难，由简单到复杂，由局部到整体，逐步深入，才能收到良好的教育效果。

6. 社区参与的原则　从居民个体或社区自身的健康需要出发，选择居民感兴趣并且实用的内容，发动社区居民广泛参与健康教育计划、方案的制订，以取得居民的支持和信任，使健康教育工作顺利进行。

第四节　社区健康教育的程序

社区健康教育是有组织、有计划、有目的的教育干预活动，其成败取决于有无周密的组织和计划。社区健康教育的程序与护理程序基本相似，由社区健康教育评估、社区健康教育诊断、社区健康教育计划、社区健康教育实施、社区健康教育评价五步骤组成。

一、社区健康教育评估

社区健康教育评估是社区护士通过各种方式收集有关教育对象的资料，了解其健康教育需求，为健康教育诊断提供依据的过程。

（一）评估的内容

1. 生理状况　包括教育对象的身体状况及生物遗传因素等。
2. 心理状况　包括教育对象的学习愿望、态度及心理压力等。
3. 生活方式　包括教育对象的烟酒嗜好、饮食睡眠习惯、锻炼方式等。
4. 学习能力　包括教育对象的文化程度、学校经历、学习特点及学习方式等。
5. 现有知识　包括教育对象对健康知识的知晓程度、对疾病的了解程度等。
6. 生活、学习及社会环境　包括教育对象的工作职业、经济收入、住房状况、交通设施、学习条件及自然环境等。
7. 医疗卫生服务　包括医疗卫生机构的地理位置，教育对象享受基本医疗卫生服务的状况，卫生立法情况，当地卫生政策等。

（二）评估的方法

在社区中，健康教育的对象可以是个人、家庭，也可以是整个社区；可以是健康人群，也可以是患者。社区护士应根据不同的对象采取不同的评估方法。常用的评估方法有直接评估法和间接评估法。

1. 直接评估法　直接评估法指社区护士通过与目标人群的直接接触，获取健康教育需求信息的方法。包括：①召开座谈会，即通过邀请有关专家、社区工作者、卫生行政领导、各有关组织和群众代表等，参加座谈讨论，集思广益，汇集社区健康需求信息；②与知情人士交谈，可了解社区居民关心的问题，争取居民的支持和积极参与；③问卷调查，即通过设计健康问卷，以抽样调查或普查的方式，收集居民的健康知识、健康态度和健康行为信息；④直接观察等。

2. 间接评估法 间接评估法指社区护士通过第三方途径获取社区居民健康教育需求信息的方法。包括：①查阅文献资料，如从当地卫生部门、统计部门公布的信息资料，编印的卫生年鉴、统计年鉴，以及预防保健机构提供的总结材料、专题报告，或发表的调查研究文献中，获取有关社区人群健康状况、健康危险因素等方面的资料，分析社区的健康教育需求；②询问亲朋好友等。

二、社区健康教育诊断

社区健康教育诊断是社区护士根据健康评估收集的资料，进行分析、判断，确定教育对象现存的或潜在的健康问题及相关因素，明确健康教育项目的过程。可分为六步骤进行。

1. 列出问题 根据所收集的资料，列出教育对象现存或潜在的健康问题。如一个社区可能同时存在高血压、吸烟、人口老龄化等多种健康问题。

2. 选择健康教育问题 从所列出的健康问题中，排除由生物遗传因素所导致的健康问题，挑选出与行为因素关系密切的、可通过健康教育解决或改善的健康问题。如高血压是与高盐饮食、缺乏锻炼等行为有关的健康问题。

3. 问题排序 分析健康问题对教育对象的健康所构成的威胁程度，将选出的可通过健康教育解决或改善的健康问题按照对人群健康影响的严重程度排列顺序。

4. 找出相关因素 找出与健康问题相关的行为因素、环境因素，以及促进教育对象行为改变的相关因素。

5. 资源分析 综合分析社区内所具备的能为健康教育所利用的各种人力、物力资源，从而决定所能开展的健康教育项目。

6. 确定优先项目 健康教育优先项目是指那些对健康影响大，与行为关系密切，其相关行为具有高度可变性，在一定程度上有支持行为改变的外部条件的项目。确定优先项目的具体标准有以下几方面。

（1）重要性 主要看疾病或健康问题出现的频率和对人群健康的危害程度。可通过分析社区居民中的发病率、病残率、死亡率，以及疾病或健康问题造成的经济负担、社会负担、康复成本、经济损失等来确定。

（2）可行性 主要分析社会和政策对控制疾病或解决健康问题的支持力度及提供的有利条件，包括领导的支持、社会有关部门的配合、社区居民（尤其是干预对象）的支持和赞同，以及人力、物力、财力、技术条件是否允许等。

（3）有效性 主要看疾病或健康问题是否能够通过健康教育手段得以解决，实施健康教育后是否会收到明显的效果和良好的社会效益。

如我国大多数城市的心血管疾病发病率、致残率、致死率高，对人群健康危害大，社会医疗花费高。心血管疾病的发生，很大程度上与高盐高脂饮食、生活缺乏运动等有关，这些不良生活方式和行为，只要通过健康教育对人们进行提示和警醒，使其注意自我调整，是容易发生改变的，不但成本低廉，而且社会效益好，可列为优先项目。

三、社区健康教育计划

社区健康教育计划是一个藉由多方合作、合理利用资源、充分展现健康教育干预行动路径的活动方案。为此，在制订计划时，社区护士必须与其他社区卫生服务人员、社区基层组织领导及教育对象共同磋商，切实做到以教育对象为中心。

（一）制订计划的要求

1. 多方参与　积极动员社区政府、各行各业、群众组织和居民代表全程参与健康教育计划的制订，这是保证计划得以顺利实施，目标得以成功实现的重要前提。

2. 目标明确　目标是行动的指南。每一项健康教育计划的设计都必须要有明确的目的和阶段性目标，以确保健康教育活动能始终朝着既定的方向发展。

3. 结合实际　社区健康教育计划的制订，必须以社区的人力、物力、财力资源为基础，根据主要健康问题，结合当地的社会文化习俗、传统观念及居民的思想和兴趣，因地制宜，方能具有可行性。

4. 重点突出　社区健康教育计划切忌面面俱到、包罗万象，要力求重点突出，集中有限资源，解决影响面广、危害性大、居民最关心的问题，以提高计划的针对性。

5. 留有余地　计划是面向未来的，而未来的情况总是千变万化的。因此，在制订社区健康教育计划时，要尽可能预见到实施过程中可能遇到的情况，给计划留有余地，并事先拟定好应对策略，使计划具有一定的弹性。

 案例引导

某市 2011 年对 600 名 15 岁及以上流动人口的肺结核防治知识、态度、行为进行调查。结果发现，该流动人口群体对肺结核相关知识的知晓率较低，有 48.8% 的人认为结核病很严重，对肺结核心存恐惧。于是，该市面向目标人群采取了一系列普及肺结核防治知识的教育措施。6 个月后，目标人群对肺结核相关知识和对我国肺结核减免政策的知晓率分别由 45.3%、42.0% 上升为 61.8%、67.4%，能够避免近距离接触肺结核病人和保持房间经常开窗通风的人数比例由 26.61% 增加到 42.5%。

问题：

1. 什么是健康教育的目标人群？
2. 反映健康教育效果的指标可以分为哪几类？
3. 请找出本案例中的教育指标和行为指标？

（二）确定计划目标

1. 制订目标　目标是健康教育计划活动的总方向，即计划执行后，预期要达到的理想结果。目标通常比较宏观、笼统、长远，它只能给整个计划提供一个总体上的要求或努力方向。如通过本项目计划的实施，使社区内肥胖人数减少，与肥胖有关的慢性病发病率得到控制，从而提高社区中老年人的健康水平。

2. 制订指标　指标是具体的目标，是健康教育计划所要达到的直接结果，应该具体、明确、可测量、可达成。对指标的陈述一般包含 6 个要素，即对谁（who），什么变化（what），多长时间（when），在什么范围实现这种变化（where），变化程度多大（how much），如何测量这种变化（how to measure）。通常，一项健康教育计划的测量指标分为三个方面，即教育指标、行为指标和健康指标。

（1）教育指标　是指健康教育计划实施后，目标人群在知识、技能、态度和信念等方面发生的变化，是反映近期干预效果的指标。例如，执行本计划 1 年后，社区内 30 岁以上居民高血压防治知识的知晓率由目前的 10% 上升到 50%。

（2）行为指标　是健康教育计划实施后，目标人群不良行为的改变率和健康行为的形成率，是反映计划中期效果的指标。例如，本计划执行 2 年后，社区内 18 岁以上男性居民吸烟率下降 5%。

（3）健康指标　是健康教育计划实施后，反映目标人群健康状况改善的生理学和心理学指标。例如，干预 5 年后，社区高血压、脑卒中的发病率降低，健康水平和生活质量提高，平均期望寿命延长等。

（三）确定干预策略

1. 确定目标人群　目标人群是指健康教育计划干预的对象，应根据计划的目标而定。如计划的目标是提高母乳喂养率，教育的主要对象就应包括孕妇及其亲属、妇产科医护人员、妇幼卫生保健人员、有关行政领导。目标人群通常可分为以下三类：

一级目标人群：是健康教育计划中被期望采纳健康行为的人群。如控烟计划中的吸烟者。

二级目标人群：是与一级目标人群关系密切，对一级目标人群的信念、态度和行为有一定影响的人群。如卫生保健人员、亲人、同事、朋友等。

三级目标人群：是对健康教育计划的执行与成功有重大影响作用的人群。如领导层、行政决策者、经济资助者、权威人士、专家等。

2. 确定干预内容　不同的目标人群有不同的信息要求。计划中的教育内容，社区护士应针对目标人群的知识水平、接受能力，以及计划的目的和要求来确定，并认真研究教育内容的科学性、针对性、通俗性和实用性。

3. 确定干预方法　健康教育干预是通过卫生保健知识传播及保健方法和技术应用指导等来实现的。因此，按干预目的和内容的不同，可将教育方法分为信息传播类、行为干预类和社区组织方法三大类。无论采用哪种健康教育方法，都必须考虑它是否容易被教育对象接受，是否简便，是否经济，是否能获得预期的效率和效益。

4. 确定教育材料　健康教育材料可分为视听材料和印刷材料两大类。视听材料如幻灯片、电视录像、录音磁带、影碟等；印刷材料如书籍、报刊、杂志、小册子、传单等。可选择购买出版发行物，也可自行印刷。

5. **确定组织网络** 形成分工明确并能有效合作的健康教育组织网络，是执行计划的组织保证。健康教育组织网络应以健康教育专业人员为主体，吸纳政府各部门、基层组织、各级医药卫生部门、大众传播部门、学校等参加，组成多层次、多部门、多渠道的网络，确保计划目标的实现。

6. **确定活动日程** 即安排活动时间表，包括活动的内容、方法、时间、地点、参加人员、主持人、各项目的负责人、所需材料和经费等。

7. **确定质控系统** 即设计健康教育计划的监测与评价方案，对健康教育的监测与评价活动、方法、工具、指标、时间、监测与评价负责人等做出明确的规定。

四、社区健康教育实施

社区健康教育实施是将各项教育干预措施付诸实践的过程。实施过程应注意以下几点。

1. **开发领导层** 以获取社区基层领导及管理者的支持。

2. **协调各阶层** 即协调社会各界力量，支持健康教育活动，创造执行计划的良好内外环境。

3. **培训教育者** 为保证健康教育计划规范进行，需对教育者进行培训。培训的内容包括：①项目管理知识培训，如物资管理、计划落实、协调联络等；②专业知识培训，如开展调查的方法、文档处理的方法、干预方法等；③专业技能培训，如设备使用及维护、传播材料的制作等。

4. **探讨新策略** 社区护士应根据教育对象的具体情况安排教育活动时间，采取多种形式的教学活动，同时要重视调查研究和健康教育信息的反馈，针对不同场所、不同人群采取不同的教育策略，积极探索健康教育的新形式和新方法。

5. **总结全过程** 及时总结健康教育计划执行情况，交流、推广好的工作经验，努力通过培养典型，实现以点带面，全面推进健康教育计划，落实教育目标。

五、社区健康教育评价

社区健康教育评价是对社区的健康教育活动进行全面的监测、核查和控制，是保证社区健康教育计划设计、实施成功的关键措施，贯穿于社区健康教育活动的全过程。

（一）评价的目的

1. 保证计划执行质量。
2. 科学地说明计划的价值。
3. 向社区和计划支持者阐明计划实施所取得的结果，以获得进一步的支持。
4. 提高专业人员开展健康教育的理论水平和实践能力。

（二）评价的方式

1. **形成性评价** 形成性评价指在计划执行前或执行早期对计划内容所做的评价。

包括对制订干预计划所做的需求评估及为计划设计和执行提供的基础材料的评估。

形成性评价是对现有计划目标是否正确合理、指标是否恰当、执行人员是否具有完成该计划的能力、资料收集的可靠性等所做的评估，目的在于使健康教育计划符合实际情况。

2. 过程性评价　过程性评价是对健康教育程序的每一个步骤加以评价。过程性评价贯穿于计划执行的全过程，其目的是监测、评价教育步骤的各项活动是否按计划执行，计划实施是否取得期望效果，以便及时发现计划执行中的问题，并有针对性地对计划中的干预方法和策略等进行修订，使之更符合客观实际，以保证计划实施的质量。

过程性评价的内容包括教育内容是否符合需要，教育对象是否能接受，教育的方法、时间和质量等是否符合计划要求，执行人员是否符合要求，教育材料的发放和教育对象的参与程度，教育是否建立信息反馈系统，教育是否按进度进行，有无重大环境变化或干扰因素的影响等。

3. 效果评价　效果评价是对健康教育项目活动和效果进行评价。可根据干预的时效性分为近期、中期、远期效果评价。

（1）近期效果评价　主要是对目标人群的健康知识、信念、态度变化进行的评估。常用指标有卫生知识知晓率、卫生知识合格率、卫生知识平均分、健康信念形成率等。

（2）中期效果评价　主要是对目标人群的行为变化进行的评价。常用指标有健康行为形成率、行为改变率等。

（3）远期效果评价　又称结局评价，是对健康教育计划实施后目标人群健康状况乃至生活质量变化所作的评价。常用指标有生理健康指标、心理健康指标、疾病与死亡指标、生活质量指数、经济指标等。

4. 总结性评价　总结性评价是对形成性评价、过程性评价、效果评价及各方面资料进行的总结性概括，能够全面反映健康教育计划的成败。

（三）评价的方法

社区健康教育评价的方法有很多种，常用的有问卷调查、直接观察、家庭访问、座谈会、卫生学调查、卫生知识测试、卫生知识竞赛等。在实际工作中，社区护士应根据健康教育的对象及客观条件采取适当的评价方法，以达到良好的效果。

同步练习

1. 健康教育的核心问题是帮助人们（　　）
　　A. 获得健康知识　　　　B. 树立保健意识　　　　C. 形成健康观念
　　D. 改变行为方式　　　　E. 培养健康责任感
2. 社区健康教育的对象是（　　）
　　A. 健康人群　　　　　　B. 高危人群　　　　　　C. 患病人群
　　D. 家属及照顾者　　　　E. 社区全体居民

3. 下列关于"知－信－行"健康教育模式观点描述不妥的是（　　　）

    A. 知识和信息是行为改变的基础

    B. 信念和态度是行为改变的动力

    C. 行为改变是健康教育的最终目的

    D. 有了健康知识，还要有正确的健康信念才会形成健康行为

    E. 人们只要拥有健康知识，就会主动采取有益于健康的行为

4. 健康信念模式认为，促使人们接受劝导、改变不良行为、采纳健康行为的关键是（　　　）

    A. 知识　　　　　　　　　B. 信念　　　　　　　　　C. 态度

    D. 疾病威胁　　　　　　　E. 自我效能

5. 格林模式的第一步是（　　　）

    A. 社会诊断　　　　　　　B. 流行病学诊断　　　　　C. 行为与环境诊断

    D. 教育与组织诊断　　　　E. 管理与政策诊断

6. 目前，我国面向农村居民开展的覆盖面最广、工作最深入的健康教育活动形式是（　　　）

    A. 开办社区健康教育学校　　B. 建立健康教育示范小区

    C. 九亿农民健康教育行动　　D. 卫生科普赶集

    E. 卫生科普入户

7. 社区健康教育计划的制订，要以（　　　）为中心

    A. 教育对象　　　　　　　B. 教育目标　　　　　　　C. 教育诊断

    D. 社区护士　　　　　　　E. 社区人群

8. 健康教育效果评价中，反映目标人群行为变化的指标是（　　　）

    A. 发病率　　　　　　　　B. 患病率　　　　　　　　C. 饮酒率

    D. 生育率　　　　　　　　E. 死亡率

9. 某人得知好友因吸烟患上肺癌后，主动戒掉了吸烟的习惯，反映了健康信念模式中哪种因素对健康行为形成的影响（　　　）

    A. 疾病威胁　　　　　　　B. 行为评估　　　　　　　C. 自我效能

    D. 提示因素　　　　　　　E. 患病经历

10. 实施母乳喂养的诱发因素是（　　　）

    A. 母亲了解母乳喂养的好处　B. 医生建议母乳喂养

    C. 丈夫鼓励母乳喂养　　　　D. 母亲单位有哺乳室

    E. 母亲有较长的产假

第六章　家庭健康护理

知识要点

　　家庭是个体生活的主要场所，以家庭为单位的护理是社区护理常用的工作方法。社区护士可以通过家庭访视进行家庭健康护理，满足个体和家庭的健康需求。本章主要介绍家庭的概念、类型、结构与功能，家庭访视，家庭健康护理概念与特点，及家庭健康护理的程序。重点是家庭访视与家庭健康护理程序的应用，难点是家庭访视和家庭健康评估。

　　早在19世纪末，家庭就成为护理的对象，以家庭为单位的护理照顾成为公共卫生护理的工作任务之一。在20世纪60年代，美国开始在医学院校开设家庭健康的课程，并将家庭健康护理的内容纳入护理的课程设置中。随后，家庭健康护理在理论知识体系、护理实践、教学和科研等方面得到了飞速的发展，逐渐形成了特有的教学和实践模式，成为一门独立的、新兴的护理学科分支。

第一节　家庭概述

　　家庭是人们社会生活的基本单位，是社会的基本群体形式，是人类生活中最基本、最重要的制度。个体的性格、价值观、生活习惯和处理问题的方式等都受家庭环境的影响。个体的健康与家庭是相互联系和相互依存的，个体健康能促进家庭的发展，和谐的家庭生活则有利于个体维持身心健康和适应社会。因此，社区护士帮助家庭成员分析家庭健康问题及需要，实施家庭健康护理，是社区护理的重要内容之一。

一、家庭的概念

　　从古至今，人们都生活在家庭中，对家庭是非常熟悉的。但不同时代、不同国家、不同民族对家庭的认识不同，迄今为止，并没有一个确定且得到公认的"家庭"概念，但总体归纳有两种倾向，即传统意义的家庭和现代意义的家庭。

　　传统意义的家庭是指有法定血缘、婚姻、领养及监护关系的人组成的社会基本单位，是社会团体中最小的基本单位，也是家庭成员共同生活、彼此依赖的处所。随着社会的发展变化，人们对家庭的概念也有了新的认识。现代意义的家庭是一种重要的关系，它是由一个或多个有密切血缘、婚姻、领养或朋友关系的个体组成的团体，如同性恋家庭、同居家庭、丁克家庭等。目前，可以从以下方面理解家庭：

1. 家庭是人类社会最小型的群体。

2. 婚姻是家庭建立的基础。婚姻形成的夫妻关系是家庭横向关系中最基本的关系，即第一关系，属于家庭的核心，是维系家庭的纽带。

3. 血缘关系是家庭纵向关系中最基本的关系。属于家庭中的第二种主要关系，是最基本、最重要的家庭关系，是维系家庭的第二纽带。

4. 家庭关系是家族关系的延伸。我国家庭的亲属关系可分为父族亲属关系、母族亲属关系和夫（妻）族亲属关系。

5. 领养关系也是一种家庭关系。法律承认领养关系的人可正式组成家庭。

6. 家庭是感情深厚、关系密切的群体。家庭成员一般在家中生活时间较长，互动频繁，成员间有着深厚的感情和密切的关系，是其他社会群体无法比拟的。

7. 家庭是能够满足人们多种需要的群体。家庭成员间共同生活，经济上相互帮助。

综上所述，婚姻是家庭的本质，血缘是家庭形成的纽带，感情是家庭关系的润滑剂和黏合剂。家庭由特定法律关系的成员构成，其成员的权利受法律保护，具有法律效应。护理学者和护理理论家们认为，护理学采用的是现代意义的观点去认识家庭，因为它解释的是人类可能的最基本的关系，有助于护理人员获得家庭内部较准确的相互关系的评估资料，有助于正确分析家庭存在的健康问题，寻找家庭需要，提供个性化的护理服务。

二、家庭的类型

在我国，依据家庭成员的构成情况、人员数量及关系等各不相同，一般按照家庭包含的代数、夫妻存在的对数及是否是直系或旁系亲属等状况把家庭分为四类。

（一）核心家庭

1. 组成　是由一对夫妇及其未婚子女组成的家庭，也包括无子女夫妇家庭（无生育能力或丁克家庭）和养父母及养子女组成的家庭。这是现代社会中比较理想和普遍的家庭模式。

2. 特点　该家庭规模小、人数少，只有一对夫妇，关系简单，只有一个权力和活动中心，方便作出家庭决定，但是一旦出现危机易导致家庭解体。

（二）主干家庭

1. 组成　是由父母与已婚子女组成，家中有两对及其以上夫妇，并为垂直的上下代关系，包括夫妇与其单方父母组成的家庭形式。其中，以父母、一对已婚子女及第三代人组成的家庭形式多见。

2. 特点　该家庭代际层次增多，家庭成员也较多，家庭关系复杂，属于我们常说的"上有老下有小"的形式。

（三）联合家庭

1. 组成 是由父母、已婚子女组成的家庭，家中有两对及以上夫妇，且为水平同代关系，包括年长的父母和两对以上的已婚子女及孙子女居住在一起的家庭，或两对以上的已婚兄弟姐妹组成的家庭。

2. 特点 该家庭规模大，人数多，多代多偶，关系繁多，遇事难以作出统一的决定，但遇到家庭危机时，有利于提高家庭适应能力。这种家庭形式在我国农村比较普遍。

（四）其他

其他家庭是指一些不完全的家庭，如单亲家庭、断代家庭、重组家庭、同居家庭、群居体及同性恋家庭等。单亲家庭即由父母单方及其子女或收养的子女组成的家庭，家庭中无婚姻关系；断代家庭即只有一代未婚青少年与祖父母（或外祖父母）组成的家庭。以上家庭虽然不具备传统的家庭形式，但也具备家庭的主要特征，能执行家庭功能。

目前，在我国当代家庭结构中核心家庭、主干家庭所占比重逐渐增加。在总体上，家庭趋向小规模化、多样化，夫妻制 3 人核心家庭增多，老年夫妇家庭增多，老夫妇丧偶和子女同一生活家庭增多。这种变化使家庭的功能和成员关系发生了改变，为维持家庭正常功能，更好地服务于社区中的家庭，社区护士应对家庭的不同类型加以了解，掌握不同家庭类型的特点和不同家庭类型对家庭成员健康的影响，才能正确为家庭制订出有针对性的护理计划，提高社区护理服务工作质量。

三、家庭的结构与功能

（一）家庭的结构

家庭结构是指构成家庭单位的成员及其相互之间的关系，包括家庭的外部结构和内部结构两种。家庭的外部结构指其人口结构，即家庭类型；家庭的内部结构指家庭成员之间的互动行为，主要表现为家庭关系。家庭人数越多，其互动关系越复杂，则问题也会增多。Friedman 认为构成家庭内部结构的基本要素有四个：角色结构、权力结构、沟通过程、价值系统。

1. 角色结构 角色是个体在一定社会地位中所期盼的行为。家庭角色是家庭成员在家庭中占有的特定地位。一般家庭成员依照社会规范、家务工作的性质和责任等，自行对家庭角色进行分配，并各自履行其角色行为。一般有正式角色与非正式角色。正式角色是为满足家庭功能所必须执行的角色，它与年龄、性别有关，如母亲角色；非正式角色是为满足家庭成员的情感、情绪需求，为维持家庭气氛和谐而承担的角色，如和事佬角色。每个成员可同时承担多个角色，如同时担任儿媳、妻子和母亲的角色。

2. 权力结构　家庭权力是家庭成员在家庭中所具有的影响其他成员的能力，包括控制权、支配权和个人影响力。家庭权力结构分为传统权威型、情况权威型、分享权威型和情感权威型四种类型。

（1）传统权威型　权威来源于家庭所在的社会文化传统，如在父系家庭中父亲为权威人物，通常是一家之主，家庭成员都认可他的权威，而不考虑他的社会地位、职业、收入、健康、能力等。

（2）情况权威型　家庭权力会因家庭情况的变化而产生权力转移。如父母一方失业，权力则转向另一方。

（3）分享权威型　家庭成员分享权力，彼此协商处理事务，由各人的能力和兴趣来决定所承担的责任，即为"民主家庭"。

（4）情感权威型　由家庭感情生活中起决定作用的人担当决策者，其他家庭成员因对他的感情而承认其权威，如"妻管严"型。

3. 沟通过程　沟通是家庭成员相互作用和维持相互关系的方式。家庭成员通过交换信息，情感沟通，以调控行为和维持家庭稳定，也可以通过语言和非语言行为，如手势和眼神等相互沟通。沟通是促使家庭达成一致、完成应有功能的最重要条件，家庭关系的好坏取决于家庭的沟通。

知识拓展

根据霍尔曼的观点，家庭沟通主要有两种型态：一是开放性或功能性沟通，二是含蓄性或隐忍式沟通。开放性沟通，其信息或情感传递是双向的，家庭成员能彼此充分地、自然地表达自己的感受、需要、意见或焦虑等，家庭其他成员能倾听并适当给予支持与反馈。这样的沟通能减少误解，从而增强家庭的凝聚力。含蓄性沟通，其信息传递不明确，有问题或需要不直接提出或表达不清，这样的沟通常难以达到预期的目的，且容易产生误解或矛盾，致使家庭功能不佳，问题增多。

4. 价值系统　家庭价值观是家庭判断是非的标准以及对某件事情的价值所持的态度。促成家庭价值系统形成的因素主要有代代相承的信念、文化、宗教及社会现实情况等。因此，不同环境的家庭其成员的价值观和态度有很大的差异，应根据家庭的生活方式、教育方式、保健观念和健康行为来正确指导家庭成员的行为。

（二）家庭功能

家庭功能是指家庭在社会生活中所起的作用，它受家庭性质和结构的制约。家庭功能决定了家庭成员在生理、心理和社会各方面各层次的要求。随着社会文化的变迁，家庭功能也随之改变。Friedman 提出家庭功能具体表现在以下五方面。

1. 生育功能　家庭功能之一是生育子女，繁衍后代。家庭是人口再生产的唯一社会单位，它体现了人类作为生物世代延续种群的本能与延续种群的需要。

2. 情感功能 情感是维系家庭的重要纽带，决定了家庭的快乐和开放程度。家庭成员相互关爱、理解和支持，满足其爱与被爱的需要，能促使每个成员健康成长。

3. 社会化功能 个体的社会化始于家庭，家庭可为子女提供社会教育，帮助完成社会化过程。如家庭指导子女了解和接触社会，按社会标准规范子女行为，督促子女接受教育，学会承担社会角色，提高社会适应能力。

4. 经济功能 家庭为成员提供衣、食、住、行、教育、娱乐、健康等各方面经济支持，满足家庭成员发展的要求。

5. 健康功能 家庭为成员提供基本的健康照顾与支持，促进和保护家庭成员的健康，尤其在成员患病时能提供各类疾病恢复有关的支持。

知识扩展

家庭对危机事件的认知程度和家庭资源的多寡，决定了家庭对压力的调适能力。家庭的危机事件有四种：①意外事件引发的危机：是由家庭的外部作用引发的、无法预料的一类危机，如破产等；②家庭发展伴随的危机：是由家庭发展变化引起的一类可预见性的危机，如生子、离婚、丧偶等；③与照顾者有关的危机：是家庭因某些原因而单方面地长期依赖外部力量所造成的一类危机，如家庭慢性病患者的长期照顾等；④家庭结构本身所造成的危机：是由家庭内部因素引起的危机，如暴力家庭等。

四、家庭生活周期

人有生命周期，家庭和人一样，也具有家庭生活周期，存在着由诞生到兴旺发达最终衰老死亡的循环周期。家庭生活周期是家庭遵循社会与自然的规律所经历的产生、发展与消亡的过程。一般来说，家庭生活周期从夫妻组成家庭开始，到孩子出生、成长、工作、结婚、独立成家，然后夫妻又回到了二人世界，最后夫妻相继去世，旧的家庭终结，又有新的家庭诞生，形成家庭的周期循环。

家庭发展任务是指家庭在各个发展阶段所面临的、普遍出现的、正常变化所致的与家庭健康有关的问题。家庭周期的每个发展阶段都有其特定的角色和责任，健康的家庭会合理应对处理各阶段的主要任务，使家庭发展成熟。家庭如不能正确处理各个发展阶段出现的问题，则会增加家庭成员间的矛盾，导致相应健康问题的发生。社区护士的工作内容之一就是通过了解家庭生活周期，鉴别家庭正常和异常的发展状态，预测和识别在某阶段可能或已出现的问题，帮助家庭和家庭成员正确处理各发展阶段的健康问题，及时进行健康教育并提供咨询，必要时采取干预措施，避免严重后果的产生。

不同学者从不同的角度对家庭发展阶段的理论作了阐述，如：Haley.J 把家庭发展过程分为六个阶段，Berman E. M 和 Life M. I 以夫妻关系为主轴将家庭发展过程分为七个阶段，其中使用最多的是日本金川克子（1972）的家庭发展四阶段学说和 Duvall 的家庭发展八阶段学说（表 6-1）。四阶段学说对家庭发展阶段的任务进行概括性的总结，将家庭分为形成期（结婚、妻子妊娠）、扩张期（子女出生）、收缩期（子女独立）、衰弱期（退休、夫妻一方去世）。

表 6-1　Duvall 家庭发展各阶段的定义、任务及保健要点

发展阶段	定义	发展任务	保健要点
新婚家庭	男女结合建立家庭	1. 发展夫妇间的亲密关系 2. 适应新的人际关系 3. 分享价值观、承诺和忠诚 4. 适应各自的生活方式 5. 决定是否为人父母	1. 双方人际关系指导 2. 性生活协调 3. 计划生育指导 4. 心理适应及沟通
第1个孩子出生家庭	最大孩子小于30个月	1. 适应父母角色 2. 产妇的恢复 3. 婴幼儿的养育 4. 维持婚姻的稳定	1. 围生期保健指导 2. 婴幼儿营养指导 3. 预防接种指导 4. 哺乳期性指导 5. 有经济压力
有学龄前儿童家庭	最大孩子介于30个月至6岁	1. 防止儿童意外及传染病 2. 促进儿童身心健康发育 3. 维持满意的婚姻	1. 儿童意外事故的防范 2. 儿童传染病的预防 3. 监测和促进儿童生长发育 4. 培养良好习惯
有学龄期儿童家庭	最大孩子介于7岁至12岁	1. 帮助儿童适应学校生活 2. 防止意外事故发生 3. 维持稳定的婚姻	1. 使儿童适应上学，逐步社会化 2. 儿童安全教育 3. 家长能平衡孩子的培养和自身事业的关系
有青少年家庭	最大孩子介于13岁至18岁	1. 性教育 2. 亲子关系的和谐 3. 婚姻生活的责任	1. 青少年的教育与沟通 2. 青少年与异性交往 3. 性教育
有孩子创业家庭	最大孩子至最小孩子离家	1. 鼓励认同孩子的独立 2. 照顾高龄父母 3. 重新适应婚姻关系	1. 亲子沟通指导 2. 婚姻再适应指导 3. 高龄老年人的保健指导
空巢家庭	父母独处至退休	1. 做好退休的准备 2. 与新家庭成员相处 3. 应对更年期问题 4. 慢性病的防治	1. 更年期保健 2. 定期体检 3. 心理咨询
老年家庭	退休至死亡	1. 适应退休后的生活 2. 适应经济收入的变化 3. 维持配偶及个人功能 4. 面对配偶及亲朋的死亡	1. 生活方式的指导 2. 慢性病的防治 3. 自理能力及社会交往能力指导 4. 孤独心理辅导 5. 临终关怀

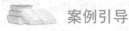 **案例引导**

一对青年男女结婚前听取了很多有关婚姻知识的讲座，然而婚后在家庭关系、新的亲戚关系、沟通等适应方面出现了较多的问题。两人在结婚不到半年的时间就要离婚。

问题：

1. 这种情况是否正常？

2. 类似的问题应该如何解决？

五、家庭与健康的关系

健康可分为四个层次：个体健康、家庭健康、群体健康和社会健康。家庭健康与个体和社会直接相关，是两者的纽带，是个体健康的体现，是社会健康的基础。在人的一生中，每时每刻都离不开家庭的照顾。因此，社区护理必须重视家庭与健康的关系。

1. 家庭遗传的影响 每个个体都是其父母基因型与环境相互作用的产物，某些疾病会受到家庭遗传因素或者母亲孕期因素的影响而产生。

2. 家庭对生长发育的影响 家庭是儿童生长发育的重要环境，是个体社会化的主要场所。大量的研究表明，儿童的身体、行为方面的疾病和家庭有着密切的联系。

3. 对疾病传播的影响 疾病在家庭中的传播多见于感染和神经官能症。研究表明，链球菌感染与急慢性家庭压力有关。

4. 对疾病和死亡的影响 许多疾病与家庭不良的生活方式有关。如吸烟、饮酒、不合理的饮食结构等，往往可引起癌症、高血压、心脏病等疾病的发病增多。

5. 家庭环境的影响 很多疾病发生前都伴有家庭生活压力事件。如成年人丧偶、离婚和独居时都会出现死亡率偏高现象。

6. 对康复的影响 家庭的支持对各种疾病治疗和康复有很大作用。如得到家庭成员的关心与照顾时，有助于个体疾病的恢复。

第二节 家庭访视

 案例引导

某退休夫妇有一独生女儿，现已33岁，正在读博士，至今没有恋爱对象。父母十分着急，但女儿对此事的态度却不热情，不愿意谈及此事，认为一直没有遇到可以谈恋爱的人，不希望家人干预。为此父母与女儿关系紧张，其父亲还因此血压增高。

问题：

1. 社区护士在为此家庭访视时应准备何种访视物品？

2. 社区护士应从哪些方面对访视对象的血压进行指导？

家庭访视简称"家访"，是指为维持和促进个人、家庭和社区的健康，在服务对象的家里进行的有目的的交往活动，是社区护士开展社区护理工作的重要方法。由于疾病谱的改变和人口结构老龄化，使得家庭在疾病的预防和护理中扮演着越来越重要的角色。社区护士通过访视管辖地区的家庭，可了解和发现该家庭的健康问题和潜在健康问题，熟悉该社区的新生儿、残疾人、传染性疾病患者、精神病患者、慢性病患者及体弱多病的老年人的家庭现状，采用科学的方法，针对社区居民的健康需求，利用现有的资源合理地制订家庭护理的支持计划，促进家庭健康发展。

一、家庭访视的目的

社区护士深入到家庭，通过直接访谈和观察，收集与家庭健康有关的真实资料，如住房条件、家庭成员间的相互关系以及家庭的经济状况等，并在综合分析后直接提供相应的护理服务。社区护士之所以能深入到访视家庭中，主要是因为大多数人愿意在家中接受照顾，在自己熟悉的环境中容易接纳信息，这也有利于社区护士指导家庭成员共同参与家庭护理照顾。因此，家庭访视是家庭健康护理的重要方法，是社区护理工作的重要组成部分。家庭访视的具体目的有以下几方面。

1. 早期发现家庭健康问题　通过家庭访视，了解家庭及家庭成员的健康状况，收集家庭生活环境中关于个人、家庭健康的相关资料，以便早期发现家庭健康问题。

2. 明确家庭健康相关因素　了解家庭支持系统的状况，提供切实可行的家庭援助计划。

3. 提供诊断依据　广泛收集社区健康问题的信息，为判断家庭健康问题提供依据。

4. 寻求在家庭内解决问题的方法　收集家庭成员间的关系、家庭环境及经济状况等资料，针对家庭的特点，进行有针对性的护理支持。

5. 提供护理服务　通过家庭访视，为在家居住的患者或残疾人提供直接、有效的措施。

6. 促进家庭功能完整　调动护理对象和家庭成员积极参与护理活动，提高家庭成员的自我健康管理能力，促进家庭健康发展，协助家庭充分发挥功能。

7. 获得真实的资料　由于深入到访视对象的家庭中，社区护士可以与访视对象进行充分的交谈，消除其紧张情绪，从而获得真实资料。

二、家庭访视的意义和原则

(一) 家庭访视的意义

1. 通过家庭访视，可以了解社区居民健康状况。
2. 评估家庭功能、结构，家庭成员的健康状况，以及家庭环境，发现健康问题。
3. 能发掘和利用家庭资源服务于个体健康。
4. 实施有针对性的预防保健工作与健康教育。

　　从原则上讲，家庭访视的对象是社区所有的家庭，但是由于我国家庭和人口较多，目前家庭访视的对象主要是以弱势群体为主，主要包括：①健康问题多发家庭；②有慢性病患者且缺少支持系统的家庭；③具有遗传性危险因素或有残疾者的家庭；④家庭功能不完善的家庭；⑤不完整的家庭；⑥特困家庭。

（二）家庭访视的原则

1. 保密原则　社区护士应对被访家庭的相关资料进行保密，这是职业道德的基本要求。

2. 规范服务原则　社区护士应按社区护理职责和要求提供健康服务，职责以外的内容不应提供给服务对象，特别不能做有害于服务对象的事情，如向患者推销药品等。

3. 协同原则　社区护士应与家庭共同制订护理计划并付诸实施。

4. 资源共享原则　社区护理与医院护理的区别之一是可利用资源的供应渠道、供应条件、供应机会等不同，社区护士应充分利用和开发家庭和社区资源。

5. 安全原则　消除家庭环境中不安全的或致病的因素，确保家庭环境的健康。另外，社区护士在访视时还应确保家庭成员及自身的安全。

6. 三级预防原则　按照疾病发展的自然史以三级预防为原则进行疾病控制。

三、家庭访视的种类与程序

（一）家庭访视的种类

　　根据访视目的不同，家庭访视可以分为评估性家访、连续照顾性家访、急诊性家访和预防保健性家访四种类型。

1. 评估性家访　对服务对象的家庭进行评估，常用于访视有家庭危机或心理问题的患者及年老体弱者、残疾人的家庭环境。

2. 连续照顾性家访　为患者提供连续性的照顾，主要用于慢性病患者、康复期患者以及临终患者。

3. 急诊性家访　对患者出现的紧急情况或者临时问题进行处理。

4. 预防保健性家访　主要是预防疾病和促进健康，一般用于妇幼保健性家访和计划免疫工作。

（二）家庭访视的程序

1. 访视前的准备　访视前的准备工作非常重要，它是关系到访视成功与否的重要环节。准备工作主要包括选择访视对象、明确访视的目的和目标、准备访视用品和安排访视路线。

(1) 选择访视对象 社区护士进行家庭访视的数量较多时，应在有限的时间、人力、物力的情况下，有目的、有计划、有重点地安排家庭访视的优先顺序。基本原则是首选影响家庭人员多的、整体功能破坏性较大的家庭，其次访视那些易产生后遗症和不能充分利用卫生资源的家庭。上述顺序也可根据具体情况调整，如根据访视家庭的时间调整。

(2) 明确访视的目的和目标 ①在访视前，社区护士应了解所访视家庭的环境，熟悉访视家庭所需要的帮助和解决的问题，并制订出初步的支持计划。此问题主要来自患者的出院介绍、家属到社区进行某些健康咨询时提出的问题、社区家庭档案记录等。②对家庭进行连续性健康护理时，通过实地考察，依据前次评价的结果，进一步收集资料，制订访视计划或对计划进行调整。

(3) 准备访视用品 社区护士要在访视前对访视物品进行准备和核对。访视物品应根据访视目的进行准备，如对育婴家庭和肢体障碍患者家庭访视，则访视物品的准备有所不同。访视物品分两类：①访视前准备的必备物品和根据访视目的增设的访视物品。访视的必备物品包括体温计、血压计、听诊器、手电筒、软尺、剪刀、止血钳、消毒液、棉签、纱布、消毒手套、塑料围裙、口罩、帽子、工作衣、地图、家庭护理手册、各种规格的注射器、针头、滴管、常用药品等。同时根据访视目的增设物品，如对新生儿访视时，社区护士要增加秤、布包以便测量体重，携带相关母乳喂养和预防接种的资料等。②可利用的家庭物品，如体温表或训练开发婴儿智力用的各种玩具等。

(4) 安排访视路线 社区护士可根据具体情况安排一天内的家庭访视路线图，确认地址，并准备简单的地图，通过电话提前确认访视日期和时间。在此要注意的是，在社区卫生服务中心留下访视家庭的名称和访视时间安排，以便有特殊情况时可与社区服务中心相联系。

2. 访视中的工作 访视分为初次访视和连续性访视。初次访视是比较困难的，因为护士进入的是一个陌生的环境，主要目的是建立信赖关系。首先对家庭成员进行个别评估，对家庭进行健康评估，制订护理计划，并进行适当的护理和指导，最后预约下次访视的时间，交代下次访视的内容。访视时应注意：①社区护士对因生病、出院或分娩急需支持的家庭应立即安排访视，因为在这段时间访视对象期待支持和指导的需求很高，从医性高；如错过时机，在家庭已形成自己的应对方式后才进行指导，则效果较差。②初次访视是以后访视的重要基础，一定要注意与访视对象建立良好的信赖关系。③虽然访视对象和访视目的有所不同，但社区护士在家庭中会收集到许多健康相关资料，在发现问题后应给予直接的护理和指导。连续性访视是社区护士对上次访视计划进行评价和修订后，不断地收集新资料，并按新资料进行护理和指导，为以后的访视提供依据。

访视中进行的具体工作有以下方面。

(1) 确定关系 目标的达成依赖家庭成员的配合，与访视对象建立信任、友好、合作的关系会直接影响资料的真实性。事实上，建立关系是在整个访视过程中。①自我介绍：初次访视时，社区护士要向访视对象介绍本人姓名和所属单位名称，并确认访视对象住址和姓名，通过简短的社交过程使访视对象放松。②尊重访视对象，提供相关信息：向访视对象解释访视目的、访视必要性、能够提供的服务及大概访视时间，在访视对象愿意接受的情况下提供服务和收集资料，必要时可签订家庭访视协议。③建立家庭访视协议：为调动服务对象参与健康服务，同时约束护患双方，可制订相应的访视协议。该协议必须符合社区管理的要求。

（2）评估、计划和实施 ①评估：包括初步的个人评估、家庭评估、环境评估等，可以及时发现现存的健康问题或自上次访视后的变化情况。②计划：根据评估结果与访视对象共同制订或调整护理计划。③实施护理干预：进行健康教育或直接护理。在操作时严格执行无菌技术操作原则和消毒隔离制度，防止交叉感染；操作后应及时处理污染物，避免污染，有医疗垃圾时必须带回集中处理。④时间：不同访视目的决定了实际的访视时间长短。一般情况下，如访视时间少于 20 分钟时可与其他访视合并（提供重要物品或信息的访视及应家庭要求的访视除外）；如访视时间超过 1 小时，最好将此次访视分为两次进行，以免时间过长影响访视对象的个人安排，导致下次访视难以进行。

（3）简要记录访视情况 在访视时，要对收集到的主客观资料以及进行的护理措施和指导的主要内容进行记录。记录时注意只记录重点内容，不要为了记录而忽略了与访视对象的谈话。

（4）结束访视 与访视对象一起回顾小结，在需要和同意的基础上共同决定是否需要下次访视。如果需要，则商量下次访视前患者和家属应做哪些准备，并预约下次访视时间和内容。同时告知如有变化该如何联系社区护士，给家庭留下访视者的信息，如联系电话、工作单位地址等。

3. 访视后的工作

（1）消毒及物品的补充 访视后要洗手、漱口，把所使用的物品进行消毒，并立即补充物品。

（2）记录和总结 做好访视的相关记录，写访视报告，分析护理措施的效果和护理目标达成的情况，提出解决问题的策略，并总结访视的成败和经验。

（3）修改护理计划 根据收集的家庭健康资料和新出现的问题，修改并完善护理计划，对已解决的健康问题应及时终止。

（4）协调合作 与同行交流访视对象的情况，商讨解决办法，如个案讨论、汇报等。如现有资源不能满足访视对象的需求，而且该问题不在社区护士职权范围内，应与其他服务机构、医生等联系，对访视对象做出转诊或其他安排。

四、家庭访视的注意事项

1. 着装 要穿社区护士的职业服装，整洁、便于识别。

2. 态度 要求合乎礼节，大方而且稳重，能表示出对访视家庭的关心和尊重。

3. 预约 原则上访视需要与家庭事先预约，在访视前，再次核对访视时间。如果预测可能因为预约引起家庭有所准备而掩盖想要了解的真实情况，则可进行临时性突击访视。

4. 认真倾听　为更好地收集主观资料，要仔细认真地倾听患者和家属的主诉。

5. 记录　在访视时，要对收集到的主观及客观资料的内容当场进行记录。记录时注意只记录重点内容，不要为了记录忽略了访视对象的谈话。为了保持护理的连续性并方便其他人员的综合服务，应把进行护理支持和指导的内容记录在家庭记录本中。

6. 安全　要注意整个访视过程中的安全。社区卫生服务中心应建立安全管理制度，访视时护士应按规定进行工作。

7. 廉洁　不接受礼金和费用。

第三节　家庭健康护理

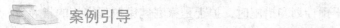
案例引导

　　某一家庭的护理对象王琴，女，76 岁，老年痴呆；老伴赵军，60 岁时因肝硬化去世。他们 1955 年结婚，生有一女一子，女儿结婚，王琴现与儿子赵强居住。赵强 53 岁，部门经理，肥胖，糖尿病；其妻子吴丽，51 岁，教师，风湿性关节炎，冠心病。二人 1987 年结婚，婚生一子，赵亮，22 岁，肥胖。吴丽父亲 72 岁，肥胖，高血压；其母亲，65 岁时因脑出血去世；有一弟弟。

　　问题：请绘制出该家庭的家庭结构图。

社区护理的服务理念是"以健康为中心，家庭为单位，社区为范围，需求为导向，特殊人群为重点"，这就决定了家庭健康护理是社区护理的重要组成部分。因此，社区护士掌握家庭健康护理内容是社区健康促进和预防保健活动的重要方面。

一、家庭健康护理的概念

家庭健康护理是以家庭为服务对象，以家庭护理理论为指导，以护理程序为工作方法，护士与家庭共同参与，确保家庭健康的一系列护理活动。主要目的是为维持和提高家庭的健康水平及自我保健功能，常常通过家庭访视和居家护理实现。每个家庭都有健康成长的潜能，有能力为自己作出健康决定。家庭护士可以通过对家庭健康状况、健康潜能和健康资源进行评估，采取相应的指导措施，以促进和保护家庭健康。

二、家庭健康护理的特点

家庭健康护理的特点是以家庭作为一个护理单位，按照护理程序的工作方法，采用个案管理的方式为病人在其居住环境中提供护理服务。具体的家庭健康护理特点包括以下方面。

1. 地点　家庭健康护理实践的地点可以设置在不同场所，如在家里、社区卫生服务中心的办公室或家庭认为合适的地方，为个体、家庭、群体提供健康保护和健康促进活动。

2. 目的 家庭健康护理的主要目的是帮助家庭获得高水平的健康，预防家庭成员生病，以及维持家庭正常的功能，促进和保护家庭整体健康。

3. 对象 家庭健康护理实践的重点是家庭中的个体、家庭单位和家庭群体。护士既可为有护理要求的家庭成员个体提供服务，也可为家庭单位提供护理促进活动。

4. 服务 社区护理的工作之一是要帮助家庭适应各种急慢性疾病、流行性传染病及各种原因引起的家庭结构和功能的改变。

5. 实践过程 家庭健康护理实践的过程是独立的、无偿的健康服务，也是专业性的健康保健。

6. 内容 家庭健康护理涉及的内容广泛，不仅包括个人评估，还包括对整个家庭的结构和功能、发展任务、健康行为方式、健康状态、心理社会变化、家庭优势等进行评估。

7. 制订计划 在制订家庭干预计划和措施时，护士是家庭健康护理实施的指导者，帮助家庭参与护理计划和决策过程。

8. 全面的连续性家庭护理服务 根据患者的病情需要及个体需求，社区卫生服务中心可满足个体全面的连续性家庭护理服务。

9. 合作 在家庭护理中社区护士应与其他工作人员或团队保持联系，满足家庭健康的需求。

三、家庭健康护理的内容与程序

（一）家庭健康护理的内容

多层次的护理服务决定了家庭健康护理服务内容比较广泛，其核心内容主要涉及以下几方面。

1. 与家庭成员建立良好的人际关系 建立良好的人际关系是家庭护理得以实施的基础。社区护士应有同情心和尊重家庭的想法与行为，以亲切和善的专业人员形象进行家庭护理，使家庭产生信任感。

2. 为家庭提供有关疾病的医疗护理协助 社区护士不仅要协助家庭发现健康问题，还应指导家庭尽早掌握家庭护理的有关知识和技能，促进家庭整体健康。

3. 帮助家庭成员满足心理和社会适应 从家庭的发展周期可知，家庭不断面临新的发展任务，因此，社区护士必须认识各发展阶段家庭及其成员的心理和社会需求，帮助家庭成员适应各期发展。

4. 协助家庭获得或改善健康的生活环境 生活环境是一种可控制性因素，直接影响家庭健康，因此，社区护士通过评估、认识家庭健康问题，充分利用家庭现有条件，督促和改善家庭环境与生活方式。

5. 协助家庭参与社会或社区活动 社区护士应鼓励家庭人员参加社区的各种健康活动，如老年人健康检查、糖尿病的筛查、高血压的防治活动等。

6. 协助家庭运用资源　社区护士应帮助家庭认识内外部资源和社会资源，如家庭的优势、支持性团体、社会福利机构等，充分利用这些资源为家庭的健康服务。

（二）家庭健康护理程序

家庭健康护理程序是运用解决问题理论对出现健康问题的家庭进行护理的一种方法，包括家庭健康护理评估、家庭健康护理诊断、家庭健康护理计划、家庭健康护理实施及家庭健康护理评价。当家庭健康出现问题时，社区护士可通过家庭健康评估判断家庭健康问题，寻找家庭健康护理诊断和需要护士援助的内容，并根据护理诊断制订相应的家庭护理援助计划，进行实施和评价，通过评价判断家庭健康问题是否得到解决，进而判断家庭护理计划是修改还是终止。

> **知识拓展**
>
> 　　家庭护理专家根据家庭健康的特点和护理要求，提出了许多家庭护理评估模式，目前被使用最多的是 Galgary 家庭评估模式（CFAM）和 Friedman 家庭评估模式（FFAM）。CFAM 评估的主要内容包括：家庭结构、家庭发展和家庭功能。FFAM 评估的主要内容包括：家庭一般资料、家庭的发展阶段和家庭历史、家庭环境、家庭结构、家庭功能、家庭的压力适应与应对模式。

1. 家庭健康护理评估　是为确定家庭存在的健康问题而收集主观和客观资料的过程，是家庭健康护理活动的第一步。

（1）家庭健康评估的目的　①强化家庭的正性健康行为；②提高家庭成员对家庭结构、功能、发展阶段等方面的认识，明确其对家庭成员健康的影响；③向家庭提供预防保健的知识；④确定家庭的健康需要和问题；⑤提高家庭成员的健康意识。

（2）家庭健康评估的方法　①家庭访视：是获取家庭健康资料的主要方法。访视时护士可通过观察、问卷调查、访谈等来了解家庭健康状况和影响健康的因素。②查阅社区相关文件：可通过家庭健康档案来获得资料。③访谈社区的相关人员：可从侧面了解家庭的情况。

（3）家庭健康评估的内容　包括家庭一般资料、类型、发展阶段、结构、功能及资源等。①家庭健康评估的一般内容：详见表6-2。②家庭结构图与社会关系图：家庭结构图是提供整个家庭的构成及结构、健康问题、家庭人口学信息、家庭生活事件、社会问题和信息的图示。通过家庭关系常用符号（图6-1）可以一目了然地了解家庭的疾病史及家庭成员间的相互关系，社区护士可以根据家庭结构图了解家庭的状况（图6-2、图6-3），对家庭进行评估，识别及判断家庭中的高危因素和高危人员，对患者进行管理。同时，社会支持度图（图6-4）体现了以护理对象为中心的家庭内外的相互作用，社区护士通过社会支持的程度可以了解和判断家庭目前的社会关系以及可利用的社会资源。

（4）建立家庭健康档案　家庭健康档案是居民健康档案的重要组成部分，记录了居民健康有关的家庭健康因素，包括家庭的基本资料、家系图、家庭类型、家庭生活周期及健康指导计划、家庭主要问题描述和家庭成员的基本情况等（表6－3、表6－4、表6－5）。

（5）家庭健康评估的注意事项　①从家庭成员中获得有价值的资料，不仅包括家庭中患病成员的资料，还包括家庭其他成员的资料。②正确地分析资料，作出判断。首先应认识家庭的多样性，避免自身的主观判断；其次，由于家庭成员的状况是不断变化的，所以，要注意不断收集新资料，及时修改计划。③充分利用其他医务工作者收集的资料，如病历记录或社区居民的健康档案等。

表6－2　家庭健康评估内容

评估项目	具体内容
家庭一般资料	1. 家庭地址、电话
	2. 家庭成员基本资料（姓名、性别、年龄、家庭角色、职业、文化程度、婚姻状况、宗教信仰等）
	3. 家庭成员健康状况
	4. 家庭健康管理状况
	5. 家庭成员生活习惯和时间（饮食、睡眠、家务、育婴、休闲等）
	6. 家庭经济（主要收入来源、医疗保险等）
	7. 住宅环境（面积、交通便利情况等）
	8. 社区环境（邻居交往、社会保障设施等）
家庭中患病成员的状况	1. 疾病的种类和日常生活受影响的程度
	2. 对预后状况的推测
	3. 日常生活能力
	4. 家庭角色履行情况
	5. 疾病带来的经济负担
家庭发展阶段和目前的发展任务	1. 家庭目前的发展阶段
	2. 家庭目前的发展任务
	3. 家庭履行发展任务的情况
家庭结构	1. 家庭成员之间的关系（病人与家庭成员间的关系，其他家庭成员之间的关系）
	2. 沟通交流情况（思想、语言、情感交流）
	3. 原有角色和变化后角色（家庭的分工、角色变化情况）
	4. 家庭权利（传统权威型、分享权威型、情况权威型、情感权威型）
	5. 家庭与社会的交流（收集、利用社会资源的能力）
	6. 价值观与信仰
家庭功能	1. 家庭成员间的情感
	2. 培养子女社会化情况
	3. 家庭自我保健行动
家庭与社会的关系	1. 家庭与亲属、社区及社会的关系
	2. 家庭对社会资源的利用情况

续表

评估项目	具体内容
家庭应对和处理问题的能力与方法	1. 家庭成员对健康、疾病的认识 2. 家庭成员情绪变化（不安、动摇、压力反应） 3. 家庭战胜疾病的决心 4. 家庭应对健康问题的方式（接受、逃避、有效利用社会资源） 5. 生活调整（饮食、睡眠） 6. 对家庭成员健康状况的影响（疲劳、失眠） 7. 对家庭的经济影响

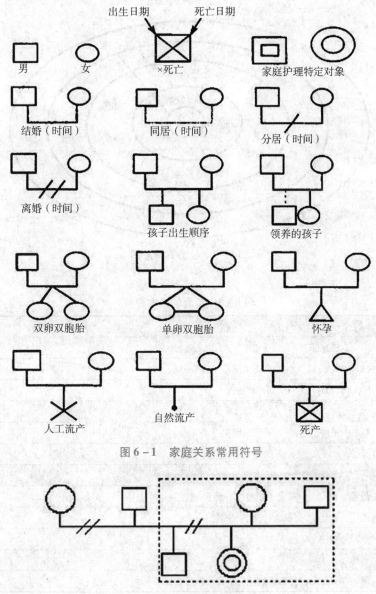

图 6 – 1　家庭关系常用符号

图 6 – 2　家庭结构图

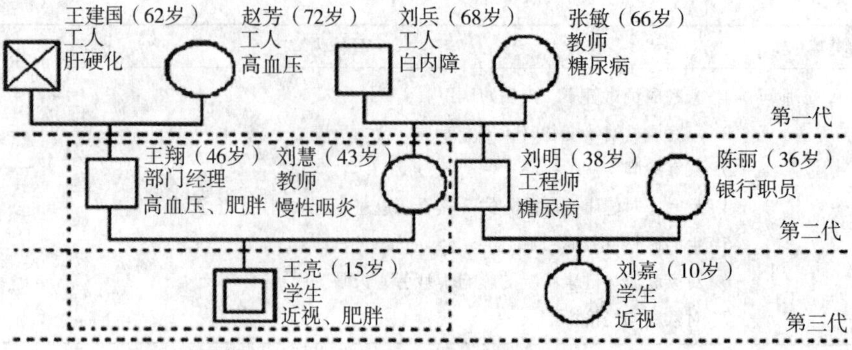

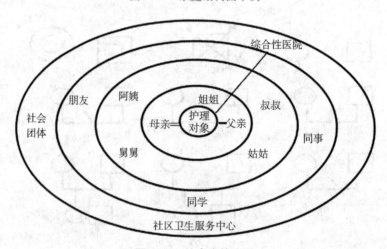

图 6-3 家庭结构图举例

图 6-4 社会支持度图

表 6-3 家庭的基本资料

一、家庭位置			
集居□	孤居□	离医疗点	m
离公路	m	离派出所	m
离学校	m	离商店	m
二、住房情况			
楼房□	平房□	住房面积	m²
人均面积	m²	个人的隐私空间：有□ 无□	
三、居住环境			
通风：好□ 一般□ 差□	采光：好□ 一般□ 差□		
湿度：好□ 一般□ 差□	保暖：好□ 一般□ 差□		
卫生：好□ 一般□ 差□			
四、厨房及卫生设施			
厨房：独用□ 混用□	排烟：好□ 不好□		

续表

四、厨房及卫生设施		
卫生：好□　一般□　差□　　生熟食品：分□　不分□		
燃料：煤气□　液化气□　天然气□　其他□		
饮用水：自来水□　井水□　河水□　其他□		
五、家用设施		
家用电器：		
六、经济状况		
经济来源：年总收入　　　　　元　　　　年人均收入　　　　　元		
总支出　　　　元		

表 6-4　家庭成员基本情况表

编号	姓名	性别	出生年月	与户主关系	职业	文化	婚姻	患病情况

表 6-5　家庭生活周期及健康指导计划

阶段	时间	主要家庭问题	健康指导计划
新婚家庭			
第1个孩子出生家庭			
有学龄前儿童家庭			
有学龄期儿童家庭			
有青少年家庭			
有孩子创业家庭			
空巢家庭			
老年家庭			

2. **家庭健康护理诊断**　根据评估收集的资料，对家庭存在的健康问题进行判断，确定需要援助项目的过程，称为家庭健康诊断。家庭健康诊断应该全面，既考虑个体成员的诊断，又考虑家庭系统的诊断。

（1）家庭健康护理诊断的步骤　①确定家庭健康问题。从患病的家庭成员给家庭带来的变化或家庭在发展阶段未完成发展任务的情况来判断家庭存在的健康问题。②判断需要护理及援助的项目。护士从家庭应对和处理健康问题的角度来判断所需援助的程度，确定是需要社区护士提供紧急援助，还是维持现状继续观察。③分析健康问题间的关系，构建家庭整体护理援助。家庭健康问题并不是孤立出现的，要注意从家庭整体分析各种问题之间存在的联系和相互影响，在此基础上掌握家庭整体的护理需求，进行整体护理援助。

（2）常用的家庭健康护理诊断 家庭护理诊断可分为三类：家庭问题、家庭需要和家庭潜能。可运用北美护理诊断协会（NANDA）的诊断系统（表6-6），但此系统不够全面，社区护士应考虑到家庭单位的需求和功能，在书写时描述更准确。

表6-6 适用于家庭健康诊断的 NANDA 护理诊断

诊断分类	护理诊断
健康感受与健康处理型态	健康维护能力改变
	健康寻求行为（特定的）
认知与感受型态	知识缺乏（特定的）
	抉择冲突（特定的）
活动与运动型态	持家能力障碍
角色与关系型态	预感性悲哀
	角色冲突
	角色扮演改变
	社交隔离
	家庭运作过程改变
	家庭作用改变
	潜在性家庭作用改变
应对与压力耐受型态	家庭应对能力失调：有成长的潜能
	家庭应对能力失调：妥协性

3. 家庭健康护理计划 根据护理诊断，结合家庭现实情况，充分发挥家庭资源优势，制订解决家庭健康问题的方案的过程，内容包括建立假设，确定援助目标，制订具体护理措施，建立评价标准和评价方法。

（1）制订家庭护理计划的原则 ①互动性：在家庭健康护理中护士的功能是为家庭提供信息、指导和协助家庭完成计划，应让每个家庭成员都参与自己的健康照顾活动。②可行性：考虑到影响家庭的因素是多方面的，有很多问题无法通过护理干预解决，所以在制订护理计划时应考虑家庭的具体情况。③特殊性：不同家庭的健康问题是不同的，每个家庭选择护理支持的方法也不尽相同，需要采用有针对性的护理干预计划。④意愿性：在制订家庭护理计划时，应考虑家庭成员的价值观和意愿。⑤合作性：社区护士应与其他医务人员和卫生服务机构充分合作，有效利用资源，维护家庭健康。

（2）制订家庭护理计划的步骤 ①建立假设：根据家庭护理诊断和援助需求的程度，建立相应的假设。②确定援助目标：援助目标可分为长期目标和短期目标。长期目标是护士和家庭希望达到的最终目标；短期目标是为实现长期目标而设定的在几天、几周或几个月内达到的目标。目标制订时应考虑到可行性和家庭成员的意愿优先等原则。③制订具体计划：制订切实可行的家庭护理计划，应遵循上述家庭护理计划原则，从优先度高的短期目标开始制订援助计划。计划的内容应包括：何时、对谁、做什么、如何做、结果怎样。

4. 家庭健康护理实施　是将家庭护理计划付诸行动的过程。家庭健康护理实施的主要责任者是家庭成员，护士为家庭提供指导和信息，必要时给予帮助。此阶段护士的主要任务有：

（1）增强家庭成员应对健康问题的能力，帮助掌握疾病相关的护理知识和技能。

（2）对缺乏自我照顾能力的家庭提供直接照顾和护理。

（3）帮助家庭建立有效的家庭交流方式和应对技巧。

（4）给予心理支持，促进家庭成员间的相互理解，为家庭成员提供情感支持。

（5）促进家庭与社会的关系，调整社会资源，促使家庭整体健康。

5. 家庭健康护理评价　是家庭护理计划实施成功的关键，贯穿于家庭护理活动的全过程中。主要目的是修改护理计划，客观地判断计划及制订的目标和措施是否恰当，是否切实可行。评价包括过程评价和结果评价。

（1）过程评价　又称阶段性评价，是对家庭健康护理的评估、诊断、计划、实施等各阶段分别进行评价，根据评价结果随时修改各阶段的计划和内容，保证家庭功能的正常发挥。评价内容主要包括：①评估阶段：收集的资料是否完整，是否有利于确定家庭健康问题。②诊断阶段：护理诊断是否围绕家庭主要的健康问题而提出，家庭成员对护理诊断的反应。③计划阶段：家庭护理计划的制订是否充分利用家庭资源，家庭成员对护理计划是否满意。④实施阶段：计划执行是否顺利，有无障碍，如有障碍，导致障碍的原因有哪些。

（2）结果评价　又称总结性评价，是依据所制订的目标对实施的结果进行客观公正的评价，并决定是修改计划或补充计划，还是终止家庭援助。评价内容主要包括：①对家庭成员援助的评价。②在促进家庭成员相互作用方面的评价。③在促进家庭与社会关系方面的评价，如家庭对相应社会资源的有效利用程度。

评价虽然是家庭健康护理程序的最后一个步骤，但并不意味着它就是护理过程的终止，在许多情况下，它又是一个新的开端。评价可能的结果有三种：①终止计划：家庭原有的需求或问题得到部分或全部解决，不再需要护理干预。②继续执行：若通过评价发现所制订和实施的计划是有效的，则需要继续执行。③修改计划：为使家庭护理计划更符合家庭实际需要，根据评价结果可对护理计划进行修改，直到问题得到全部解决。

四、家庭健康护理的安全保障

1. 安全知识培训　安全知识培训的目的是预测突发性事件，提高识别和应对能力，保护自身安全。

2. 着装　护士在家庭护理时着装得体，应符合专业人员的身份和工作要求，不佩戴贵重首饰等，避免发生意外。

3. 做好备案　在进行家庭健康护理前应与家庭进行电话联系，明确家庭健康护理的时间和人员，需要时使家庭有所准备。同时，清晰记录护理家庭姓名、地址、电话、来去的起止时间以及使用的交通工具等，随身带身份证、工作证及通讯设备或零钱，以便紧急情况时联系或寻求帮助。

4. 评估家庭环境 家庭护理前应评估家庭环境，如存在安全问题，护士可以拒绝前往或要求他人陪同，必要时及时与上级主管部门联系，以便寻求帮助或找到更好的解决办法。

5. 遵守操作规程 在操作时严格遵守操作规程，预防感染的发生。如正确执行无菌操作，严格执行消毒隔离制度等。

同步练习

1. 核心家庭的特点错误的是（ ）

    A. 人数少   B. 关系单纯   C. 家庭关系亲密

    D. 结构简单   E. 出现家庭危机时易于解决处理

2. 家庭的功能不包括（ ）

    A. 情感依赖   B. 社会化   C. 生育

    D. 经济   E. 法律

3. 主要用于妇幼保健性家访与计划免疫的家访是（ ）

    A. 预防性家访   B. 评估性家访   C. 连续照顾性家访

    D. 急诊性家访   E. 咨询性家访

4. 家庭访视的准备内容不包括（ ）

    A. 确立访视对象   B. 家系图   C. 确定访视目的

    D. 安排访视路线   E. 疾病预防

5. 下列不属于家庭健康护理服务对象的是（ ）

    A. 长期慢性病患者   B. 生活不能自理者   C. 需要进行基础护理者

    D. 急性病患者   E. 需要家庭生活照料者

第七章　社区妇女保健

 知识要点

　　儿童优生、母亲安全是社会发展和文明的标志。妇女保健工作是我国人民卫生事业的一个重要组成部分，一直受到政府及各级医疗卫生部门的重视。本章主要介绍社区妇女保健的含义、任务和妇女各期的保健指导。重点是妇女各期的特点以及保健，难点是妇女各期的保健指导。

　　社区妇女保健工作是社区卫生服务的重要组成部分。妇女的健康不仅反映妇女本身的健康问题，还反映一个国家政治、经济、文化的整体水平。50 年来，我国妇女保健事业有很大发展，但在全国范围内，妇女保健和妇女身心健康方面还存在很多问题，有待进一步努力。

第一节　社区妇女保健概述

一、社区妇女保健的含义

　　妇女保健的目的在于通过积极的普查、预防保健及监护和治疗措施，开展以维护生殖健康为核心的贯穿妇女青春期、围婚期、孕期、产褥期及围绝经期的各项保健工作，降低孕产妇及围生儿死亡率，减少患病率和伤残率，控制某些疾病的发生，性传播疾病的传播，从而促进妇女身心健康。社区妇女保健是以维护、促进妇女的身心健康为目的，针对不同时期生理、心理特点，以预防为主，以保健为中心，以基层为重点，以社区妇女为对象，开展以生殖健康为核心的保健工作。

二、社区妇女保健的基本任务

　　社区妇女保健工作要求社区护士运用多学科知识和技术，保护和促进妇女的健康。在现阶段，社区妇女保健工作的基本任务有：

　　1. 做好妇女各期的保健工作，包括妇女青春期、围婚期、孕期、产褥期及围绝经期。

　　2. 实行孕产妇系统管理，提高围生期保健质量。

3. 加强计划生育指导。包括：做好计划生育技术咨询；普及节育科学技术及避孕技术指导；加强节育手术质量管理；做好计划生育技术的调查研究。

4. 进行常见妇女疾病及恶性肿瘤的普查、普治，调查分析发病原因，制订预防保健措施，降低发病率，提高治愈率。

5. 贯彻落实妇女劳动保障制度，保证妇女在经期、孕期及哺乳期可享受的权利。

知识拓展

哺乳期女职工可享受的劳动保护有：产假90天，难产增加15天；多胎生育的，每多生一个婴儿，增加产假15天。对于哺乳期的女职工，不得延长劳动时间，一般不安排夜班。有不满1周岁婴儿的女职工，其所在单位应当在每班劳动时间内给予其两次哺乳（含人工喂养）时间，每次30分钟。两次哺乳时间可以合并使用。哺乳时间和在本单位内哺乳往返途中的时间，算作劳动时间。

第二节 妇女各期保健

妇女各期的保健工作包括青春期保健指导、围婚期保健指导、孕期保健指导、产褥期保健指导及围绝经期保健指导。

一、青春期保健指导

（一）青春期常见的健康问题

女性青春期是指从月经初潮至生殖器官功能逐渐发育成熟的阶段，一般为 10 ~ 19 岁。青春期生理发育迅速，心理发育由儿童时期的单纯转向复杂，表现为自我意识、性意识和独立性增强，但社会认知能力不够成熟，自我控制力不强，情绪不稳定，易冲动。因此，处于青春期的女性容易出现下列健康问题：不良嗜好和行为、月经异常、意外伤害、青春期妊娠和少女妈妈。

（二）青春期卫生保健

1. **进行青春期性教育** 包括性生理教育、性心理教育、性道德教育、性美学教育四个方面。教育的内容根据不同年龄阶段选择，其目的是解除对性的神秘感和对月经来潮的恐惧，有分寸地结交异性朋友，抵制不健康的性信息，正确认识性问题，遵守道德规范和行为准则。

2. **促进健康心理的成熟和自我保健行为的建立** 加强心理疏导，引导她们主动参与促进其健康和发展的活动，培养其自尊、自爱、自强、自信的优良品质；培养良好的个人生活习惯，合理安排学习、生活、运动和休息时间，做到劳逸结合；养成良好的卫生习惯；树立安全意识，防范意外伤害发生；拒绝不良行为。

3. 饮食营养指导 青春期新陈代谢旺盛，所需热能较一般成人高 25% ~ 50%。因此，要普及营养知识，进行营养指导，促进其养成良好的饮食习惯。

4. 定期检查，预防常见病 定期进行健康检查，尽早发现生长发育中出现的问题。

二、围婚期保健指导

围婚期是指从确定婚姻对象到婚后受孕为止的一段时间，包括婚前、新婚、受孕前三个阶段。围婚期保健包括婚前医学检查、婚前卫生咨询及围婚期健康教育。

（一）婚前医学检查

婚前医学检查是对准备结婚的男女双方，对可能患有的影响结婚和生育的疾病进行的医学检查。其目的是及早发现疾病并及时治疗。通过检查发现异常者应进行会诊或遗传咨询，对不宜生育者更要谨慎，要争取家长和单位共同劝阻。婚前检查是一项政策性、技术性很强的工作。社区医护人员应认真填写婚前检查记录，妥善保管，做好登记，同时帮助男女青年了解性生活的有关知识。

（二）婚前卫生咨询

婚前卫生咨询是指向接受婚前检查的当事人出具《婚前医学检查证明》，并提出"适宜结婚""不宜结婚""暂缓结婚"及"不宜生育"等相应医学意见以及其他预防、治疗措施。医护人员针对医学检查中所发现的异常情况及受检对象提出的具体问题进行认真解答、交换意见、提供信息，帮助其在知情的基础上作出适宜的选择。

1. 不宜结婚 直系血亲或三代旁系血亲之间不能通婚。

2. 暂缓结婚 性病、麻风病未治愈前；精神病在发作期间或尚未稳定两年以上者；各种需做传染病报告的法定传染病在规定的隔离期间内。

3. 不宜生育 男女任何一方患有某种严重的常染色体显性遗传病、严重的遗传性致盲性眼病；男女双方均患有相同、严重的常染色体隐性遗传病；男女任何一方患有严重的多基因遗传病（包括先天性心脏病、精神分裂症、躁狂抑郁性精神病）并属高发家系者。

（三）围婚期健康教育

1. 配偶的选择 婚姻不仅是两性的结合，而且会孕育出新的生命。优生始于择偶，择偶不仅要有感情和性爱的基础，而且要有科学的态度和理智的思考，要考虑遗传因素（近亲不相恋）、健康因素及其他因素（如年龄等）对下一代的影响。

2. 合理安排妊娠期 选择合适的时间，新婚期间不宜怀孕；选择合适的生育年龄，一般来说，女性在 25 ~ 29 岁生育是比较合适的；避免环境因素的影响，工作环境中长期接触对胎儿有害的物质，如放射线、铅等，应与这些有害物质隔离 3 ~ 6 个月后再怀孕。

知识拓展

最佳受孕季节：春末或秋初。

春末，3~4月份怀孕，正是春暖花开的季节，此时气候温和适宜，孕妇的饮食起居易于调适，日照充足，可促进母体对钙、磷的吸收，有利于胎儿骨骼的生长和发育。

秋初，9~10月份受孕也较为合适。由于9~10月份正值秋高气爽，气候温暖舒适，睡眠食欲不受影响，又是水果问世的黄金季节，对孕妇营养补充和胎儿大脑发育十分有利。孕妇的预产期又是春末夏初，气候温和，有利于产妇身体康复，并可促进乳汁的分泌，孩子衣着逐渐减少，护理较为方便。

3. 计划生育指导

（1）避孕套避孕　近期内准备怀孕的夫妇，可选择避孕套避孕。因为采用此方法者，停止避孕措施后即可怀孕，不会影响胎儿健康。

（2）药物避孕　因工作、学习等原因近期不准备怀孕的，可选用药物避孕。但需注意有无禁忌证存在，应该在计划生育工作人员的指导下服用。当计划妊娠时，如应用短效避孕药者，为避免药物影响，以停药6个月后再怀孕为妥；如应用长效避孕药者，则停用时应再服用短效避孕药3个月作为过渡期。

（3）宫内节育器　新婚后暂时不准备怀孕者，如无禁忌证，可放置宫内节育器。当计划生育时，取出节育器即可怀孕。

（4）安全期避孕法　如女性月经规则，能确定排卵日期，则可将避孕套避孕与安全期避孕相结合。但是，安全期避孕失败率较高。

4. 预防泌尿系统、生殖系统感染　女性尿道具有短、粗、直的特点，又接近阴道和肛门，故易发生上行性泌尿系统感染。女性生殖器官通过阴道口与外界相通，致病菌可经阴道上行散播，引起生殖系统炎症。新婚期间如不注意卫生，容易导致炎症的产生，应积极预防及治疗。

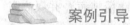 **案例引导**

李某，27岁，已婚，怀孕2个月。现在她非常焦虑，不知道怎样才能顺利度过整个孕期。

问题：妇女在孕期应该如何进行家庭监护？分娩前应该做哪些准备工作？

三、孕期保健指导

孕期保健指导的目的是加强母儿监护，预防和减少孕产期并发症，确保孕妇和胎儿在妊娠期间的安全、健康。

（一）预产期推算的方法

1. 从末次月经第 1 天算起，月份减 3 或加 9，日期加 7，即推得阳历预产期。如孕妇仅记阴历末次月经第 1 天，则月份减 3 或加 9，日期加 14，得出的预产期为阳历日期。

2. 如末次月经时间不记得，则可根据早孕反应出现的日期、胎动开始的日期、宫底高度，并参考 B 超测量胎儿双顶径、胸围、腹围等资料，进行综合分析，以预计预产期。

（二）按时产前检查

产前检查是监护孕妇及胎儿的重要方式。初查时间在孕 12 周之前，复查时间为：孕 12 周后每 4 周 1 次，孕 28 周后每 2 周 1 次，孕 36 周后每周 1 次。凡属高危孕妇，应酌情增加产前检查的次数。

（三）孕期的家庭监护

1. **测血压**　在整个妊娠期间，孕妇的血压应维持在正常水平，即小于 140/90mmHg（18.7/12kPa），或与基础血压相比较，增加不超过 30/15mmHg（4/2kPa）。血压应在安静状态下测得，如刚有过活动，则至少应休息半小时后再测量。如血压超过正常范围，有可能是妊娠高血压综合征，应及时去医院就诊。

2. **测体重**　妊娠期的孕妇体重不断增加，但它的增加是有一定规律的。妊娠早期，体重增加较少，共增加 0.68～1.36kg。妊娠中期开始，体重增加速度加快。一般来说，从妊娠 20 周开始平均每周增加 0.3～0.5kg。整个孕期体重增加约 12.5～15kg。测量体重应在早晨起床后空腹时进行，测量前排空膀胱，测量时只穿睡衣，脱去鞋子，读数要准确。这样以便前后对照，及时发现问题。

3. **胎动计数**　数胎动是监护胎儿宫内安危的重要方法。在正常情况下，妊娠 18～20 周开始孕妇可自觉胎动，以后胎动逐渐增加，28～32 周胎动次数达到高峰，38 周以后胎动次数逐渐减少。正常胎动每小时 3～5 次。数胎动的方法是自妊娠 30 周开始，嘱孕妇每日早、中、晚各数 1 小时的胎动次数。数胎动时孕妇静坐或侧卧，注意力集中，每次胎动均有记录。将 3 次的胎动次数总和乘以 4，即得 12 小时胎动次数，如在 30 次以上，反映胎儿情况良好，如不足 30 次或继续减少，多有宫内缺氧情况，应及时到医院就诊。

4. **听胎心**　妊娠 18～20 周时临床可以听到胎心音。指导家属掌握听胎心音的方法，每日定时听胎心音并记录。正常胎心率为 120～160 次/分，过快或过慢均属异常，应及时到医院就诊。

（四）孕期营养指导

1. **热能**　孕中期、晚期每日增加热能 0.84MJ（200kcal），其中 65% 来自谷物类，

35%来自动物性食物、豆类、蔬菜及食用油,以保证体重的正常增长。

2. 蛋白质 增加鱼、肉、蛋、奶、海产品的摄入。孕期每日每公斤体重需蛋白质 1.5~2g,每日总量需 80~90g(孕 4~6 个月每日增加蛋白质 15g,孕 7~9 个月每日增加 20g)。

3. 维生素、无机盐 注意铁、钙、磷、碘及维生素的足够摄入,自孕 4~5 个月开始口服硫酸亚铁 0.3g 或富马酸亚铁 0.2g,每日 1 次。孕期不宜饮酒。

(五)孕期卫生指导

1. 生理卫生

(1)衣着与个人卫生 孕妇衣着应宽松、舒适,透气性好,穿平底、轻便的鞋。经常洗澡,尽量淋浴。注意外阴清洁,勤换内裤。

(2)活动与休息 妊娠 28 周后适当减轻工作量,避免过重体力劳动,避免从事有害工种,避免长期站立及高度紧张的工作。做妊娠体操和体育锻炼应以不引起疲劳为度,避免剧烈的跑、跳、打球等活动,以防止引起流产、早产、胎盘早期剥离等意外。睡眠应充足,夜间应有 8~9 小时的睡眠,午休 1~2 小时,睡眠时宜取左侧卧位。

(3)保持良好的口腔卫生 预防因体内激素水平改变引起齿龈肿胀充血,如患龋齿或其他牙病,应及时就诊治疗,防止细菌因血行播散引起全身性疾病。

(4)注意乳房护理 妊娠后乳腺发育增大,要每日锻炼乳头 10~20 次,用拇指及食指轻捏住乳头做环形转动。为防止哺乳期发生乳头皲裂,于妊娠 7 个月开始,每日坚持用一只手的食指与中指分开扶住乳头两旁固定乳房,另一只手的拇指及食指轻捏住乳头向外牵拉 1~2 次,帮助乳头凸出,以适宜哺乳。

2. 心理卫生 社区护士应了解孕期的心理卫生,并根据早、中、晚不同孕期的心理需要,给予孕妇适当的支持与协助,使之心情舒畅。

(1)孕早期(孕 12 周末以前) 此期孕妇常有心理矛盾,对怀孕有不确定的感受,同时因为身体的不适症状而感到焦虑。社区护士应做好心理疏导,使孕妇了解其担心和妊娠反应都是正常现象,克服紧张情绪,消除顾虑和恐惧,建立信心,尽快适应怀孕。

(2)孕中期(孕 13 周至 27 周末) 此期孕妇适应能力增强,妊娠反应逐渐消失,可以感到明显的胎动,对怀孕分娩的事极感兴趣。此时社区护士应多给孕妇提供有关怀孕和分娩的知识以及与胎儿有关的信息,并分享孕妇对胎儿的想法与感受,解释其疑惑的问题,依孕妇的不同需求给予适当的建议。

(3)孕晚期(孕 28 周以后) 此期孕妇会感到自己很脆弱且易受到伤害,对分娩抱着期待而又恐惧的心理。社区护士应对孕妇做预防性心理疏导,解释分娩过程、注意事项、配合方法,使孕妇对分娩有心理准备。同时做好对家属的宣教,以便能给予孕妇足够的关心和支持,减少孕妇产时和产后的心理应激。

(六)孕期用药指导

孕期用药应慎重。特别是妊娠早期,用抗早孕反应药、抗生素类药、激素类药、抗癫痫类药等，可对胎儿有致畸作用，因而应在医师指导下合理用药，避免滥用药物。

（七）孕期性生活指导

妊娠 12 周内和 28 周后应避免性生活。

（八）胎教

胎教包括间接和直接两种。间接胎教是指孕妇的情绪对胎儿的影响。孕妇的丈夫及其家人要关心孕妇及胎儿，使孕妇能够保持愉快和稳定的情绪。直接胎教是指胎儿本身接受刺激的训练。平时可以给胎儿听一些轻松柔和的音乐，并开展父母与胎儿的对话，经常抚摸胎儿，增进胎儿知觉的发育，以促进胎儿的智力发育。

（九）应及时去医院就诊的指征

1. 阴道流血 在妊娠早期出现阴道流血应考虑是流产、异位妊娠或者是葡萄胎等；如阴道流血发生在妊娠晚期，则可能是前置胎盘或胎盘早期剥离等疾病。

2. 腹痛 在妊娠早期出现腹痛，首先应考虑是流产、异位妊娠或者是葡萄胎等；如腹痛发生在妊娠晚期，则可能是早产、胎盘早期剥离、子宫破裂等疾病。

3. 阴道流液 出现不能控制的阴道流液，应考虑是胎膜早破。

4. 头晕眼花 妊娠晚期出现头晕眼花应首先考虑是妊娠高血压综合征；当孕妇有贫血时，也可有头晕眼花的症状。

（十）分娩前的准备

1. 确定分娩地点 分娩地点的确定是产妇获得良好照顾的先决条件。社区护士在产前协助产妇及早决定合适的分娩地点。

2. 物品准备 新生儿的物品准备：选用质地柔软、吸水性强、透气性好、便于洗涤和消毒的纯棉衣被、尿布，还应根据季节准备棉质包被、毛巾被、毛毯、棉被，以及手帕、大小毛巾、围嘴、奶瓶、奶嘴、奶瓶清洁刷、婴儿洗澡用物、脐带清洁用物等。产妇的用物准备：足够的消毒卫生巾、合适的哺乳胸罩、吸奶器等。

3. 识别临产先兆 分娩是妊娠中最紧要的环节。临近分娩，会出现一些预示即将临产的症状，称为临产先兆。若产妇能在产前事先了解临产先兆及判断何时去医院，就可以比较从容地面对分娩。临产先兆有：①假阵痛：分娩前数天偶尔会有不规则宫缩，持续时间短且不恒定，间歇时间长且不规则，常在夜间出现，白天消失，给予镇静剂可以抑制。②见红：正式临产前 24～48 小时，出现少量血性黏液自阴道流出，称为"见红"，是分娩即将开始的比较可靠的征象。

4. 了解分娩有关知识 向孕妇介绍分娩知识有助于孕妇正确看待分娩和应对分娩时的不适，并在分娩过程中加强自我了解和自我控制。主要内容包括宫颈口扩张及伸展的过程，分娩过程的分期及临床表现，胎先露下降的过程，以及产妇在分娩过程中可能接受的治疗和护理等。

5. 分娩不适的应对技巧 疼痛是一个跨越生理和心理两方面的概念。分娩时的疼痛也是机体对刺激的一种心理反应，引起反应的刺激是子宫收缩。产妇经过训练可以用放松的方法和有规律的呼吸调节作为对宫缩这一刺激的反应，以取代心理反应的疼痛、喊叫和失去自我控制的表现。

（1）分散注意力 分散注意力是选择一个实际的或想象中的事物作为注意点，指导产妇将注意力集中于此一点，使其注意力从宫缩引起的疼痛和不适上转移开，从而降低对宫缩的感受力，增加对不适的耐受力。

（2）控制呼吸 呼吸控制的技巧是指在分娩过程中，根据宫缩的强度、频率和持续时间，主动地调整呼吸频率和节律的方法。它可以缓解由于分娩所产生的压力，增强产妇的自我控制意识。

（3）放松的技巧 放松是消除肌肉和精神紧张、缓解疲劳、使身心恢复平静的一种方法，也叫放松术。可采用有意识地放松、触摸放松、意念放松和音乐放松等。

四、产褥期保健指导

产褥期是指产妇全身各器官（除乳房外）从胎盘娩出到恢复或接近正常非孕状态所需的时间，一般为 6 周。产褥期保健的目的是预防产后出血、感染等并发症的发生，促进产妇产后生理功能的恢复。产后检查包括产后访视及产后健康检查。产后访视于产妇出院后 3 日内、产后 14 日和 28 日进行，共 3 次，如有必要可酌情增加访视次数，以了解产妇子宫复旧、会阴部切口或剖宫产切口愈合情况，检查乳房及母乳喂养情况，了解孕产妇的饮食、休息及婴儿的健康状况等，及时给予正确指导和处理。产褥期内禁止性交。产妇于产后 42 日到医院接受全面的健康检查，包括全身检查和妇科检查，同时给予计划生育指导，使夫妇双方知情并选择适宜的避孕措施。

1. 产后观察 了解产妇的一般情况，包括精神、睡眠、饮食及大小便等。一般于产后 4 小时鼓励产妇自行排尿，不能自行排尿者可采用温水冲洗外阴、听流水声或热敷下腹部刺激膀胱收缩，必要时采取导尿术；观察恶露是否正常，血性恶露持续两周以上，说明子宫复旧不良，如恶露变为混浊，有臭味，恶露增多，持续时间长，或伴有全身症状，可能提示产褥感染；检查乳房有无红肿、硬结，乳头有无皲裂，乳腺管是否通畅，乳汁的分泌量等。

2. 产褥期日常生活保健 产妇应有冷暖适宜、安静舒适的修养环境，经常通风换气，使室内空气新鲜。产妇要注意冬季保暖、夏季防暑。饮食要易于消化，营养丰富，汤汁类可促进乳汁分泌。产后 24 小时内以卧床休息为主，产后 2 天可在室内走动，并可按时做产后健身操。行会阴侧切或剖宫产的产妇可推迟到第 3 天起床稍活动，待伤口愈合后做产后健身操，有助于体力恢复、排便排尿，避免或减少静脉栓塞的发生，而且能帮助恢复盆底及腹肌的张力。注意外阴的清洁卫生，每日应冲洗外阴，使用消毒会阴垫，保持会阴部清洁，预防感染。注意个人卫生，每天坚持梳洗、刷牙，勤换衣服及床单，保持清洁及个人卫生。

3. 产褥期心理保健 产褥期的心理调适一般需要经历三个周期。

（1）依赖期　产后1~3天。在这一时期产妇的很多需要是通过别人来满足的，如对孩子的关心、喂奶、沐浴等。

（2）依赖－独立期　产后3~14天。这一时期产妇表现出较为独立的行为，改变依赖期中接受特别照顾和关心的状态，学习和练习护理自己的孩子。这一时期产妇容易产生心理异常。

（3）独立期　产后2周~1个月。新家庭形成并运作，开始恢复分娩前的家庭生活。这一时期产妇容易产生产后沮丧和产后抑郁，因此，社区护士应在心理与社会诸方面采取相应的护理措施，减轻产妇心理负担和躯体症状，做好产妇心理疏导工作，指导产妇与婴儿进行交流、接触，培养产妇的自信心。症状明显者需要请心理医师或到相关医疗机构治疗。

4. 哺乳期保健　哺乳期指产妇用自己的乳汁喂养婴儿的时期。一般纯母乳喂养6个月，加辅食后继续母乳喂养到2岁。近年来国际上将保护、促进和支持母乳喂养作为妇幼保健工作的重要内容，因此，哺育期保健的主要目的是促进和支持母乳喂养。

（1）向产妇及其家人宣传母乳喂养可促进母婴健康。

（2）指导产妇母乳喂养的方法及有关问题的处理方法。

（3）帮助产妇在产后半小时内哺育。

（4）指导产妇在与婴儿分开的情况下如何保持泌乳。

（5）除母乳外，禁止给新生儿喂任何食物和饮料，除非有医学指征。

（6）实行母婴同室，使母亲与婴儿一天24小时在一起。

（7）鼓励按需哺乳。

（8）不给母乳喂养的婴儿吸吮橡皮乳头或使用奶头做安慰物。

（9）支持促进母乳喂养组织的建立，并将出院的母亲转介给妇幼保健组织。

哺育期保健人员职责：①定期随访，评估母亲身心康复情况；指导母亲饮食、休息、清洁卫生及产后适度运动；评估母亲与婴儿关系。②评估母乳喂养及婴儿生长发育情况，重点了解哺乳次数，是否按需哺乳，亲自观察哺乳的姿势，并给予正确指导；评估婴儿体重增长、大小便次数及性状、婴儿睡眠、母子情感交流等；改变传统包裹婴儿的方法，采取放开四肢，穿连裤衣衫的新方法，正确喂养婴儿。③指导母亲在哺育期间合理用药及采取正确的避孕措施，如工具避孕或产后3~6个月放置宫内节育器，不宜采取药物避孕和延长哺育期的方法。④评估家庭支持系统，完善家庭功能。

五、围绝经期保健指导

围绝经期是指妇女从接近绝经时出现的与绝经有关的内分泌、生物学和临床特征至绝经后1年内的时期。一般发生在45~55岁之间，平均持续4年。由于围绝经期内性激素的减少可引发一系列躯体和精神心理症状，故围绝经期保健的主要目的是提高围绝经期妇女的自我保健意识和生活质量。

1. 加强健康教育　通过多途径健康宣教，使围绝经期妇女了解这一特殊时期的生理、心理特点，认识围绝经期的发生与消退过程，做好自我调节。同时加强对常见病早期症状的识别，普及防治知识，适应面临的各种生理、心理变化及一些生活事件，解除不必要的顾虑。社区护士也应让其家属了解有关围绝经期的知识，使其了解女性围绝经期内分泌改变带来的不适，谅解其出现急躁、发怒、焦虑、忧郁等消极情绪，避免发生冲突，并提供精神心理支持，协助围绝经期妇女度过困难时期。

2. 乐观生活，保持心理平衡 围绝经期妇女的心理保健有助于缓解该期出现的各种症状，因此应正视此期的心理问题，保持愉快的心境和乐观开朗的精神状态，掌握必要的心理卫生知识，树立自信心，学会利用运动、音乐、社交活动等自己感兴趣的事情调整情绪。

3. 合理安排活动和休息 参加力所能及的体力及脑力劳动，但不宜连续工作，每天工作或学习以 6~8 小时为宜。保证充足的睡眠，对于保护更年期身心健康以达到延年益寿的目的是十分必要的。一般应做到早睡早起，定时起居，每晚保证 7~8 小时睡眠，有条件者要在午餐后再睡半小时到 1 小时。晚间不宜看惊险悲惨的电影或电视。坚持适度的体育锻炼，有助于分散注意力，缓解不适。围绝经期妇女易出现骨质疏松症，应鼓励其户外活动，多晒太阳。

4. 饮食与营养 按时定量用餐，注意避免过饥、过饱，特别是晚间不能饮用浓茶或咖啡。注意补充足够蛋白质，多吃富钙食物，必要时补充钙剂、降钙素等，有助于防止骨质疏松症并预防自主神经功能紊乱症状。

5. 指导正确用药 围绝经期妇女补充雌激素是针对病因的预防性措施，因此做好激素类药物治疗的护理十分重要。社区护士要让围绝经期妇女了解用药的目的及药物剂量、用法和可能出现的副作用。对长期使用激素治疗者进行监督，并及时调节用药以寻求适合个体的最佳用量，以防不良反应的发生。

6. 避孕指导 围绝经期妇女仍有可能排卵，应坚持避孕至停经 1 年以上。首选安全套避孕等屏障避孕法，对已放置宫内节育器者可继续使用，于绝经 1 年后取出。45岁以后禁用或慎用口服避孕药。

7. 及时就诊 为预防子宫脱垂和张力性尿失禁发生，应鼓励并指导妇女进行缩肛运动，每日 2 次，每次 15 分钟。积极防治绝经前月经失调。围绝经期妇女除了定期做一般检查和妇科检查外，当出现下述情况时应及时去医院就诊：月经量过多或出血时间过长；长时间失眠；尿失禁；潮热、出汗、心悸表现明显，影响日常生活和工作；精神状态和情绪发生明显变化。

同步练习

1. 孕妇在妊娠期检查时间要求是 （　　　）
   A. 孕 16 周之前初诊
   B. 孕 16 周后每 4 周检查一次
   C. 孕 24 周后每 2 周检查一次
   D. 孕 28 周后每周检查一次
   E. 孕 36 周后每周检查一次
2. 妊娠期女性在以下哪一时间段内应避免性生活 （　　　）

    A. 妊娠 16 周以内　　　　　　　B. 妊娠 4 周至 20 周内

    C. 妊娠 8 周至 24 周内　　　　　D. 妊娠 12 周至 28 周内

    E. 妊娠 12 周以前和 28 周以后

3. 产褥期是指从胎儿娩出到什么时候（　　　）

    A. 产后 2 周　　　　　　　　　　B. 产后 4 周

    C. 产后 6 周　　　　　　　　　　D. 产后 8 周

    E. 产后 10 周

4. 产后访视至少 3 次，第 2 次是在什么时候（　　　）

    A. 产后 14 天　　　　　　　　　B. 产后出院 3 天内

    C. 产后 28 天　　　　　　　　　D. 产后 2 周

    E. 产后 7 天

5. 青春期特点不包括（　　　）

    A. 体格生长明显加速　　　　　　B. 神经内分泌调节功能稳定

    C. 生殖系统迅速发育　　　　　　D. 第二性征出现

    E. 容易出现心理问题

第八章　社区儿童保健

 知识要点

　　儿童的生长发育决定了一个国家未来人口的素质，是所有家长和卫生工作者所关注的问题，因此，儿童保健是社区护理工作的一个重要组成部分。本章主要介绍社区儿童保健的概念、社区儿童保健的基本任务和各年龄阶段儿童保健。重点是婴幼儿保健，难点是新生儿保健。

　　联合国《儿童权利公约》中明确指出，儿童系指 18 岁以下的任何一个人。儿童的生长发育是一个连续的过程，在不同的年龄阶段，其生理、心理有不同的特点。社区儿童保健是根据儿童生理和生长发育的特点和规律，采取医疗和预防手段，提高儿童生存质量，保护和促进其身心健康全面发展的健康保健和护理工作。其工作重点是通过健康教育、咨询、预防接种及儿童生长发育的筛查等措施，促进儿童生长发育及健康人格的形成，增强儿童体质，降低婴幼儿的死亡率，减少儿童常见病及多发病的患病率，提高儿童的整体健康水平。

第一节　社区儿童保健概述

　　儿童是世界的未来，是社会的希望，是家庭的纽带，他们的健康状况决定未来的人口素质。儿童正处于生长发育的关键时期，身体及心理变化较大，机体各组织器官功能不太完善，对外界抵抗力差，患病率和死亡率较高，是社区中需要重点保护的一个群体。家庭是儿童成长的园地，社区是家庭的依托。儿童在成长过程中，需要从其周围获得生理、心理和社会文化方面的特殊照顾。社区儿童保健是社区卫生工作人员以健康为中心，面向社区全体儿童进行的整体、连续的预防保健服务工作。

一、社区儿童保健概念

　　社区儿童保健是指社区卫生服务人员根据儿童的生长发育特点，以满足其健康需求为目的，以解决社区儿童的健康问题为核心，为他们所提供的系统化服务。

　　在人的生命周期中，儿童期的身心发展速度最快，出现的环境适应问题最多。儿童期的健康将影响到成年健康乃至一生的生命质量。一般根据儿童身心成长发育特点，按年龄将出生后儿童期划分为新生儿期、婴幼儿期、学龄前期、学龄期和青少年期。儿童保健主要关注的是 0~6 岁的儿童，尤其是以婴幼儿为重点。通过儿童保健可促进其身心、智力、行为全面发展；不断增加有利刺激，促进自我意识的建立；提供行为楷模，培养健康行为；建立良好的家庭、学校和社会生活环境。

二、社区儿童保健的主要任务

儿童保健以优育为中心，优生优育并重，是社区卫生服务的重要组成部分。其基本任务包括：

1. 增强体质，促进儿童正常的生长发育

（1）评估社区儿童的生长发育和健康状况 利用我国生长发育的标准，定期对儿童进行生长发育的评估，及时指导并督促父母对生长发育障碍的儿童进行矫正和治疗。

（2）维持儿童良好的营养状态 主动了解儿童的营养状况，及时辅导父母及儿童养育机构掌握正确的儿童喂养方法，保证均衡营养。

（3）促进建立和谐的亲子关系 加强对儿童的心理健康指导，建立良好的家庭关系，父母与子女之间、父母与老人之间的和睦相处，有利于儿童的健康成长。根据婴幼儿的年龄，指导父母建立亲子关系的方法及技巧。

2. 做好儿童的健康教育、预防保健及康复护理

（1）开展健康教育 利用各种机会宣传、普及儿童保健知识，包括儿童的生长发育知识，儿童营养及喂养知识，各种常见病、多发病的发生及预防知识，常见意外的预防知识，儿童心理卫生保健知识等，使有关人员了解儿童的特点，促进儿童的健康成长。

（2）计划免疫与预防接种 宣传预防接种的重要性，促进社区内儿童按时进行预防接种。

现行的儿童计划免疫程序主要是通过接种 5 种疫苗（卡介苗、乙肝疫苗、百白破三联菌苗、脊髓灰质炎疫苗、麻疹疫苗），预防儿童 7 种传染病（结核、乙型肝炎、百日咳、白喉、破伤风、脊髓灰质炎、麻疹）。此外，各地区根据流行地区、季节或家长要求可进行非计划免疫接种，如乙型脑炎疫苗、流行性脑脊髓膜炎疫苗、风疹疫苗、流感疫苗、腮腺炎疫苗等。（表 8 -1）

表 8 -1　儿童预防接种实施程序表

疫苗名称	年（月）龄																						价格
	出生	1月	2月	2.5月	3月	3.5月	4月	4.5月	5月	5.5月	6月	6.5月	7月	7.5月	8月	9月	1岁	18 24月	2岁	4岁	6岁		
乙肝疫苗	1剂	2剂									3剂												免费
卡介苗	1剂	>3 个月未接种者应作 PPD 实验，阴性方可接种																					免费

续表

疫苗名称	出生	1月	2月	2.5月	3月	3.5月	4月	4.5月	5月	5.5月	6月	6.5月	7月	7.5月	8月	9月	1岁	18~24月	2岁	4岁	6岁	价格
脊灰减毒疫苗			1剂		2剂		3剂													4剂		免费
脊灰灭活疫苗																						198元/支
百白破疫苗					1剂		2剂		3剂									4剂				一类：免费 二类：15元/支
麻风二联															1剂							免费
白破二联																					1剂	免费
乙脑疫苗															1剂				2剂			免费
A群流脑疫苗											1剂					2剂						免费
AC流脑											1剂		2剂									国产45元/支
A+C流脑	3岁接种第一剂，6岁接种第二剂																					一类：免费 进口：128元/支
7价肺炎球菌结合疫苗					1剂				2剂				3剂			4剂						860元/支
水痘疫苗																	1剂					国产156元/支
Hib疫苗				1剂				2剂				3剂				4剂						进口145元/支 国产85元/支
进口甲肝疫苗																	1剂	2剂				进口140元/支 国产90元/支
甲肝减毒活疫苗																						免费
麻腮二联疫苗																	1剂					免费
麻风腮疫苗（进口）																						85元/支
23价肺炎疫苗																			1剂			进口200元/支 国产150元/支
轮状病毒疫苗	每年4~8月服苗一次（服苗人群2月至3岁）																					国产145元/支
流感疫苗	每年9~12月接种（3岁以下须接种两剂，进口59元/支，3岁以上接种一剂，国产70元/支，进口80元/支）																					

备注：1. 免费疫苗为一类疫苗，儿童必须按程序完成接种，自费疫苗为二类疫苗，需家长自费自愿接种。

2. 建议早产儿、低体重儿，特别是免疫缺陷者、正在使用免疫抑制剂者和接种脊灰减毒活疫苗禁忌证者使用脊灰灭活疫苗。

社区护士应全面掌握管理地段内儿童免疫情况，大力开展宣传工作，使家长了解预防接种的重要意义，取得支持与合作，使计划免疫得以完成。

（3）康复与指导 一般儿童从 3 岁开始，逐渐要进入幼儿园、学校，开始集体生活及学习。因此，社区护士要与这些机构人员密切接触，对他们进行有关儿童保健知识的指导，协调搞好儿童的保健工作。对常见病、多发病做好预防及早期发现、及时诊治工作。如在传染病的发病季节，做好卫生宣教，及时发放预防药物，进行必要的家庭访视。对患有慢性病、发生意外事故、先天性畸形等原因导致的儿童器官结构异常者，应做好居家护理，制订康复计划，促进早日康复，或在功能受限的情况下保持良好的生活质量。

3. 建立社区儿童健康档案 及时记录儿童的健康状况，为每一位社区内的儿童建立健康档案。档案内容包括儿童的姓名、年龄、性别、出生情况、生长发育状况、营养状况、社会心理状况、疾病及计划免疫情况、家庭情况等。通过收集儿童生长发育及健康状况指标，进行流行病学调查资料的收集、整理和分析，找出危害社区儿童健康的主要致病因素，发现问题及时处理，采取必要的预防控制措施，提高社区儿童的健康水平。

总之，社区护士在儿童保健中起着非常重要的作用，是社区儿童的健康使者，既要做好儿童的预防保健工作，也要指导父母来维护儿童的健康。

第二节 各年龄阶段儿童保健

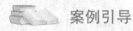 案例引导

女孩，7 个月，发病前 1 周曾接触过麻疹患儿。近 4 天开始出现发热，无一定热型，体温 38℃ ~40℃，伴喷嚏、流涕、咳嗽，眼结膜充血，畏光、流泪，精神萎靡，食欲减退，耳后、发际、额部、面部、颈部可见 1~4mm 大小的玫瑰色斑丘疹，略高出皮面，疹间皮肤正常，心肺无异常。

问题：该患儿可能患了什么病？应该采取哪些预防措施？

目前，我国已建立了较完整的妇幼卫生保健网及相应的保健机构，完善了各种工作制度和预防保健制度，通过各级儿童组织对不同年龄阶段的儿童及其家庭进行预防保健指导、计划免疫和健康监测，以达到增强儿童体质、促进儿童身心健康及降低儿童发病率和死亡率的目的。

儿童生长发育是一个连续的呈阶段性发展的过程，各个年龄阶段有明显的特点。根据其不同的年龄特点，儿童期可分为新生儿期、婴幼儿期、学龄前期、学龄期和青少年期。但小儿生长发育为一个连续过程，各期之间有着密切联系，并没有严格界限。

一、新生儿保健

新生儿期是指出生后脐带结扎起至生后满 28 天。出生后 7 天内称新生儿早期。

知识拓展

> 新生儿脱离母体后需经历解剖生理上的巨大变化，才能适应宫外的新环境，而新生儿身体各组织和器官的功能发育尚不成熟，对外界环境变化的适应性和调节性差，抵抗力弱，易患各种疾病，且病情变化快，因此，新生儿期特别是生后1周内的新生儿发病率和死亡率极高，婴儿死亡总人数中约2/3是新生儿，其中第1周内的新生儿死亡人数占新生儿死亡总人数的70%左右。故新生儿保健重点应在生后1周。

（一）新生儿身心特点

小儿脱离母体开始独立生活，经历了内外环境的巨大变化，建立自己独立的呼吸，自行摄取营养物质，以适应外界环境。由于新生儿抵抗力弱，生理调节功能与适应能力不够成熟，容易患感染性疾病，因而此期易发生体重下降、体温上升及多种疾病（如产伤、窒息、先天畸形等），死亡率高，尤其围产期死亡率更高。新生儿期的几种特殊生理现象：①生理性体重下降：出生后2~4天由于摄入少，经皮肤、呼吸、大小便排出水分相对较多，可出现生理性体重下降，体重会比刚出生时减轻200~300g，下降范围一般不超过10%，是正常现象，4天后体重开始回升，7~10天后恢复到刚出生时的体重，以后持续增长。②新生儿黄疸：由于新生儿肝酶系统发育尚未成熟，生后3~4天，皮肤和眼睛巩膜会发黄，出现不同程度的黄疸，7~10天自然消失。但也有一些新生儿不出现黄疸。若黄疸出现过早或消退过晚，有可能是病理性黄疸，应及时送医院诊治。③乳腺肿大及假月经：由于受胎盘分泌的激素影响，新生儿出生后3~4天可发生乳腺肿大，2~3周后自然消退。女婴出生1周内，阴道可有白带及少量血性分泌物，1~2天后自然消退。

（二）新生儿家庭访视

新生儿家庭访视是新生儿保健的重要措施。社区与医院之间应建立连续性的护理体系，社区护士与医院产科护士之间密切合作，以便在新生儿自医院回家后，社区能够及时对新生儿登记注册，并建立新生儿健康管理卡，按时进行家庭访视、预防接种等一系列儿童保健管理工作。社区护士应在新生儿出院回家后24小时内，一般不超过72小时进行家庭访视。

1. 访视目的　定期对新生儿进行健康检查，早期发现问题，及时指导处理，降低新生儿发病率、死亡率，或减轻发病程度，同时进行科学育儿的保健指导。

2. 访视方法　可归纳为一观察、二询问、三检查、四宣教、五处置。

3. 访视次数及内容　新生儿出生后28天内一般需访视3~4次，各次访视的重点不尽相同。

（1）初访（生后3天内）　观察新生儿居室内的环境，如温湿度、通风状况，以及安全、卫生状况；观察新生儿一般情况，如面色、呼吸、吸吮能力；询问母亲在新生儿出生前、出生时及出生后的情况，包括孕母情况，分娩方式，新生儿有无窒息，出生时体重和身长，喂养情况，睡眠情况，大小便情况，是否接种卡介苗和乙肝疫苗；测量体重、身长、体温，注意检查有无黄疸，脐部有无感染、出血；检查有无听觉障碍和其他先天畸形；宣传喂养及婴儿抚触的益处和方法，普及科学育儿知识；发现异常问题及时给予指导和处理。

（2）周访（生后5~7天）　观察新生儿一般情况；询问新生儿吮奶、哭声、大小便情况，及喂养和护理中是否遇到新问题，并给予指导；检查初访指导的执行情况；检查脐带是否脱落，若已脱落，检查脐窝是否正常；检查臀部有无红臀，皮肤皱褶处有无糜烂；对存在的问题给予必要指导。

（3）半月访（生后10~14天）　检查生理性黄疸是否消退；测量身长、体重，判断生理性体重下降的恢复情况，如未恢复应分析原因给予指导；检查新生儿听力；指导给新生儿补充维生素D的方法，预防佝偻病。

（4）满月访（生后27~28天）　询问喂养、护理情况；测量体重，做全面体格检查；预约接种疫苗的日期；对育儿中常见问题进行指导；如发现异常，应找出原因及时处理，并增加访视次数。

每次访视后，应认真填写新生儿访视卡，做好记录，预约下次访视时间，根据新生儿、家长及家庭具体情况进行有针对性的指导。满月访结束时进行新生儿访视小结，并指导家长继续进行婴幼儿生长发育监测和定期健康检查。

（三）新生儿保健指导

1. 保暖与衣着　居室应阳光充足，空气新鲜。足月儿最适室温为22℃~24℃，相对湿度为55%~65%，体温应保持在36℃~37℃。如冬季室温过低，可指导家长正确使用热水袋等方法保暖，预防发生新生儿硬肿症。为防止发生脱水热，夏季应避免室温过高，新生儿衣被不宜过厚。新生儿要每日更换衣服，夏日更要勤换，衣着和尿布应选用清洁、柔软、吸水性好、浅颜色的布料。注意包裹不要太紧，更不能用带子捆绑，以便四肢自由屈伸。

2. 营养与喂养　鼓励母乳喂养。母乳是婴儿理想的天然最佳食品，含有4~6个月以内婴儿所需的全部营养成分与热能，且易消化吸收。母乳的质和量随着婴儿的生长发育而不断变化以适应婴儿的需要。及早进行母乳喂养，有助于儿童的生长发育和抗病能力，亦可促进母亲泌乳和产后母体康复，还可以同时建立良好的母子感情。指导哺乳的方法和技巧，评估母亲乳汁分泌及乳房、乳头保护情况。如由于乳汁分泌不足或不能按时哺乳，可指导采用混合喂养，即每次先哺母乳，待乳汁吸尽后，再补充其他乳品。但每日母乳喂养不可少于3~4次。若因故不能喂养，则应按时将奶挤出或吸出，否则会影响乳汁再分泌。

3. 脐部护理　新生儿出生后4~7天内脐带会自动脱落，末端留下一个脐窝。脐窝处应保持干燥。每天用75%酒精棉签消毒脐带残端及脐轮周围1~2次，然后用无菌纱布包扎。脐带未脱落前不可将新生儿浸泡在水中，以免弄湿脐带。若脐周皮肤红肿，出现渗血、脓性分泌物，则提示感染，应及时就诊。

4. 婴儿抚触 即给新生儿进行全身按摩。研究证明，抚触可促进新生儿神经系统充分发育，刺激淋巴系统，增强抵抗力，平复婴儿情绪，减少哭闹，促进安静睡眠，促进母婴情感交流及乳汁分泌，有利于消化吸收和激素分泌，缓解婴儿胀气，增进食欲，结实肌肉。抚触的步骤与手法：

（1）脸部 从前额中心处用双手拇指往外推压；眉头、眼窝、人中、下巴等处同样用双手拇指往外推压，均划出微笑状。

（2）胸部（通畅呼吸，促进循环） 双手放在两侧肋缘，右手向上滑向婴儿右肩，复原，左手以同样方法进行。

（3）手部（增加灵活反应） 将婴儿双手下垂，用一只手捏住其胳膊，从上臂到手腕轻轻挤捏，然后用手指按摩手腕。用同样的方法按摩另一只手。双手夹住小手臂，上下搓滚，并轻捏婴儿的手腕和小手。在确保手部不受伤的前提下，用拇指从手掌心按摩至手指。

（4）腹部（有助于肠胃活动） 用指腹按顺时针方向按摩腹部，但是在脐痂未脱落前不要按摩该区域。

（5）腿部（增加运动协调功能） 按摩婴儿的大腿、膝部、小腿，从大腿至踝部轻轻挤捏，然后按摩脚踝及足部。双手夹住婴儿的小腿，上下搓滚，并轻捏婴儿的脚踝和脚掌。在确保脚踝不受伤害的前提下，用拇指从脚后跟按摩至脚趾。

（6）背部（舒缓背部肌肉） 双手平放婴儿背部，从颈后部向下按摩，用指腹轻轻按摩脊柱两边的肌肉，然后再次从颈后部向脊柱下端迂回运动。

抚触的注意事项：按摩以每天 3 次，每次 15 分钟为宜，最好在婴儿沐浴后或者穿衣服时进行，当婴儿疲劳、饥渴或烦躁时不宜按摩；按摩时房间需保持温暖；按摩前需温暖双手，将婴儿润肤油倒在掌心，轻轻按摩，随后逐渐增加压力以便婴儿适应；不要强迫婴儿保持固定姿势，如果婴儿哭了，先设法让其安静，然后才可继续；避免润肤油进入婴儿眼睛。

5. 预防感染 注意合理照护，母亲在哺乳和护理前应用肥皂洗手；新生儿的用具要专用，每次用后要消毒；保持室内清洁；经常给新生儿洗澡，保持皮肤清洁，减少病菌的繁殖；预防呼吸道、皮肤和口腔感染，避免接触各种感染者；及时接种卡介苗和乙肝疫苗，建立个体计划免疫卡（证）。

6. 预防疾病和意外 指导家长观察新生儿体重变化、生理性黄疸、脐部等状况。预防窒息，被子不要盖住新生儿的头，哺乳时乳房不要堵塞新生儿口鼻，冬季外出不要包裹过紧、过严。若发现新生儿窒息，应立即去除引起窒息的原因，保持呼吸道通畅，若新生儿心跳呼吸停止，立即做心肺复苏，同时快速送往医院。注意观察新生儿囟门。正常情况下新生儿囟门平坦，若患有某些疾病如脑积水、脑膜炎或颅内出血，可导致囟门张力增加，使囟门开大、凸起；当咳嗽、用力排便、剧烈哭闹或呕吐时，会出现生理性的囟门膨出；如果缺钙严重，患佝偻病，就会出现囟门晚闭；如因呕吐、腹泻等造成新生儿脱水，可使囟门凹陷。

7. 重视早期教育 新生儿的视觉、听觉、触觉已初步发展，母亲可通过哺乳、怀抱、抚触、多与新生儿说话及用色彩鲜艳、摇曳发声的玩具刺激其视觉、听觉等方式促进新生儿神经系统发育，增进母子间的情感交流，建立和培养亲子感情，从而促进新生儿智力发育。

二、婴幼期保健

婴幼期保健包括婴儿期保健和幼儿期保健，各期之间既有区别，又有联系。

（一）婴儿期保健

自出生 28 天至 1 周岁之前为婴儿期，婴儿期是一个人生长发育的关键时期。

1. 婴儿期身心特点 婴儿期是体格生长发育最迅速的阶段，对能量和营养物质（尤其是蛋白质）的需求相对较大，但其消化功能尚未成熟，易发生消化紊乱、营养不良等疾病。此外，半年后由母体获得的抗体逐渐消失，自身免疫功能尚不完善，易发生传染病及感染性疾病。婴儿对亲人产生明显的依恋性和信任感，与亲人分开会使婴儿产生分离性焦虑。婴儿的注意力容易随新奇的事物出现而转移，有一定程度的对本能需要的自控能力，可出现及时表达进食、排泄及躯体不适等基本生理需求的能力。

随着动作的发育，婴儿逐渐学会爬、走，意识支配的自主活动也开始出现。此时的儿童缺乏躲避危险的能力，但有强烈的试图摆脱约束的行为倾向，出现第一个心理危险期。其特征是很容易出现意外，若家长不能合理应对，如迁就或限制不当，可能导致儿童成人后的人格缺陷。

> **知识拓展**
>
> 依据皮亚杰的认知发展理论，婴幼儿期为感觉运动期，分为 5 个阶段：1~4个月，为初期循环反应，此期婴儿会反复练习学会的动作，如挥手、移动肢体等，并开始形成对物体的概念，将自己与他人区别开；4~8 个月，为二期循环反应，此期婴儿具有"物体恒存"的概念，会寻找被隐蔽的物体，探索环境中的事物；8~12 个月，为第二级基膜协调反应，此期婴儿具有有目的的行为，会伸手去抓想要的东西，了解物体的形状与大小的恒常性，能逐渐将象征性事物与事件联想起来；12~18 月，为三期循环反应，幼儿发现不同的动作会产生不同的结果，于是他开始变化动作来观察不同的结果；18~24 个月，为心灵表象阶段，幼儿运用心智来探索环境。

2. 婴儿期保健指导

（1）**生长发育监测** 定期测量体重、身高、头围、胸围等，动态观察生长发育趋势，早期发现生长迟缓现象，及早干预。我国卫生部规定：生后 1 年内婴儿监测 5 次（第 1、3、5、8、12 个月），第 2 年 3 次（第 15、20、24 个月），第 3 年 2 次（第 30、

36 个月）。监测内容包括体格测量评价、健康喂养情况的询问和常规医学检查等，以便早期发现缺铁性贫血、佝偻病、发育异常等疾病，给予及时治疗和矫正。

（2）营养与喂养　婴儿期膳食以高能量、高蛋白的乳类为主，注意维生素 D 的补充。4 个月以内提倡纯母乳喂养，4 个月以后，无论采用何种方法喂养，必须注意合理地添加辅食，原则是由少到多、由稀到稠、由细到粗、由一种到多种逐渐添加，以补充营养，并为过渡到断奶后的饮食做准备。同时注意训练婴儿的咀嚼功能。婴儿在患病期间暂停添加辅食。指导家长添加辅食的具体步骤和辅食制作方法。添加辅食过程中，家长应注意观察儿童的食欲及大便情况，及时斟酌调整。一般母乳喂养 10～12 个月可断奶，断奶以秋、冬季节较为适宜，并应逐渐进行，逐步减少每天母乳的次数，以奶粉、粥等代替，不可骤然停止母乳或在乳头上涂苦、辣等物。

（3）防治常见病　加强识别婴儿"四病"（营养性缺铁性贫血、维生素 D 缺乏性佝偻病、小儿肺炎和小儿腹泻）的早期预兆。通过加强营养、增强体格锻炼、培养良好卫生习惯、加强护理等，增强体质，提高防病能力。

（4）体格锻炼　运动锻炼可以增强肌肉和骨骼的发育，加深呼吸，促进新陈代谢，增强食欲，预防疾病。家长可帮助做伸展、扩胸、屈腿、翻身等多项运动，让婴儿练习爬，扶持下坐、立，扶住小车或在学步车中学走路。多进行户外活动，开始每日 5～10 分钟，逐渐延长到 1～2 小时，进行空气、日光、水"三浴"，提高对外界环境的适应能力，但要避免阳光直射面部。多进行手的游戏，如撕纸等，通过撕纸，婴儿能感受到自己的双手可以改变物体的形态，也可从中产生极大的快乐，同时又锻炼了手的动作。

（5）婴儿健康行为培养　适时培养婴儿良好的生活习惯，如睡眠、进食、大小便、清洁等。

（6）加强早期教育　安排婴儿多接触各种实物、玩具、图片，听音乐、听故事，启发孩子用语言表达思想，促进感知觉和智能的发育，及时挖掘婴儿的智慧潜力。

（7）预防意外伤害　意外事故是婴儿期第一死亡原因，包括中毒、烧伤和烫伤、跌倒和坠落伤、窒息、气管异物等，应指导家长加强看管，以杜绝婴儿意外事故的发生。

（8）计划免疫　婴儿期是计划免疫实施的重要时期。指导家长按时完成计划免疫，预防急性传染病的发生。

（二）幼儿期保健

幼儿期是指儿童 1～3 岁的时期，该期是儿童各种生理、心理、社会适应能力发育完善的重要时期。

1. 幼儿期身心特点　幼儿期的生长发育速度较婴儿期减慢。此期儿童自我意识发展，对周围环境容易产生好奇心，而且幼儿期能够行走，活动范围渐广，接触周围事物增多，由于活动范围增大而自身免疫力尚不够健全，应注意防止传染病。

此期也是儿童智力开发的最佳时期，幼儿的神经精神发育较迅速，语言、思维、动作及应对外界事物的能力增强，开始模仿他人。自主性和独立性不断发展，喜欢在他人面前表现自己，并希望得到别人肯定，但易被成人过分呵护抑制其独立能力的发展。也逐步适应了怎样与他人相处，养成了生活和卫生习惯，初步有了是非观念。但对危险的识别能力不足，易发生意外伤害和中毒。

2. 幼儿期保健指导

（1）定期进行生长发育监测及健康检查　对儿童进行全面和持续的健康评估，并建立健康档案。包括入托幼机构体检和定期体检、发育监测、喂养与营养评估、疾病筛查等，同时结合个体实际情况进行保健指导。

（2）合理安排饮食　此期儿童饮食正从乳品向以谷类食物为主，鱼、肉、蛋、蔬菜为辅的饮食结构转化，混合摄入以满足生长发育所需。保证充足热能及蛋白质的摄入，每日摄入 300 ~ 500ml 乳品，适当添加动物瘦肉、鸡蛋、豆制品，膳食安排应以"三餐两点制"为宜，食物制作得要细、烂、软，且经常变换口味，以增进幼儿的食欲，且易于消化。多食用新鲜蔬菜、水果，提供维生素和多种营养素。

（3）培养儿童健康的生活卫生意识和行为　社区护士要指导家长有意识地训练和培养幼儿的基本生活技能，合理地为幼儿安排吃饭、睡眠、游戏时间，培养儿童良好的行为习惯。

（4）加强早期教育　幼儿期早期教育以感知、语言、动作训练为主，通过接触各种事物如玩具、图片、音乐及做游戏、讲故事、背儿歌等，促进智力和动作发育，培养幼儿的独立性和自主性。

（5）预防意外事故　幼儿由于危险识别能力差或成人疏忽而容易发生意外，常见的意外如烫伤、外伤、异物吸入、中毒、溺水等。因此，社区护士应指导家长注意妥善放置药品、有毒物品或易吞的东西等危险物品；让婴幼儿远离火源、热源和电源；不应将幼儿单独留在较高的位置上，所有门、窗、阳台都应牢固，并选择安全的游戏场所；幼儿不宜吃口香糖及果冻，不要让儿童玩耍和嬉闹时进食，经常检查玩具的安全性；幼儿在户外玩耍时应加以监督，不能将幼儿单独留在浴盆、水池及湖泊附近以保障其安全。

（6）健康心理教育　幼儿心理发展是从模仿开始的，家长的言行会在孩子心灵上打下深刻的烙印，潜移默化地影响孩子的思想和行为。家长既不可溺爱孩子，也不能因其做错一点小事而责打，以免在他幼小的心灵留下阴影。家长应鼓励幼儿表达自己内心的想法，多沟通，多鼓励，多表扬，让孩子能享受家庭的温暖，有安全感。

案例引导

男孩，2 岁 7 个月，在吃花生时不小心摔倒，大哭，口中有残余的花生沫，随后出现剧烈咳嗽。

问题：这可能是什么情况？应该如何解决？

三、学龄前期保健

3 周岁后到 6 ~ 7 岁入小学前为学龄前期。学龄前期儿童体格发育速度减慢，独立活动范围扩大，智力发展快，好奇心重、爱发问、求知欲强，善模仿、可塑性强，易发生意外事故。

（一）学龄前期儿童身心特点

学龄前期儿童体格发育速度减慢，呈稳步增长趋势。神经精神发育迅速，智能发育更趋完善，语言和思维能力进一步发展，独立活动范围扩大，是性格形成的关键时期。因此，要注意培养良好的道德品质和生活习惯，为入学做好准备。此期易患免疫性疾病，如急性肾炎、风湿热等。

学龄前期儿童求知欲强，对外界事物好奇、好问、好模仿，能做较复杂的动作，学会照顾自己，自理能力和独立意识逐渐增强，但危险意识淡漠，因此容易发生各种意外伤害。

（二）学龄前期儿童保健指导

1. 营养与饮食　学龄前期儿童的膳食结构接近成人，与成人共进主餐，另加 1 餐点心即可。每天饮牛奶 200ml 左右，以保证蛋白质的摄入。避免食入过于油腻、辛辣、刺激性较大的食品。膳食安排要求多样化、粗细搭配、荤素搭配，以提供儿童生长发育所需的平衡营养。切忌养成挑食的习惯。

2. 定期体格检查　每年进行一次体格检查，了解其生长发育状况。定期检查视力，有异常早矫治。加强口腔卫生，预防龋齿等各种疾病，指导保护牙齿，培养早晚刷牙、饭后漱口的良好卫生习惯。着重于常见病、多发病的早期发现、及时治疗和预防。

3. 提高基本生活能力　家长要有意识地让儿童做些力所能及的家务，锻炼儿童的独立性，培养动手操作能力。家长可让儿童使用筷子、小剪刀，做小手工、折纸、玩积木等锻炼手指的活动，促进儿童细微动作的发展，从而促进脑的发育。

4. 安全教育　学龄前儿童活泼好动、善模仿，但机体发育尚不完善，动作协调性不好，且缺乏实践经验，易发生意外。因此，要适时对他们进行安全教育，如要遵守交通规则，不要玩电器或电源，不要去河边、池塘边玩耍等。家长和托幼机构应定期且及时地检修活动场所、玩具等，预防意外事故发生。

5. 学前教育　注意卫生习惯和生活规律的培养。安排动静结合的活动内容，使儿童在游戏中增加学习兴趣、开发智力，学习关心集体、团结协作、遵守纪律及与人交往。培养分辨是非的能力、想象力和思维能力。在日常生活中锻炼他们的毅力和独立生活能力，培养自尊、自强、自立、自信的品格，培养良好的心理素质和社会适应能力。

6. 培养健康心理和社会适应能力　注意智力开发和启迪儿童的求知欲，培养乐观互助、爱生活、爱物品、爱劳动、爱集体等优良品德，增强儿童自信心、是非观念、自制能力。家长也要尊重其人格和自尊心，不可当众斥责、挖苦甚至体罚，以免造成心灵创伤。

7. **常见健康问题及意外的预防**　该年龄组儿童易患各种传染性疾病，如水痘、腮腺炎等，平时应多注意让儿童参加适宜的户外活动，锻炼身体，预防疾病。此期儿童活动能力增强，但危险意识淡薄，易发生各种意外伤害。社区护士应指导家长，注意培养儿童自我保护的意识和能力，学会自我保护。

8. **完成加强免疫**　定期进行加强免疫接种，按免疫程序执行。

9. **合作实行托幼园（所）《卫生保健合格证》制度**　包括托幼儿（所）场地、设施的安全卫生检查及工作人员定期健康检查等。同时建立完整的、行之有效的卫生保健制度。按年龄组合理安排生活内容，培养儿童良好的作息和生活习惯；加强食品卫生管理，科学制订膳食计划，定期进行营养评价；定期对环境、空气、餐具、玩具、物品等进行清洁和消毒工作；按程序继续完成计划免疫，重视对传染病、儿童"四病"、肠道寄生虫病、龋齿、沙眼等常见病的查治工作；应配备专职安保人员定期检查维修园（所）内设施和场地，消除事故隐患；根据幼儿发育的身心特点，科学地安排各种学习和体育活动，每天保证足够的户外活动。

四、学龄期保健

从 6～7 岁入小学起至 12～13 岁进入青春期为止称学龄期。

（一）学龄期儿童身心特点

学龄期儿童体格仍稳步增长，脑的形成已基本和成人相同。除生殖系统外其他器官发育到该阶段已接近成人水平，智能发育趋向成熟，控制、理解、分析等综合能力增强，认知和心理发展非常迅速。学校和环境对其影响较大，同伴成为非常重要的社交对象。儿童在学校教育中智能发育更加成熟，有较强的求知欲，是接受科学文化知识教育的重要时期。此期发病率较此前各期低，但要注意预防近视、龋齿等疾病。

（二）学龄期儿童保健指导

1. **培养良好的生活习惯**

（1）**饮食与营养**　儿童年龄不同，每天所需营养物质也不尽相同，饮食应采用合理膳食。培养儿童不挑食、不偏食、不吃零食的好习惯。还应特别注意早餐的质量和数量，保证吃好早餐，通过课间加餐供应优质蛋白质的食物，不仅满足生长发育的需要，且有益于儿童学习时集中注意力。多食富含钙的食物，加强运动，使骨的发育到最佳状态。减少含糖饮料和零食的摄入，饮用清淡饮料，避免肥胖。

（2）**制订合理的生活制度**　合理安排课内外学习活动及作息时间，睡眠充足，避免疲劳，提高学习效率；配置适合儿童学习和生长发育的教学设施；避免学生作业过多和精神过度紧张。

（3）**养成良好的卫生习惯和用眼卫生**　学龄期儿童的生活基本自理，注意培养个人卫生、饮食卫生和口腔卫生。养成不抽烟、不饮酒、不随地吐痰的良好习惯。读书写字要求保持与书本的距离达 30cm 以上，并保持良好的光线。定期进行视力检查，及早发现弱视、斜视、近视等。

知识拓展

> 用眼卫生包括：①读写姿势要端正，注意"4个1"，即读写时眼书距离保持1尺（33cm）左右，胸距桌边缘保持1拳距离，手指距笔尖1寸（约3cm），连续看书1小时左右要休息片刻，做些轻松的全身活动或做眼保健操以缓解视疲劳。②看电视时应每0.5～1小时休息5～10分钟，眼与电视机屏幕的距离应为电视屏幕对角线的5～7倍，屏幕高度应略低于眼睛，画面有良好的对比度和亮度，室内保持一定照明。③不要在暗弱光或强光下看书写字，不躺在床上看书，不在走路或乘车时看书。

2. 培养正确的坐、立、走姿势 此期是骨骼成长发育的重要阶段，如果长时间弯腰、歪头、歪肩等，会影响脊柱、骨骼的正常发育，甚至造成畸形，所以，培养良好的坐、立、走姿势非常重要。

3. 加强心理保健 学龄期儿童不适应学校生活时，常表现为焦虑、恐惧或拒绝上学，一旦出现问题，学校与家长应相互配合，循循善诱，帮助儿童适应学校生活，而不应该采用简单粗暴的方法和生硬的语言对待儿童，否则会造成心理压力，严重时可导致心理障碍。

4. 安全教育 学龄期儿童由于好奇心、好胜心强，又喜欢探险，喜欢刺激，易发生车祸、溺水、自杀及运动外伤等意外损伤。应加强儿童安全教育，学习交通规则和意外事故的防范知识，训练其预防和处理意外事故的能力，并教育他们互相友爱，遇到意外事故要互相帮助，共同克服困难，减少伤残发生。

5. 常见健康问题的预防及护理 加强免疫工作，预防常见传染病；定期进行全面体格检查，筛检肠道寄生虫病，预防和矫治龋齿、近视、沙眼、脊柱弯曲等常见病。加强体育锻炼，增强抗病能力。

同步练习

1. 哪项不属于儿童期（　　）

    A. 婴儿期　　　　　　B. 青春期　　　　　　C. 胎儿期

    D. 幼儿期　　　　　　E. 学龄期

2. 社区儿童保健的主要任务不包括（　　）

    A. 饮食指导

    B. 做好儿童的健康教育

    C. 增强体质，促进儿童正常的生长发育

    D. 建立社区儿童健康档案

    E. 做好预防保健及康复护理

3. 儿童计划免疫程序主要疫苗不包括（　　）

    A. 卡介苗　　　　　　　B. 乙型脑炎疫苗　　　　C. 脊髓灰质炎疫苗

    D. 百白破三联菌苗　　　E. 麻疹疫苗

4. 婴儿"四病"不包括（　　）

    A. 营养性缺铁性贫血　　B. 维生素 D 缺乏性佝偻病　　C. 小儿肺炎

    D. 先心病　　　　　　　E. 小儿腹泻

5. 新生儿特殊生理现象不包括（　　）

    A. 生理性体重下降　　　B. 生理性黄疸　　　　　C. 乳腺肿大

    D. 假月经　　　　　　　E. 体温下降

第九章 亚健康人和中年人保健

📘 **知识要点**

亚健康状态研究是 21 世纪健康和疾病预防研究领域的热点问题，它为护理学和预防医学增添了新的研究课题。中年人是社会的中坚力量，承担了工作和生活的双重压力。本章主要介绍亚健康的概念、分类、临床表现，中年人的概念、身心特征及常见问题。重点是亚健康人和中年人的保健指导。

"亚健康"介于健康与疾病之间，是社会发展与人类生活水平提高的结果，与现代社会人们不健康的生活方式及所承受的社会压力不断增大有直接关系。亚健康期保健是防病的关键时期，此期处理得当可恢复到健康状态，否则引起各种疾病发生。

第一节 亚健康人的保健

一、亚健康的定义

亚健康理论是 20 世纪 80 年代后期国际医学界的新思维。前苏联的 N. 布赫曼以及后来的许多学者在对亚健康进行深入研究与探索后，把健康与疾病之间存在的一种非健康也非疾病的中间状态称为亚健康。WHO 则将亚健康定义为：亚健康是指健康与疾病之间的临界状态，虽然各种仪器检查及检验结果为阴性，但人体却存在着各种不适的感觉，是一种处于机体结构退化和生理功能减退的失衡状态，又称第三状态或"灰色状态"。因其主诉症状多种多样，且不固定，也被称为"不定陈述综合征"。

二、亚健康的分类

以 WHO 四位一体的健康新概念为依据将亚健康分为四类。

1. 身体亚健康 主要表现为不明原因或排除疾病原因的体力疲劳、虚弱、周身不适、月经周期紊乱或性功能下降等。

2. 心理亚健康 主要表现为不明原因的脑力疲劳、思维紊乱、情感障碍、恐慌、焦虑、自卑以及神经质、冷漠、孤独，甚至产生自杀念头等。

3. 社会适应性亚健康　突出表现为对工作、学习、生活等环境难以适应，人际关系难以协调，即角色错位和不适应是社会适应性亚健康的集中表现。

4. 道德亚健康　主要表现为世界观、人生观和价值观上存在着明显的偏差。

三、亚健康的临床表现

（一）躯体不适表现

全身疲乏无力，浑身酸痛，头痛；睡眠障碍，经常做一些怪异的噩梦；免疫功能下降；性功能低下，自主神经功能紊乱，表现为忽冷忽热，爱出汗，皮肤经常出现烧灼或针刺样不定位的疼痛、麻木、蚁走样等感觉；胃肠功能紊乱，出现食欲不振、厌食、恶心、腹胀、便秘等。

上述躯体不适是多种多样的，常缓慢、渐进地影响着人们的健康，各种临床检查均在正常范围或在临界阈值左右，若不及时调整，将不断地向着疾病方向推进。

（二）心理不适表现

情绪不稳，烦躁易怒，紧张恐惧，焦虑抑郁，妒忌，记忆力下降，注意力不集中，及反应迟钝等。

（三）社会适应不协调

角色错位是社会适应不协调的集中表现，具体表现在对工作、生活、学习等环境难以适应，爱发牢骚，固执己见，偏激，主观片面，脱离实际，与同事、朋友及家庭成员关系紧张，莫名烦恼，孤独感，工作效率很低。

（四）道德不良表现

由于思维方法不科学、错误选择接受、社会默化、从众、个性化心理等心理影响，很多人会在特定时间和环境下，产生一定程度思想道德以及行为的偏差，如运动场"球迷"骚乱，某些"法轮功"练习者受蛊惑自焚行为等，既违反社会伦理道德，又损坏身心，甚至导致违法犯罪。

（五）其他不适表现

如某些重病、慢性病患者虽已进入恢复期，但仍然表现出虚弱、精神萎靡等不适，或人体生命周期中因衰老引起的组织结构老化与生理功能减退所出现的虚弱症状。

知识拓展

检测亚健康的指标有以下 30 个项目：

精神紧张，焦虑不安；孤独自卑，忧郁苦闷；注意力分散，思维肤浅；

容易激动，无事自烦；记忆减退，熟人忘名；兴趣变淡，欲望骤减；

懒于交往，情绪低落；易感乏力，眼易疲倦；精力下降，动作迟缓；

头昏脑涨，不易复原；久站头昏，眼花目眩；肢体酥软，力不从心；

体重减轻，体虚力弱；不易入眠，多梦易醒；晨不愿起，昼常打盹；

局部麻木，手脚易冷；掌腋多汗，舌燥口干；自感低烧，夜有盗汗；

腰酸背痛，此起彼伏；舌生白苔，口臭自生；口舌溃疡，反复发生；

味觉不灵，食欲不振；反酸嗳气，消化不良；便稀便秘，腹部饱胀；

易患感冒，唇起疱疹；鼻塞流涕，咽喉疼痛；憋气气急，呼吸紧迫；

胸痛胸闷，心区压感；心悸心慌，心律不整；耳鸣耳背，易晕车船。

只要符合其中 6 个项目，就可判断为亚健康。

四、亚健康人的保健指导

亚健康的防治是保健、防病的关键。做好亚健康的防治，首先要树立正确的健康观，明确不良生活习惯和行为是致病的高危因素。其次，心理素质、社会因素与亚健康也有着相当密切的关系，所以要造就一个健康的自我，就要有良好的心理素养，保持良好和谐的人际关系。

（一）亚健康人的生理调节

亚健康是潜伏在人体内的"隐性杀手"，多与不良生活方式或习惯有关。所以生理调节的重点应放在健康行为和生活方式的养成上，如合理膳食、节制烟酒、规律生活、适当运动与休息等，具体内容详见中年人保健。

（二）亚健康人的心理社会调节

亚健康的形成与心理、社会因素有密切关系。保持良好的心理状态，培养多方面的兴趣和爱好，是走出亚健康的必备条件。

1. 提高心理素质　心理素质与先天遗传有关，但可以被后天环境和教育改变。因此，要客观地认识自己，不断提高自身的心理承受能力和自我调适能力，正确面对竞争，不断学习充实和完善自己，是减轻心理压力的有效途径之一。

2. 调节个体心态　做好自我心理调整是促进健康行为的重要环节。如保持积极乐观的人生态度，学会释放压抑的情绪，摆脱痛苦的困境；正确处理人际关系，控制情感，增强自信和对他人、对社会的信心。

3. 培养健康心理 健康心理是在生活、社会环境中培养和塑造的，应具有健全的个性，能与人和睦相处，有较强的耐受力、控制力、抗挫折力和适应能力，在工作、学习上发挥高效率，有良好的智能和专业知识，有广泛的兴趣，有积极进取的精神。

4. 心理调节法 心理调节法就是利用心理学的理论知识和技巧，通过各种方法，改变不正确的认知活动和情绪障碍，解决心理上的矛盾。如音乐疗法、自我松弛疗法、娱乐疗法、强化疗法等。

 案例引导

2003 年 4 月 1 日晚上 18 点 41 分，事业如日中天的影视歌三栖明星张国荣从香港东方文华酒店 24 楼健身中心坠下，紧急送往玛丽医院，经医生检验入院前已死亡，终年 46 岁。这突如其来的消息震撼整个华人社会，一代巨星就此陨落，令人扼腕叹息。如果及时就诊，凭借现代技术，医生们完全可以使他康复，但他失去了机会，这是令人痛惜的。

根据以上内容请为亚健康人群制订一份健康教育计划。

第二节 中年人的身心特征及常见问题

一、中年人的定义

中年期是人生岁月中对社会及家庭最具贡献力的阶段。WHO 依据全球人体素质和平均寿命调查，将中年人年龄段划分标准确定为 45～59 岁，发达国家将中年人的年龄界限定为 45～64 岁。中国是发展中国家，中年期定为 35～59 岁，其中 35～45 岁为中年前期，45～59 岁为中年后期或老年前期。

二、中年人的身心特征

心理能力的继续增长和体力的逐渐衰减，是中年人的身心特点。人到中年，知识在不断积累增长，经验日益丰富，然而人体组织结构、各系统生理功能却在不知不觉中下降，各种慢性病的患病率逐渐增高。心理能力继续向上发展，智力发展到最佳状态，能进行逻辑思维和作出理智的判断，具备独立解决问题的能力；情绪趋于稳定，能在大多数场合下按照客观情境控制和调节自己的情绪和情感；能适应环境和把握环境，接受批评和意见，并按正确意见调整自己的行为；自我意识明确，意志坚强。

知识拓展

　　心理学家莱文森认为，中年人被夹在年轻人与老年人之间，家庭与事业之间，是"被约束的一代"，面对"角色的压力"与"中年危机"。中年期是一生中扮演角色最多的时期，人际关系通常涉及亲子关系、双亲关系、夫妻关系、同事关系、朋友关系诸多方面。Marks 研究表明，不同的角色能使人产生不同的幸福感。在家庭关系中，中年人要赡养父母，培养教育子女，集诸多事务于一身，使得一些中年人身心疲惫；在工作中，要协调上下级关系，激烈的工作竞争，使得中年人的工作节奏加快，心理压力加剧；日常生活中，婚姻关系需要用心经营，许多夫妇由于生活和工作压力大，双方缺乏沟通，影响婚姻质量。

三、中年人常见的健康问题

 案例引导

　　2012 年 11 月 25 日，随中国首艘航母辽宁舰参与歼－15 舰载机起降训练的歼－15 飞机研制现场总指挥、中航工业沈飞集团董事长兼总经理罗阳同志在大连执行任务时突发急性心肌梗死，心源性猝死，经抢救无效于当日在工作岗位上殉职，享年 51 岁。

　　问题：他引起急性心肌梗死的原因有哪些？请为与此相似的事业有成的中年人制订一份健康护理计划。

　　随着年龄的增长，中年人的生理功能逐渐下降，加上工作和生活的压力，其体力消耗较大，对外界的适应能力和抵抗疾病的能力都呈逐渐下降趋势，对各种疾病的易感性逐渐增高。

（一）身体健康问题

1. 高血压　属于中年期常见的慢性疾病。高血压除与遗传因素有关外，与精神紧张、肥胖、生活及饮食习惯也密切相关。

2. 冠心病　好发于 40 岁以后，居中年人心脏病之首位。中年期冠心病的发生与肥胖、高血压、高血脂、高血糖及年龄等生理改变和吸烟、饮食不当、生活不规律等不良生活方式有关。

3. 糖尿病　糖尿病为中年人常见的代谢性疾病。中年期糖尿病的特点为发病率高，多属于 2 型糖尿病。

4. 高脂血症　随着人们生活水平的提高，运动量降低，高脂血症在中年人群中的发病率呈上升趋势，其发病隐匿，容易被忽视，是威胁人群健康的隐形杀手。

5. 恶性肿瘤　目前中年人的恶性肿瘤发病率呈明显上升趋势。不平衡膳食、营养过度或营养缺乏都与肿瘤的发生有关。

6. 脂肪肝 中年人由于生理功能逐渐减退，内脏功能和代谢功能下降，活动和体育锻炼减少，体内能量转换随之减少，过剩脂肪易于堆积肝脏而形成脂肪肝。

（二）心理问题

1. 心理疲劳 中年人长期超负荷工作，精神紧张，使身体处于一种焦虑、烦躁、紧张、恐惧和忧虑的压力状态。表现为：①疲乏无力，睡眠差；②工作生活缺乏动力，效率低，容易出错；③人际关系淡漠；④感情容易冲动并敏感，对小事容易产生极端情绪；⑤易产生视力疲劳、视力迟钝，全身不舒服，有眩晕、头痛、背酸、食欲差的症状；⑥心理上有悲伤、委屈、苦闷、烦恼和不平等等精神痛苦。

2. 中年期神经症 长期的精神心理压力或精神创伤易导致神经症的发生。表现为：①神经衰弱的症状，如失眠、头晕、头痛、注意力不集中、记忆力下降；②自主神经功能障碍症状，如心悸、多汗、潮热等；③情绪反应，如情绪不稳、易激惹、烦躁、焦虑等。

3. 中年期抑郁症 表现为精神紧张、焦虑，自感全身不适，睡眠差，常常自责、愁眉苦脸、坐立不安等，并伴随自主神经紊乱症状。

第三节 中年人保健指导

中年人虽年富力强，但隐藏着许多影响身体健康的因素，所以必须给予极大的关注和重视。做好社区中年人的保健有利于延长其寿命，提高工作能力与效率，降低各种慢性病的发病率和发病速度。

一、中年人保健的基本要点

1. 重视亚健康状态的防治 中年人处于亚健康状态的比例较高，因此维护健康的关键就是重视自身健康。中年人应充分认识到维护健康对个体、家庭、社区和社会的重要性。

2. 建立健康的生活方式 中年人建立和保持健康的关键是建立健康、科学、文明的生活方式和行为方式。

3. 提高自我保健的能力 中年人的保健需有一个良好而完整的体系，通过各方面的协作，提高自我保健意识，增强自我保健能力，做好自我治疗和护理，对疾病做到早发现、早诊断、早治疗。

二、中年人保健措施

（一）定期进行体检

定期体检是指在一定时期内（一般为1年，也可以根据个人情况具体确定）进行的一次全面身体检查。只有定期进行体格检查，才能早期发现身体隐藏的疾患，及早预防，及早治疗。社区护士应向中年人宣传定期检查的重要性，鼓励其坚持定期健康体检，充分了解自身的健康状况。

知识拓展

中年人须警惕六个疾病信号：①晚上口渴或尿频，尤其是夜尿增多，尿液滴沥不尽，考虑糖尿病、前列腺肥大或前列腺癌；②上斜坡或楼梯时就出现气喘、心慌，经常感到胸闷、胸痛，可能是高血压和冠状动脉硬化的前兆；③近日来咳嗽痰多，时而痰中带有血丝，与肺炎、肺结核、支气管扩张、肺癌等有关；④胃部不适，常有隐痛、反酸、嗳气等症状，考虑慢性胃病，尤其是胃溃疡或胃癌；⑤食欲不振，吃一点油腻或不易消化的食物就感到上腹部闷胀不适，大便没有规律，考虑肝胆疾病、胃病或胃癌、结肠癌等；⑥脸部、眼睑和下肢常浮肿，血压高伴有头痛、腰酸背痛，则可能是患肾脏疾病。

中年人定期检查的主要项目有：①血压：40 岁后应注意测量血压，以便尽早发现高血压进行治疗；②眼底：以早期发现各种眼病和动脉硬化；③尿液：以早期发现肾脏病、糖尿病；④血脂：至少 1 年 1 次；⑤心电图：有利于早期发现冠心病；⑥胸部 X 线透视：以早期发现有无肺部疾病，如肺部肿瘤、肺结核等；⑦大便隐血试验：可以早期发现胃癌、结肠癌等消化系统疾病；⑧肛门指检：有助于早期发现直肠癌、男性前列腺病变；⑨妇科检查：中年期妇女乳腺癌、宫颈癌等发病率较高，应定期进行妇科检查。

（二）加强合理营养

1. 营养平衡，饮食合理搭配　中年人每日饮食营养要均衡，尤其要摄入适量的蛋白质、矿物质、维生素、低胆固醇及低热量食物，如动物蛋白、植物蛋白、蔬菜、水果等，做到荤素搭配。提倡食用植物油和低盐饮食。

2. 合理烹调　科学合理的烹调不但有助于食物营养成分的保存，而且有利于消化吸收，提高营养成分的利用率。

3. 一日三餐合理安排　中年人往往因工作关系，一日三餐分配不科学而致营养失调。我国有"早吃好、午吃饱、晚吃少"的谚语。所谓"早吃好"重在早餐营养丰富，宜含蛋白质丰富的食物，如牛奶、豆浆、鸡蛋等，"午吃饱"指午餐食物种类丰富，"晚吃少"则指晚餐以清淡食物为佳，不宜过饱。

（三）注意工作、休息与睡眠

中年人过劳导致死亡的比例急剧增加是值得关注的问题。过劳死是指由于急性循环系统疾病导致的突然死亡。其发病与有关循环系统疾病未被发现或症状较轻没有及时正确治疗，工作责任重、压力大，1 个月内加班超过 100 小时等因素有关。因此要注意减轻工作强度，避免疲劳，注意劳逸结合，放松身心。

另外，中年人由于身体器官功能减退，加上工作任务重，易发生疲劳等现象，因此应注意合理安排休息，保证每晚 6 ~ 8 小时的睡眠时间，以便补充体力。

 案例引导

　　浙江大学数学系教授、博士生导师何勇，因过度疲劳，患弥漫性肝癌晚期病逝。他从确诊为肝癌晚期到病逝仅仅 30 天。何勇自浙江大学保送研究生，读硕士、博士均提前毕业，被聘为副教授、教授均是破格"晋升"，然而却在风华正茂的年纪不幸病逝。

　　试分析何教授除肝癌本身所致器官功能衰竭而死亡以外的原因。社区中年人应该从哪些方面防止过劳死？

（四）适当进行运动与休闲活动

运动是去除亚健康和解除压力的最好办法。运动可以储备生命力，保持旺盛的工作精力和能力，可以加速血液循环，增强心脏收缩力，改善呼吸功能；运动可以强筋健骨，提高反应能力，延缓衰老；运动可以加快代谢，促进消化吸收。中年人运动应该以有氧运动为主，运动时应注意：①逐渐增加运动量、速度和力量；②避免运动过量，以不感到疲倦为宜；③若中年人体重过重，而且有心脑血管疾病的家族史，或是久坐的工作，应经健康检查后，根据运动处方来进行锻炼。

（五）正确面对更年期

虽然更年期是人体生命发展过程中的自然现象，但男女两性都会因身体逐渐衰老而感受到压力，形成不必要的负担。尤其是更年期的妇女，可能会因感觉丧失生育能力、性能力减退、魅力减低而沮丧或忧虑，也可能因子女自立或成家而感到空虚。中年人应正视更年期，从以下几方面做好身心调适。

1. 正确认识个体身体器官功能的变化属于自然现象。

2. 不要太在意因衰老所造成的外表变化，应重视内涵及内在情感的流露，培养个人兴趣，参与娱乐活动，与朋友分享情感，以减少枯燥与寂寞。

3. 安排好工作、生活与休息，饮食、起居有规律，劳逸适度，保持充足的睡眠，多到户外活动，可减轻各种不适症状。

4. 对少数症状比较明显的女性，给予适当的治疗，影响生活和工作者可适量应用镇静、解痉或安眠药物等。

5. 男性更年期时可多参加业余活动，也可指导其家人给予关怀，减轻症状。症状严重者可在医生指导下适当地应用药物以减轻症状。

（六）做好自我检查

自我检查是通过自己的感官或借助简单的器具对自身进行的一种检查。中年人应在社区医生和护士的正确指导下，定期自我检查，如实记录检查结果及自觉症状，为专业人士的诊治或判断提供参考依据。自我检查的项目包括：①一般情况：体温、脉搏、呼吸、血压、体重、面容、面色、皮肤和淋巴结等。②头颈部检查：眼、耳、鼻、舌、口腔、甲状腺和气管等。③胸部检查：胸廓、心尖搏动、乳房等。④腹部检查：腹部外形，腹部有无压痛和肿块等。⑤脊柱、四肢及关节。⑥外生殖器、肛门及大小便的情况。

（七）注意心理卫生

中年人由于工作繁忙，家庭拖累，现实生活中许多矛盾得不到解决，致使情绪处于紧张、焦虑、忧郁状态，加之机体生理功能逐渐衰退，内分泌失调，各种身体和精神疾病容易发生，因此应注意心理卫生，保持愉快的情绪，可延缓衰老，增进健康。

1. 要正视现实，适应环境。中年人必须务实，目标不应过高或过低，目标过高难以实现会使人沮丧，削弱自信心，目标过低会使人缺乏紧迫感。

2. 保持进取、乐观的人生态度，不为挫折、压力所阻挡。

3. 善于调节、控制情绪，保持积极的心态。

4. 学会善于用脑和合理用脑。

同步练习

1. 亚健康分类错误的是（　　　）

   A. 身体亚健康　　　　　　B. 心理亚健康　　　　　C. 社会适应性亚健康

   D. 道德亚健康　　　　　　E. 品质亚健康

2. 亚健康临床表现错误的是（　　　）

   A. 躯体不适表现　　　　　B. 心理不适表现　　　　C. 社会适应不协调

   D. 道德不良表现　　　　　E. 品质不良表现

3. 亚健康人的心理社会调节错误的是（　　　）

   A. 身体调节法　　　　　　B. 提高心理素质　　　　C. 调节不良心态

   D. 培养健康心理　　　　　E. 心理调节法

4. 中年人的年龄阶段是（　　　）

   A. 40～50 岁　　　　　　B. 35～59 岁　　　　　C. 35～60 岁

   D. 45～55 岁　　　　　　E. 45～65 岁

5. 中年人保健措施不正确的是（　　　）

   A. 合理营养　　　　　　　B. 定期自我检查　　　　C. 注意心理卫生

   D. 正确面对离退休综合征　E. 正确面对更年期

第十章　社区老年人保健

📖 知识要点

　　我国是人口大国，我国的老年人口占世界老年人口总数的20%。人口老龄化是我国在21世纪面临的主要社会问题之一，解决这一问题的最好办法是实现"健康老龄化"，而实现"健康老龄化"的基础与重要环节是做好社区老年人的保健工作。本章主要介绍老年人基本概况，老年人的生理、心理和社会角色特点及常见问题，老年人保健指导。重点是掌握老年期的年龄划分标准及保健内容，难点是老年人生理、心理和社会角色特点及常见问题。

　　随着人们生活水平的不断提高，医疗卫生条件的日益改善，人的寿命不断增长，人口老龄化已成为21世纪一个重要的社会问题。我国老龄人口增长在基数和速度方面都属世界之首，老年人的健康问题已引起全社会的重视。老年人的生活质量，不仅关系到个人和家庭的幸福，也关系到国家的经济发展和社会稳定。由于大多数老年人生活在社区家庭中，所以，开展社区老年人保健护理，提高老年人的自我保健能力，是实现"健康老龄化"的重要保证。

第一节　老年人概述

一、概念

（一）老年人年龄界限

　　世界卫生组织（WHO）对老年人年龄的划分有两个标准：在发达国家65岁以上的人群定义为老年人，在发展中国家则将60岁以上人群称为老年人。

（二）老年期的年龄划分标准

　　1. 我国老年期的年龄划分标准　现阶段我国老年人按时序年龄的划分标准为：45~59岁为老年前期，即中老年人；60~89岁为老年期，即老年人；90~99岁为长寿期，即长寿老年人；100岁及其以上为寿星，即百岁老年人。

2. 世界卫生组织老年期的年龄划分标准 44 岁以下为青年人；45 ~ 59 岁为中年人；60 ~ 74 岁为年轻老年人；75 ~ 89 岁为老老年人；90 岁以上为非常老的老年人或长寿老年人。此标准兼顾发达国家和发展中国家，既考虑到人类平均预期寿命不断延长的发展趋势，又是人类健康水平日益提高的必然结果。

二、我国人口老龄化现状及发展趋势

人口老龄化简称人口老化。WHO 针对发达国家和发展中国家不同人口年龄结构的状况，制订了不同的人口老龄化标准，即：①发达国家 65 岁及以上人口达到或超过总人口的 7%；②发展中国家 60 岁及以上人口达到或超过总人口的 10%。达到该标准的国家（或地区）即称为老龄化国家（或地区），达到该标准的社会即称为老龄化社会。

（一）我国人口老龄化的现状

中国是世界上老年人口最多、增长速度最快的国家。2005 年 11 月我国 60 岁以上人口约占总人口的 11.03%。我国人口老龄化需求高于经济发展的承受程度，给我国经济和社会发展带来严峻的挑战。据估计，从 2001 年至 2100 年，中国人口老龄化发展进程大致可分为三个阶段：

第一阶段：快速老龄化阶段，是 2001 年至 2020 年。老龄化水平将达到 17.17%，其中 80 岁及以上老年人数将占老年人口的 12.37%。

第二阶段：加速老龄化阶段，是 2021 年至 2050 年。据估计到 2023 年老年人口数量将达到 2.7 亿，到 2050 年，老年人口总量将达到 4 亿，老龄化水平推进到 30% 以上，其中 80 岁及以上老年人口占 21.78%。

第三阶段：稳定的重度老龄化阶段，是 2051 年至 2100 年。此阶段老年人口规模将稳定在 3 亿 ~ 4 亿，老龄化水平将稳定在 31% 左右，80 岁及以上高龄老年人占老年总人口数的比重保持在 25% ~ 30%，进入一个高度老龄化平台期。

知识拓展

联合国老年人保健原则

1991 年 12 月 16 日联合国大会通过《联合国老年人原则》，该原则强调老年人的独立、参与、照顾、自我充实和尊重共计 17 条。其中"独立"包括了老年人应享有足够的生活和保健条件等 6 条；"参与"包括了老年人应该始终融合于社会等 3 条；"照顾"包括了老年人应享有家庭和社区的照顾和保护等 4 条；"自我充实"包括了老年人应发挥潜力，享用社会的教育、文化、精神和文艺资源等 2 条；"尊重"包括了老年人应受到尊重和公平对待等 2 条。

（二）我国人口老龄化发展趋势

1. 人口老龄化速度快，来势猛 我国人口年龄结构从成年型转变为老年型仅用了

18 年左右的时间，与发达国家相比，速度惊人。

2. 区域分布不均衡，差异大　我国东部沿海地区经济发达，人口老龄化的速度和程度远远快于西部经济欠发达地区。1979 年最早进入人口老年型行列的上海和最迟 2012 年进入人口老年型行列的宁夏比较，时间跨度长达 33 年。可见，中西部地区人口老龄化的程度偏低。

3. 人口老龄化城乡倒置　由于大量青壮年人口由农村流向城市，农村的人口老龄化比城市更为严重。

4. 女性老龄化比例高　随着年龄的增大，女性老年人的比例不断上升。我国 80 岁及以上人口中，男性所占比例为 36.9%，女性为 63.1%，百岁老年人中女性比例达到 77%。

第二节　老年人生理心理特点及常见疾病

老年期是人生命过程的重要阶段。此阶段人处于衰老的过程，身体各器官的结构老化，功能下降，出现一系列与衰老有关的生理改变，对环境适应能力逐渐减退，容易罹患各种慢性疾病。

一、老年人的身心特点

随着机体的老化，老年人的各种感知觉明显衰退，注意力下降，记忆力减退，思维能力降低，想象能力减退，平衡与操作能力降低。老年人离退休后，随着人际交往的减少，生活圈子的缩小，隔离感、孤独感、依恋感渐生；在认知上，出现成熟性与衰退性的对立统一，认知的成熟，是老年人重要的心理特征之一，然而，由于感官的衰老和大脑功能的衰退，又必然导致认知的衰退，对新近的事物接纳、记忆较差，因而影响认知的进一步发展；在心态上，表现为积极性与消极性的对立统一，积极心态在老年人中仍然占主导地位，但由于生理功能的衰退和疾病的困扰，一种"心有余而力不足"的心理体验油然而生。尽管如此，老年人阅历深，见识广，经验丰富，善于理论思维，长于深谋远虑，故考虑问题全面、深刻、实际。

二、老年人常见心理问题

（一）焦虑

焦虑分急性焦虑和慢性焦虑两类。

急性焦虑发作时突然感到不明原因的惊慌、紧张不安、心烦意乱、坐卧不安、激动、哭泣，常伴有多汗、口干、脉搏加快、血压升高等躯体症状。严重时，可出现胸闷、心悸，有濒死感，并产生幻想和幻觉。一般持续几分钟到几小时后症状缓解或消失。

慢性焦虑情绪持续较久，可表现为有不安的预感，经常提心吊胆，注意力不集中，生活中稍有不如意就心烦意乱，易与他人发生冲突。

（二）抑郁

抑郁是个体失去某种其重视或追求的东西时产生的态度体验，是一种常见的情绪反应。

多数老年人表现为情绪低落，思维迟缓，丧失兴趣，缺乏活力，食欲减退，失眠等。当抑郁情绪消失后，这些症状也随之减轻或消除。严重抑郁症老年人的自杀决心也较坚决，行动较隐蔽，自杀成功率也较高，应注意防范。

（三）孤独

孤独是一种心灵的隔膜，是一种被疏远、被抛弃和不被他人接纳的情绪体验。孤独寂寞、社会活动减少会使老年人产生伤感、抑郁情绪。长期孤独会给老年人带来持久的社会心理压力，有的老年人会因孤独而转化为抑郁症，有自杀倾向。

（四）其他

老年人由于体弱多病、力不从心、离退休、子女成家而自己独守空巢等因素，还会导致自卑、失落、多疑、恐惧、精神困扰等其他心理问题，应帮助老年人积极应对，寻求家庭和社会支持，共同维护和促进老年人的心理健康。

知识拓展

判断老年人心理健康的三项原则：①心理与环境的同一性。任何正常的心理活动和行为，无论形式和内容，均应与客观环境保持一致，即同一性。若与外界失去同一性就属于非正常的心理行为。②心理与行为的完整性。个人的认知、情感、意志在自身是一个完整协调的统一体，是确保个体具有良好社会功能的心理基础。③人格的稳定性。人格的相对稳定性是保证心理健康的重要组成部分。

三、老年人患病的特点

老年人容易罹患各种慢性疾病。一类是老年人特有的疾病，即始发于老年期的疾病，包括老年性白内障、神经性耳聋、骨质疏松症、老年性痴呆、前列腺增生、老年性阴道炎等；另一类是非老年人特有，但随着增龄发病率明显增高的疾病，如高血压、冠心病、2 型糖尿病、慢性阻塞性肺部疾病、癌症等。老年人患病主要有以下几个特点。

1. 起病隐匿，症状不典型　老年人感受性减低，往往疾病已较严重时症状仍不明显、不典型，极易造成漏诊和误诊。

2. 多种疾病同时存在，病情复杂　老年人的机体调节及应激能力差，体内防御和代偿功能减退，易同时患有多种疾病。不同疾病可出现相似的症状或体征，给临床判断及治疗带来困难和干扰。

3. 病情变化迅速　老年患者病情发展迅速或变化突然，容易出现不同程度的意识障碍，甚至猝死，需及时发现和处理。

4. 病程长，恢复慢，致残率高　老年人患病后容易转变为慢性过程，病程长，病情复杂，预后较差，常导致自理能力下降。因久病卧床，容易出现各系统的废用综合征。

5. 并发症多，病死率高　常见的并发症有各种感染，水、电解质和酸碱平衡紊乱，血栓形成和栓塞，多器官功能障碍综合征，心理障碍等。

第三节　老年人的社会角色特点及常见问题

一、老年人的社会角色特点

老年人面临着离退休、收入减少、社会地位改变、子女离家、配偶和朋友死亡等诸多方面的重大生活改变。

1. 离退休　绝大多数老年人从以工作为中心的职业角色过渡为以家庭为中心的闲暇角色，生活重心转移到家庭，社会交往范围变窄，收入减少，以往的社会地位改变。

2. 子女离家　随着家庭结构的改变，多数老年人面临子女离家的生活改变，从照顾子女生活起居的紧张而规律的生活转向只有老年夫妇的闲暇生活。

3. 配偶和朋友死亡　随着年龄的增长，老年人将面临配偶、亲朋好友的逐渐离世，有些丧偶老年人还面临着再婚带来的一系列问题和挑战。

二、老年人常见的社会问题

（一）离退休综合征

1. 概念　离退休综合征指老年人离退休后，不能适应社会角色、生活环境和生活方式的变化，而出现焦虑、抑郁、悲哀、恐惧等消极情绪，或因此产生偏离常态行为的适应性心理障碍。

2. 表现　①情绪变化明显：表现为无力感、无用感、无助感和无望感，易出现焦虑、抑郁、悲观、恐惧等消极情绪；②行为明显不同于以前：主要表现为行为反复或无所适从，注意力不能集中，做事常出错，对现实不满，容易怀旧。

3. 好发因素

（1）个性特点　平素工作繁忙、事业心强、严谨、固执的人，易患离退休综合征。

（2）个人爱好　除工作外爱好较少的人，由于退休后失去了精神寄托，生活变得枯燥、乏味，容易发生心理障碍；而退休前爱好广泛的老年人则不同，可以充分享受闲暇所带来的生活乐趣，不易出现心理异常。

（3）人际关系　不善交际的老年人容易感到孤独，烦恼无处倾诉，情感需要得不到满足，易引发离退休综合征；相反，老年人如果人际交往广，善于结交新朋友，则不易出现消极情绪。

（4）职业性质　管理者在退休之前有较高的社会地位和广泛的社会联系，退休以后，生活的重心变成了家庭琐事，社会联系骤然减少，容易感到很不适应，易出现离退休综合征；相反，普通劳动者退休后摆脱了沉重的体力劳动，有更充裕的时间料理家务、消遣娱乐和结交朋友，而且有一定的退休金和公费医疗，所以内心容易满足，不易出现离退休综合征。

（5）性别　通常男性比女性更难适应离退休的各种变化，易出现离退休综合征。

4. 健康指导　对临近退休和已经退休的老人，应帮助他们认识离退休不同时期的心理特点，以相应的措施与心态去适应离退休生活。

（1）等待期　指导老年人在离退休前做好心理准备，以积极的态度正确对待和迎接离退休生活。此期可适当减少工作量，多与已退休人员交流，及早寻找新的精神依托。

（2）退休期　指导老人面对现实，重新设计和安排生活。①发挥潜能：退休后可积极寻找机会做一些力所能及的工作。②善于学习：提倡退休后继续学习新知识，读书、看报。通过学习可促进大脑的活动，延缓智力衰退，更新知识，适应社会发展过程中不断出现的新事物。③培养爱好：有意识地培养一些爱好，丰富和充实自己的生活。④扩大社交：退休后应努力保持与旧友的关系，并主动建立新的人际网络，以排解孤独、寂寞。⑤生活规律：养成规律的生活习惯和饮食卫生习惯，戒除有害健康的不良嗜好，建立健康的生活方式。⑥控制情绪：应做到知足常乐，并学习一些调节情绪的方法，使不良情绪尽快得以转移。

（3）适应期　大部分老年人在 1~2 年时间里都会适应退休后的生活。不能适应离退休生活的老人，若出现身体不适、心情不佳、情绪低落时，应主动寻求帮助，必要时可在医生指导下适当服用药物或接受心理治疗。

（二）空巢综合征

1. 概念　"空巢家庭"是指无子女共处，只剩下老年人独自生活的家庭。空巢老人常要担心生活的照顾问题与疾病的医护问题，易出现无助感等消极情绪。

2. 表现　①精神空虚，无所事事。子女离家后，老年人由原来多年形成的紧张而有规律的生活突然转入松散、闲暇的生活状态，若不能很快适应，便会出现情绪不稳、烦躁不安、消沉抑郁。②孤独、悲观，社会交往少。老年人一旦出现"空巢"会在感情上失去支柱，感到孤独、悲观，心情抑郁，社会交往少。③躯体上变化较大，可出现失眠、头痛、乏力、心慌气短、消化不良等症状，严重者还可罹患高血压、心律失常、冠心病、消化性溃疡等疾病。

3. 健康指导　为减少子女离家对老年人情感上带来的冲击，老年人应在子女离家前做好心理准备，调整自己的生活节奏。孩子离家后，老人要注意培养爱好，使自己的生活丰富多彩；注意维持社会交往，缓解孤独感；夫妻间应相互给予更多的关心、体贴和安慰，建立新的规律和情感支持系统。

知识拓展

　　日间老年人护理服务又被称为"日托"，是指对那些不愿住在老年护理医院、生活自理有困难、白天无人照顾的老年人，提供接送、用餐、康复等医疗护理服务。这种服务可帮助家属减少因照顾老人而影响工作的顾虑，同时又使老年人能得到较好的照顾，是一种值得推广的社区服务项目。

（三）丧偶

　　1. 丧偶老人的心理特点　丧偶老人的心理变化剧烈，其心理活动可分为 5 个阶段，各阶段长短因人而异。

　　（1）震惊　往往感到痛不欲生。

　　（2）情绪波动　对死者和其他人发怒或带有敌意。

　　（3）孤独　由于失去配偶，易出现孤独，愿意诉说自己的不幸，希望得到别人的同情和理解。

　　（4）绝望　此时已经意识到配偶已永远失去了，正常的生活已彻底打乱了，整个心被绝望占据。

　　（5）重建新模式　开始从绝望中恢复，重新组织新的生活，把情感转移到其他人或事上去，主动地压抑悲痛的情绪。

　　2. 健康指导　为尽快摆脱和缩短因过度悲伤而引起的心理障碍，应指导丧偶后的老年人采取措施进行调节。①自我宽慰：要使丧偶老人领悟到，对配偶最好的怀念就是保重自己的身体，让家人放心。②转移注意力：通过遗物收藏、家具移动、参加社区活动等，把注意力转移到现实与未来的生活中。③寻求积极的生活方式：如培养爱好、增加社交活动等，拓展生活圈，摆脱痛苦，尽快走出丧偶后的心理阴影。④建立新的依恋关心：与子女、朋友建立一种新的依恋关心，以减轻对配偶的哀思。适当情况下，再婚也是建立新的依恋关系的途径之一。

第四节　老年人保健指导

课堂互动

　　吴某，70 岁，身高 170cm，体重 78kg，退休干部，不爱运动。有吸烟史 40 余年，每天 1 包。饮酒史 30 年，白酒每天 100ml。

　　问题：该老人存在哪些方面的健康问题？请为该老人制订一份健康教育计划。

一、老年人日常生活保健指导

（一）生活环境的调整

1. 舒适 老年人的居室温度以 22℃ ~24℃ 为宜；湿度以 50% ~60% 为宜；居室要经常通风，保证室内空气新鲜；采光要适当，尤其要保持适当的夜间照明；室内装饰以简明为主，避免花哨或过多装饰。

2. 安全 老年人的房屋一般以平房或楼房 1~3 层为宜；室内设备尽量简洁，避免堆放过多杂物；床铺软硬适度，床高 40~50cm 为宜；卫生间最好临近卧室或在卧室内，宜用坐式便器，高度 45cm 左右；浴盆旁应有扶手。

（二）饮食指导

1. 老年人的营养需求

（1）碳水化合物 老年人户外活动和运动量减少，热能消耗减少，基础代谢降低，因此，应避免摄入过多热能，以免导致超重或肥胖。每日需要量 100~300g，占总热量的 55% ~65%。以多糖为宜，如谷类、薯类，还可提供维生素、膳食纤维等其他营养素。

（2）蛋白质 老年人消化液分泌减少，过多的蛋白质可加重肝、肾负担，因此，每天的蛋白质摄入量不宜过多。每日需要量每公斤体重 1~1.5g，占总热量的 20%。以优质蛋白质为主，宜多吃豆类制品、鱼虾、奶类、瘦肉等。有慢性疾病者，应根据需要控制蛋白质的摄入量。

（3）脂肪 脂肪不宜过多，以摄入的脂肪占总热能的 20% ~30% 为宜。尽量选用含不饱和脂肪酸较多的植物油，如花生油、豆油、菜油、玉米油等；少食含饱和脂肪酸和胆固醇过高的食物，如猪油、肥肉、动物内脏、蟹黄等。

（4）矿物质和微量元素 ①钙：老年人容易发生钙代谢负平衡，特别是绝经后女性，易出现骨质疏松。因此，膳食中应增加富含钙质的食物，如奶类制品、豆类制品，以及坚果类如核桃、花生等。②铁：老年人应注意选择含铁丰富的食物，如瘦肉、猪肝、黑木耳、紫菜、豆类等。③碘：老年人甲状腺分泌减少，应适当食用含碘丰富的食物，如海带、紫菜等。④钾：钾缺乏可使肌力下降，而导致倦怠感，故应适当摄入含钾的食物，如柑橘类水果。⑤硒：可防止衰老，应多食用"黑色食品"如黑米、黑芝麻、黑木耳等。

（5）维生素 维生素在延缓衰老过程中起重要作用。富含维生素的食物可增强机体抵抗力，特别是 B 族维生素，能增加食欲。蔬菜和水果可增加维生素的摄入，并有较好的通便功能。

（6）膳食纤维 主要存在于谷类、薯类、豆类、蔬果等食物中。膳食纤维可帮助通便，吸附由细菌分解胆酸等而生成的致癌物质，促进胆固醇代谢，防止心血管疾病，降低餐后血糖，防止热能摄入过多等。老年人的摄入量以每天 30g 为宜。

（7）水分　老年人水分摄入不足，容易发生便秘，过多饮水又会增加心、肾负担。老年人口渴感较迟钝，要主动补充水分，一般以每天 1500～2000ml 为宜。

2. 老年人饮食原则

（1）平衡膳食　适当限制热量摄入，保证优质蛋白、低脂肪、低糖、低盐、高维生素食物，适当补充钙、铁。

（2）易消化、易吸收　食物宜细、软、松，烹饪时宜采取蒸、煮、炖的方式。

（3）饮食规律　少食多餐，避免暴饮暴食或过饥过饱。

3. 避免食用和建议食用的食物

（1）避免食用的食物　①含铅食品，如松花蛋、爆米花、罐装食品；②腌制食品，如咸鱼、腊肉、酸菜、泡菜；③油炸食品，如油条、油炸鱼（虾）等；④粉丝、凉粉等（含铝添加剂）；⑤酒精饮料。

（2）建议食用的食物　①牛奶：含蛋白质、钙、维生素 B_1 丰富；②鸡蛋：富含蛋白质、卵磷脂；③鱼类：富含蛋白质、钙、不饱和脂肪酸；④花生：含卵磷脂、脑磷脂；⑤小米：含维生素 B_1、B_2 等；⑥玉米：含多种不饱和脂肪酸、谷氨酸；⑦黄花菜：宜食干品，煮熟吃；⑧辣椒：含维生素 C、辣椒碱；⑨菠菜：含维生素 A、C、B_1、B_2；⑩柑橘、菠萝等：富含维生素 A、C、B_1。

（三）活动的指导

1. 活动的意义　活动可促进人体新陈代谢，使组织器官充满活力，增强和改善机体的功能。活动还可丰富老年人的日常生活，调动积极情绪，延缓衰老。

2. 老年人活动原则

（1）适宜的项目　如快走、慢跑、太极拳、气功、跳舞、游泳、骑车等运动。

（2）适宜的活动强度　老年人的活动强度应根据身体状况来选择，活动后心率以（170－年龄）次/分为宜。活动时应注意自我感觉：①若活动时全身有热感或微出汗，活动后感觉轻松或稍有疲劳，食欲、睡眠好，精神振作，说明活动强度适当；②若活动时身体不发热或无出汗，脉搏增加不明显，表明活动强度过小；③若活动后感到很疲乏、头晕、胸闷、气促、心悸、睡眠不良，表明活动强度过大；④若活动中出现严重胸闷、气喘、心绞痛、心律失常等，应立即停止活动，并及时就医。

（3）适宜的活动时间　以每天 1～2 次，每次 30 分钟左右，每天活动总时间不超过 2 小时为宜。活动时间最好选择早上起床后，因早晨空气新鲜，精神饱满。

（4）适宜的活动场所和气候　尽可能选择空气新鲜、安静清幽的活动场所。夏季高温炎热，户外活动要防止中暑；冬季严寒冰冷，户外活动要防跌倒和受凉。

（5）其他　活动要循序渐进，持之以恒，要让机体有一个逐渐适应的过程。对年老体弱、患有多种慢性病者，应在医护人员的指导下进行活动。

（四）用药指导

老年人由于生理功能减退，用药种类复杂，累加用药量大，已成为药物不良反应的主要伤害对象。因此，应对老年人用药进行正确指导，以保证药效，减少药物不良反应。

1. 选择合理给药途径 患慢性病的老年人，可选用口服给药，一般不主张用静脉滴注和肌内注射方法给药，但如患急性病、急性感染，伴有高热、病情危重等情况，则需要静脉途径给药。在静脉给药时，一定要考虑老年人心脏功能状况，尽量减慢给药的滴速，减少输入液体的量，多药合用时要注意配伍禁忌。

2. 用药量不宜过大 老年人用药量及间隔时间均应根据年龄、身体状况而定，尤其是高龄老人，用药应参照成人常用量适当减量，需要时应从小剂量开始逐渐加大剂量。有人认为，一般 60~80 岁的老人用药量应为成人量的 3/5~4/5，80 岁以上的老人用药量应为成人量的 1/2。

3. 用药种类不宜过多 由于实际用药效果与药物相互作用引起的不良反应往往难以预测，所以老年人用药种类和次数应尽量减少。

4. 遵照医嘱服药 老年人不可自行滥用药物，不得随意更改用药剂量与时间。

5. 观察药物的不良反应 老年慢性病人在家庭自我护理中有必要了解常见药物的不良反应。对有些不可避免的不良反应应告知家人，做好心理准备和应对准备。出现严重不良反应时，应即刻与医务人员联系，避免意外发生。

（五）定期健康检查

老年人一般每年进行 1~2 次定期体检，常规性检验项目最好每季度查一次。要注意保管好体检记录和化验单，以便进行比较。

老年人健康检查的主要内容有：①一般情况检查，包括体重、血压等。②临床各科检查。③心电图检查、肝肾功能检查。④胸透。⑤腹部 B 超。⑥血、尿、粪的常规检查。⑦血糖、血脂检查。此外，检查眼底可反映动脉硬化的程度；测定甲胎蛋白可早期发现肝癌；大便潜血试验可早期发现消化道疾患及癌症；肛门指检有助于发现直肠癌等。老年人可根据个人情况进行检查。

二、老年人常见健康问题指导

（一）便秘

便秘指正常排便困难，排便次数减少，排出的粪便过干、过硬，且排便不畅。

1. 便秘的不良影响 ①粪块长时间停留在肠道内，可引起腹胀、下腹部疼痛，影响食欲；②粪便在直肠停留过久，可有下坠感和排便不畅；③如粪便过于坚硬，排便时可致肛门疼痛或肛裂；④可造成直肠、肛门过度充血，久之易致痔疮；⑤用力排便可加重心肌缺血，导致冠心病者猝死。

2. 老年人便秘的常见原因 ①胃肠蠕动慢；②饮食量少，结构不合理；③活动减少，尤其长期卧床者；④排便习惯不良；⑤不合理使用缓泻药、栓剂等。

3. 对老年便秘患者的健康指导

（1）饮食指导 ①多食入蔬菜、水果、粗粮等高纤维食物；②如无疾病限制，应多饮水，每天不少于 2000ml；③适当食用油脂类的食物。

（2）活动指导 拟订规律的活动计划。卧床者可在床上做一些肢体活动，有意识地进行腹式呼吸，可增强腹肌肌力，促进排便功能。

（3）重建排便习惯 ①每天定时排便，如起床后或早餐后；②保证充分的排便时间。

（4）腹部按摩 在清晨和晚间排尿后取屈膝仰卧位，放松腹肌，以双手示指、中指、无名指重叠，沿结肠走向（自右下腹向上至右上腹，横行至左上腹再向左下腹，沿耻骨上回到右下腹）环形按摩推揉，增加腹压，促进肠蠕动，以利排便。每日数次，每次 10 分钟左右。

（5）合理使用促进排便的方法 ①缓泻药：如番泻叶、酚酞、蓖麻油等。②简易通便剂：如开塞露、甘油栓、肥皂栓。对老年人来说，以肥皂栓为宜。使用时，将肥皂削成圆锥形，底部直径约 1cm，长约 3~4cm，将肥皂栓蘸热水后轻轻插入肛门内。有肛裂、肛门黏膜溃疡、肛门剧烈疼痛者，不宜采用此法。③灌肠法：上述方法均无效时，宜使用小量不保留灌肠法。需要注意的是，应告诫老年人不要依赖上述方法排便。

（二）尿失禁

尿失禁指排尿失去控制，尿液不自主地流出。

1. 尿失禁的分类

（1）压力性尿失禁 由于骨盆底部肌群薄弱，尿道平滑肌松弛，当腹内压升高时，如大笑、咳嗽、打喷嚏，尿液便不自主地流出。常发生于生育过多、子宫脱垂、妊娠分娩引起产伤、绝经期后的妇女。

（2）充溢性尿失禁 当膀胱内尿液充盈到一定压力时，即不自主地溢出少量尿液，当压力降低时，排尿即停止，膀胱仍处于胀满状态，尿液不能排空。前列腺增生的老年男性多见。

（3）真性尿失禁 膀胱内不存尿液，尿液产生则会不自主地流出，膀胱处于空虚状态。见于昏迷、截瘫的病人。

2. 对老年尿失禁者的健康指导

（1）心理支持 理解、尊重老人，定时开窗通风，以保持室内空气清新，缓解老人紧张和自卑的心理。

（2）皮肤护理 每天用温水清洗会阴部，保持清洁干燥；及时更换尿垫、床单、衣裤；定时按摩受压部位，以预防压疮。

（3）体外引流 必要时应用接尿装置引流尿液。

（4）重建正常排尿功能 ①摄入适当的液体：白天摄入液体 2000~3000ml，以促进排尿反射的恢复，并预防泌尿系感染。入睡前限制饮水，以减少夜间尿量，保证睡眠。②训练规律的排尿习惯：制订排尿时间表，开始白天每隔 1~2 小时一次，以后逐渐延长间隔，定时使用便器。排尿时可轻按压膀胱，以协助排尿。③盆底肌锻炼：试做排尿动作，先慢慢收紧盆底肌肉，再慢慢放松，每次 10 秒左右，连续 10 次。每日做 5~10 遍。

（三）失眠

失眠是睡眠障碍中最常见的一种，可表现为难以入睡、睡眠不稳（觉醒频繁、多梦）、早醒等，有时上述症状会同时存在。

1. 老年人的睡眠特点

（1）睡眠时间减少　随着年龄增长，人对睡眠的需要量逐渐减少，睡眠深度也逐渐变浅。老年人每天所需睡眠时间约为 6 小时。老年人睡眠时间少不一定就是失眠，重要的是睡眠质量。

（2）睡眠质量下降　老年人睡眠质量易受多种因素影响，如情绪变化、疼痛、夜尿频繁、环境更换等，可导致烦躁、精神萎靡、疲乏无力等不适。

2. 对老年失眠者的健康指导

（1）尽量明确失眠的原因　针对原因采取措施。

（2）做好就寝前的准备　①环境：以安静、舒适、安全、整洁为原则。睡前根据习惯调节房间的光线、温度、音响，避免外界环境中的不良刺激；注意卧具的清洁平整，棉被厚薄适宜，枕头高度合适。②睡前活动安排：根据习惯做好就寝前的准备，如睡前淋浴、温水泡脚、背部按摩、阅读书报、听广播、喝牛奶或热饮料、做保健操等。③睡前不宜喝浓茶、咖啡，不宜吃得过饱，不宜从事过分紧张的脑力劳动，不宜进行剧烈的体育活动。

（3）日间活动的安排　白天可安排适当的体力活动，以感到轻度疲劳为度。

（4）合理使用镇静催眠药　当所有促进睡眠的方法都无效时，可服用镇静催眠药，但需在医生指导下服用。用药的同时应结合其他促进睡眠的措施，最终建立规律的睡眠形态。

（5）心理疏导　应指导老年人正确认识睡眠特点，学习一些放松技巧，安排适宜的活动，弱化自己对失眠问题的关注。

（四）记忆力下降

1. 导致老年人记忆力下降的原因

（1）正常的认知老化　老年人的记忆力随年龄增长而下降，一般 70 岁以后减退更明显，但衰退速度和程度存在个体差异。

（2）生理因素　如过分劳累、睡眠不佳等。

（3）心理因素　如焦虑、抑郁、应激事件等。

（4）器质性疾病　如老年痴呆等。

2. 促进老年人记忆力的健康指导

（1）勤动脑，保持思维活跃　①读书、看报、棋牌、麻将等；②聚会、聊天、旅游等；③做力所能及的事情；④每天做健脑手指操。

（2）生活规律，劳逸结合　①保证规律的睡眠；②适当运动，如快走、慢跑、游泳、太极拳；③适当放松，如深呼吸、冥想、度假等。

（3）使用记忆辅助工具 指导老年人正视记忆力的下降，不要强迫自己去记忆，可充分利用记忆辅助工具，如日历、日常生活清单或备忘录，将重要事情或电话号码记下，或使用各种定时器，以起到提醒的作用。

（4）多食促进记忆力的食物 根据身体情况可多食促进记忆力的食物，如肉、鱼、奶制品、家禽、黄豆、谷类、坚果、绿色蔬菜、香蕉、柑橘、草莓、猕猴桃等，这些食物有助于改善记忆力。

知识拓展

健忘是一种衰老的表现。随着增龄，老年人智力水平下降，近期记忆力明显减退，常出现健忘；但远期记忆衰退不明显，所以经常唠叨自己年轻时的往事，留恋过去。因此护理时应注意：①安排规律的生活，日常生活用品形成固定的位置，加深记忆，或制订日程安排。②加强健康教育和护理，正确认识健忘是正常的生理衰老现象。③加强健脑锻炼，如看书、下棋等可增加思维的活动锻炼。

（五）长期卧床

有些老年人由于身体残疾或患慢性疾病而需长期卧床，容易引起呼吸道感染、泌尿系感染、压疮等并发症，进而加重病情，甚至导致死亡。因此，对长期卧床的老年人，应做好下列护理。

1. 按摩和活动肢体 每日2~3次，每次10~15分钟，以减轻肌肉萎缩及关节僵化。

2. 定时翻身 ①白天每2~3小时翻身一次，夜间每4~6小时翻身一次；②注意观察肩胛骨、骶尾部、足跟等处的皮肤状况；③可用软枕支撑骨隆突处或使用气垫。

3. 保持皮肤清洁和干燥 ①每天定时用温水清洁皮肤，尤其是易出汗处，如腋窝、腘窝、腹股沟等；②对大小便失禁者，要及时擦洗、及时更换，局部皮肤可涂凡士林软膏，以保护皮肤，但严禁涂抹在破溃的皮肤上。

4. 保持床褥干燥和平整 ①勤换床单，以保持清洁和干燥；②更换床单及衣服时，应注意抬起老人的身体，避免拖、拉、拽等动作，以免损伤皮肤；③对大小便失禁者，不可使其直接卧于橡胶单或塑料布上，以免刺激皮肤。

5. 合理使用便器 ①取放便器时，注意抬高臀部，不可硬塞、强拉；②便器与皮肤接触的地方要尽可能光滑，不要有破损，可在便器边缘垫软纸、布垫，或撒滑石粉，以防擦伤皮肤。

（六）心理问题

持久过度的焦虑可严重损害老年人的身心健康，使人易于罹患感冒及各种慢性疾病。焦虑已成为某些老年人自杀的重要诱因。应指导老年人学会自我疏导和自我放松，建立有节律的老年生活,帮助老年人的子女学会谦让和尊敬老年人。重度焦虑时应遵医嘱进行药物治疗。

家庭功能和社会支持是影响老年人抑郁、孤独发生的重要因素。要指导老年人调整心态,多与家人、友人谈心取得理解和支持,多参加社会活动,明确生活目标。指导老年人的子女不仅要满足老人的物质赡养,更要注意满足老人的精神赡养。社会要为老年人创造工作和学习的机会。老年人应积极参加力所能及的有益于社会和家庭的活动,培养广泛的兴趣爱好,增强幸福感和生存价值,有效预防心理疾病的发生。

同步练习

1. WHO 提出的发展中国家老年人的划分标准为(　　)

    A. ≥55 岁　　　　　　B. ≥60 岁　　　　C. ≥65 岁

    D. ≥70 岁　　　　　　E. ≥75 岁

2. 老年人患病的特点不包括(　　)

    A. 起病隐匿,症状不典型　　B. 多种疾病同时存在,病情复杂

    C. 病情变化迅速　　　　　　D. 病程长,恢复慢,致残率高

    E. 不易发生并发症,病死率低

3. 导致老年人孤独的可能原因为(　　)

    A. 丧偶　　　　　　　B. 空巢家庭　　　C. 离退休后远离社会生活

    D. 性格孤僻　　　　　E. 以上均是

4. 帮助老年人建立健康的生活方式和行为习惯不包括(　　)

    A. 日常生活要规律　　　　　B. 注意个人卫生

    C. 多吃保健品,增强抵抗力　　D. 自主生活和自理生活

    E. 指导老年人学会自我护理

5. 下列行为中能促进老年人健康的行为是(　　)

    A. 吸烟　　　　　　　B. 酗酒　　　　　C. 高盐饮食

    D. 定期体检　　　　　E. 性格焦躁

第十一章　社区常见慢性疾病的健康管理

 知识要点

慢性病通常是终身性疾病，慢性病患者多数时间是在家庭和社区生活中度过。在社区中开展慢性病患者的保健与护理，可有效提高慢性病群体的自我护理能力，控制慢性病的发病率和死亡率，对改善和提高患者的生存质量具有积极作用。本章主要介绍慢性病的概念、分类、特点及危险因素，慢性病对患者及其家庭与社会的影响，常见慢性病的社区护理与管理。重点是慢性病的特点及危险因素，常见慢性病的社区护理与管理，难点是慢性病的社区管理。

随着医学科学的发展、人民生活水平的提高和生活方式的改变，疾病谱和死亡谱发生变化，传染病的发病率下降，慢性病的发病率呈逐年上升趋势。而慢性病通常是终身性疾病，疼痛、伤残、昂贵的医疗费用等都影响着慢性病患者的健康状况和生活质量，也给社会带来巨大的经济负担。因此，在社区中开展慢性病的社区管理，实施慢性病患者的居家护理，已经成为社区护理的一项重要工作。

第一节　慢性病概述

一、慢性病的概念及分类

（一）概念

慢性病又称慢性非传染性疾病，是对一类起病隐匿、病程长、病情迁延不愈、缺乏明确的生物病因证据、病因复杂或病因未完全被确认的疾病的概括性总称。主要包括恶性肿瘤、心脑血管病、消化性溃疡、糖尿病、慢性阻塞性肺疾病等一系列无传染性的疾病。

（二）分类

根据慢性病对人产生的影响程度不同，将慢性病分为三类。

1. 致命性慢性病

（1）急发性　如白血病、胰腺癌、恶性黑色素瘤、肺癌等。

（2）渐发性　如艾滋病、肺癌转移、肌萎缩等。

2. 可能威胁生命的慢性病

（1）急发性　如脑卒中、心肌梗死、血友病、再生障碍性贫血等。

（2）渐发性　如肺气肿、老年性痴呆、慢性酒精中毒、硬皮病、高血压、糖尿病、肌萎缩等。

3. 非致命性慢性疾病

（1）急发性　如胆石症、痛风、偏头痛、支气管哮喘等。

（2）渐发性　如帕金森病、骨关节炎、类风湿关节炎、消化性溃疡、溃疡性结肠炎、慢性支气管炎、青光眼等。

二、慢性病的特点及危险因素

（一）特点

从发生过程看慢性病具有以下几方面的特点。

1. 病因复杂　一种慢性病可以由多种因素共同作用所导致，如缺乏运动，使用烟草和乙醇，都可以引起心血管疾病，而同一个致病因素，又可导致多种疾病，如不健康的饮食习惯可引起心血管疾病、糖尿病、高血压等。

2. 病程长　患者一旦确诊为慢性疾病，病情将逐渐发展，伴随人的一生。随着科学的发展，有各种方法治疗慢性疾病，但所有临床治疗方法仅是控制疾病发展或缓解症状，而难以治愈。如高血压、冠心病、糖尿病等。

3. 潜伏期长　慢性病的早期症状较轻，容易被忽视，在病因的长期作用下，器官损伤逐步积累，直至急性发作或者症状较为严重时才被发现。如由各种病因综合而致的慢性呼吸道疾病，早期多无明显症状，到后期咳嗽、咳痰明显时才易被诊断。

4. 多导致功能丧失和残障　大多数慢性病的后期可引起功能丧失和残障，如脑卒中患者很多会遗留肢体功能障碍，糖尿病患者后期由于神经系统受损也会出现感觉和运动障碍。

5. 对患者及家庭影响大　慢性病病程长，又常常多种慢性病同时存在，对患者的生活质量影响较大，且多需终身接受治疗，给患者及家庭造成严重的经济负担。

6. 慢性病可以预防　慢性病的发生除遗传和生物因素外还与生活习惯和环境因素等关系密切，通过对环境、生活方式等可变因素的干预能够在一定程度上预防或减缓其发病。

（二）危险因素

慢性病的种类很多，引起疾病的原因也相当复杂，有些疾病的病因至今仍不明确。有研究表明，慢性病的发生与不良行为生活方式及环境污染密切相关，其次与年龄、性别及遗传等不可改变因素也有一定的关系。

1. 不良的行为生活方式

（1）不合理膳食 不合理膳食具体表现为饮食结构不合理，烹调方法不当，不良饮食习惯。膳食结构不合理包括高盐、高胆固醇、高热量、低纤维素饮食，此饮食结构与心血管疾病发生密切相关。烹调方法不当如腌制和烟熏，长期进食此类食物与恶性肿瘤发生相关。不良饮食习惯可体现为进食时间无规律、暴饮暴食等。

（2）吸烟 吸烟是恶性肿瘤、慢性阻塞性肺疾病、冠心病、脑卒中等慢性病的重要危险因素。吸烟者心脑血管疾病的发病率要比不吸烟者增高 2～3 倍。吸烟量越大，吸烟起始年龄越小，吸烟史越长，对身体的损害也越大。

（3）饮酒 饮酒与冠心病、原发性高血压密切相关，与咽喉癌、口腔癌和食管癌相关。饮酒和吸烟协同作用可使很多癌症的发病率明显增加。

（4）缺乏运动 现代社会中很多人以车代步，这种静息式生活方式使运动量不足，体重超重或肥胖，易患高血脂、高血压、冠心病、糖尿病、胆囊疾患、社会心理问题和某些类型的恶性肿瘤。

2. 环境因素 包括自然环境、社会环境和心理环境。

（1）自然环境 空气污染、噪声、水源土壤污染以及室内装修、厨房烹调油烟对生活环境的污染等，与恶性肿瘤或慢性肺部疾病等的发生密切相关。

（2）社会环境 政府的卫生政策、卫生资源的配置、医疗系统的可利用程度、社会风俗习惯、人口的构成与流动状况、个人的受教育程度、家庭因素、社会经济地位等社会因素也影响着居民的健康水平。

（3）心理环境 现代社会生活工作节奏加快，竞争激烈，人际关系复杂，使生活中的紧张刺激增加。强度过大、时间过久或经常反复出现的压力、紧张、恐惧、失眠、精神失常等心理因素和情绪反应已成为一个重要的致病因素，可使人体产生神经功能紊乱、内分泌失调、血压持续升高等病变，从而导致某些器官、系统的疾病。

3. 不可改变的因素 包括年龄、性别及遗传，这些因素在目前的医疗条件下是不可改变的。许多慢性病的发病率与年龄成正比，即年龄越大，患病的机会越大。一些疾病如乳腺癌、原发性高血压、动脉硬化性心脏病、精神分裂症、消化性溃疡等往往存在家族倾向，可能与遗传因素或共同的饮食史有关。

三、慢性病对患者及其家庭与社会的影响

慢性病对患者的影响不仅局限于身体功能的损害，而且涉及患者生活的方方面面，包括身体、心理、社会、经济等。患者家庭、家属、照顾者也会受到不同程度的影响。

（一）对个人的影响

1. 对生理功能及自理能力的影响 长期患病，使其身体抵抗力降低，容易发生感染及其他并发症；慢性病的各种症状及后遗症，例如疲劳、疼痛、畸形和残疾等，导致患者自理能力下降。

2. 对心理的影响 慢性病不仅给患者带来身体上的改变、疼痛及不适，而且对其心理也会产生不良影响，如忧郁、无助感等。

3. 对职业的影响 慢性病可能使患者的劳动能力受到一定程度的影响，势必在工作性质、工作时间、工作责任等方面有所限制。有时需要调换工作，或放弃工作提前退休。如患者为事业成功者及男性，慢性病对职业的影响会使其产生巨大的心理反差，而悲观厌世。

4. 对社交活动的影响 慢性病可能影响或阻碍患者参与正常的社交活动。由于慢性病患者身体衰弱，出现慢性病容或病态，特别是当身体有残障时，患者不愿意将自己身体的残缺显露给别人，而拒绝参加社交活动，导致性格孤僻、情绪低落，甚至丧失生活的信心。

（二）对家庭的影响

家庭有成员生病时，整个家庭必须全力应对疾病所造成的角色改变、精神心理压力、经济压力等问题，每一位家庭成员都会受到不同程度的影响。

1. 对家庭成员情绪的影响 当家中有慢性病患者时，由于患者的痛苦、对患者的照顾及经济等方面的问题，会导致其他家庭成员出现各种情绪反应，如内疚、焦虑不安、否认、退缩、愤怒等。

2. 对家庭角色、家庭功能及关系的影响 在日常生活中，每个人在家庭中都承担着一定的角色，疾病必然会影响患者的家庭角色，需要家庭成员角色重新调整及适应，以承担对患者的照顾及代替患者日常的家庭生活角色。这种角色的变化及调整可能会改变家庭原有的气氛，产生家庭适应困难或问题。

3. 对家庭经济的影响 慢性病患者需要长期的治疗及休养，医疗护理费用的支付具有长期性，疾病对患者工作的影响也使收入减少，同时家庭成员可能由于照顾患者而影响收入，加上患者的营养需要，各种医疗护理器械的费用，都会给家庭造成沉重的经济负担，甚至使患者的家庭陷入贫困。

（三）对社会的影响

1. 社会负担加重 慢性病患者工作能力的衰退和生活自理能力的下降，从整体上降低了社会工作效率，随着家庭结构的变化，传统大家庭逐渐被核心家庭所代替，照顾患者的责任更多地依赖社会，均加重了社会负担。

2. 需要完善医疗保险制度和福利保障体系 由于慢性病患者需要终身性的疾病治疗，目前的医疗费用又不断上涨，使得慢性病患者对社会医疗保健制度的完善和社会互助措施等福利保障体系的需求更为迫切。

第二节　常见慢性病的社区护理与管理

根据慢性病的发展，慢性病的社区管理应涵盖五大人群，即社区一般人群、高危人群、确诊的慢性病人群、与该慢性病相关并发症人群及晚期慢性病人群。社区护士应根据不同疾病的发病特点，以三级预防为基础，针对不同的社区人群，提供健康教育、康复指导等信息支持，并采取积极有效的护理措施，以帮助社区人群建立健康的生活方式和行为，提高慢性病患者自我护理能力，改善和提高生存质量。

一、高血压

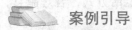 **案例引导**

周先生，48岁，某行政单位领导，身高1.77 m，体重99 kg，吸烟史22年，每天吸烟15~20支，工作中经常有应酬。发现高血压1年，平时服药不规律，血压时高时低。近几天感觉头痛、头晕、失眠、乏力。体检：血压176/124mmHg，心电图及B超检查结果正常。诊断为高血压。

问题：

1. 患者出现高血压的诱因是什么？

2. 针对诱因如何对患者进行健康教育？

高血压是指以体循环动脉血压增高（收缩压和/或舒张压的慢性升高）为特征，同时伴有心脏、血管、脑和肾脏等器官功能性或器质性改变的慢性全身性疾病。在临床上，根据其病因的不同又分为原发性高血压和继发性高血压。本节涉及的主要是原发性高血压。

（一）流行病学特点

高血压是我国最常见的心血管疾病，被称为"第一杀手"，同时，还是其他心脑血管疾病的主要危险因素。在我国，高血压患病率和流行存在地区、城乡和民族差异，北方高于南方，华北和东北属于高发区，沿海高于内地，城市高于农村，高原少数民族地区患病率较高。男女高血压患病率差别不大。另外，高血压在我国还有"三高"和"三低"的特点，即患病率高、死亡率高、致残率高，知晓率低、治疗率低和控制率低。

（二）危险因素

高血压病因涉及环境及遗传两大方面。国际上公认高血压的危险因素有超重、高盐膳食和中度以上饮酒。

1. 不可改变因素 遗传、年龄和性别是高血压不可改变的危险因素。高血压发病以多基因遗传为主，有较明显的家族聚集性；发病率随年龄增长而升高，男性高于女性。

2. 可改变因素 体重超重和肥胖，高钠、低钾的饮食习惯，过量饮酒，吸烟，缺少运动，神经、精神因素等。

3. 中间危险因素 即伴随疾病，如血脂异常、血糖异常和胰岛素抵抗、服用避孕药等。

（三）社区管理

控制高血压最有效的方法是社区综合防治，其目的是针对一般人群做到预防高血压的发生，针对高危人群维持正常的血压水平，针对高血压患者提高其知晓率、服药率和控制率，以减少并发症的发生。

1. 健康人群保健管理　主要是高血压的一级预防，重点是针对危险因素的预防，以降低社会人群的危险度。一级预防可以使高血压的发病率下降55%，并发症的发生率也随之下降。具体措施包括：

（1）建立家庭健康档案　建立家庭健康档案和群体体检资料。

（2）倡导良好的生活方式　从儿童时期即开始培养良好的生活方式，合理膳食，适当运动，心态平衡，戒烟限酒，防止肥胖及高血脂。

（3）加强社区人群健康教育　通过健康教育和健康促进活动，使其认识到原发性高血压的危险因素；针对危险因素实施干预计划，使人群主动采取有效的预防措施；评估健康教育的成效，以健康教育的评价结果为依据，不断改进健康教育方法和手段，提高人群的健康教育效果。

2. 高危人群管理　对高危人群的管理，重点在于监测血压和控制原发性高血压的危险因素。

（1）认真进行高血压筛查　要求对辖区内35岁及以上常住居民，每年在其第一次到乡镇卫生院、村卫生室、社区卫生服务中心（站）就诊时为其测量血压。对第一次发现收缩压≥140mmHg和（或）舒张压≥90mmHg的居民在去除可能引起血压升高的因素后预约其复查。患者在安静、清醒、未服降压药的情况下，3次非同日检查血压高于正常，可初步诊断为高血压。如有必要，建议转诊到上级医院确诊，2周内随访转诊结果。建议高危人群每半年至少测量1次血压，并接受医务人员的生活方式指导。（图11-1）

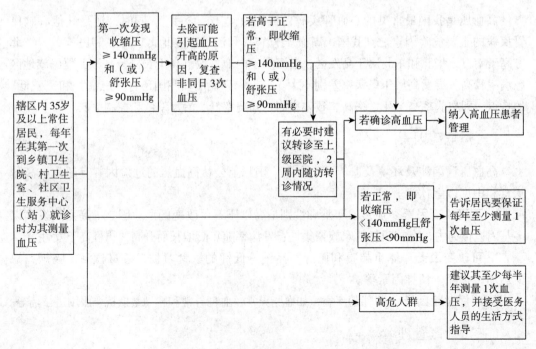

图11-1　高血压筛查流程图

（2）定期体检及监测　对高危人群应定期体检，包括测量血压、血脂等。对血压异常但又不能诊断为高血压的个案，应定期进行血压监测。

（3）制订干预方案　分析高危人群的危险因素，协助其制订干预方案，评价实施的效果。

3. 患者管理　根据《国家基本公共卫生服务规范（2011 年版）》的要求，高血压患者的社区管理内容如下：

（1）纳入高血压患者健康管理　按上述高血压筛查要求，对已确诊的原发性高血压患者纳入高血压患者健康管理。对可疑继发性高血压患者，及时转诊。

（2）随访管理　对原发性高血压患者，每年要提供至少 4 次面对面的随访，随访内容包括：①测量血压并评估是否存在危急情况，如出现收缩压≥180mmHg 和（或）舒张压≥110mmHg，意识改变、剧烈头痛或头晕、恶心呕吐、视力模糊、眼痛、心悸、胸闷、喘憋不能平卧及处于妊娠期或哺乳期同时血压高于正常等危急情况之一，或存在不能处理的其他疾病时，须在处理后紧急转诊。对于紧急转诊者，乡镇卫生院、村卫生室、社区卫生服务中心（站）应在 2 周内主动随访转诊情况。②若不需紧急转诊，询问上次随访到此次随访期间的症状。③测量体重、心率，计算体重指数（BMI）。④询问患者疾病情况和生活方式，包括心脑血管疾病、糖尿病，吸烟、饮酒、运动、摄盐情况等。⑤了解患者服药情况。

（3）分类干预　①对血压控制满意（收缩压＜140mmHg 且舒张压＜90mmHg）、无药物不良反应、无新发并发症或原有并发症无加重的患者，预约进行下一次随访时间。②对第一次出现血压控制不满意，即收缩压≥140 mmHg 和（或）舒张压≥90mmHg，或出现药物不良反应的患者，结合其服药依从性，必要时增加现用药物剂量，更换或增加不同类的降压药物，2 周内随访。③对连续两次出现血压控制不满意或药物不良反应难以控制以及出现新的并发症或原有并发症加重的患者，建议其转诊到上级医院，2 周内主动随访转诊情况。④对所有的患者进行有针对性的健康教育，与患者一起制订生活方式改进目标并在下一次随访时评估进展，告诉患者出现哪些异常时应立即就诊。（图11 -2）

（4）健康体检　对原发性高血压患者，每年进行 1 次较全面的健康检查，可与随访相结合。内容包括体温、脉搏、呼吸、血压、身高、体重、腰围、皮肤、浅表淋巴结、心脏、肺部、腹部等常规体格检查，并对口腔、视力、听力和运动功能等进行粗测判断。

（四）社区护理指导

1. 指导血压监测　教会患者或家属测量血压并做好记录，每次就诊时可携带记录以便为医生调整药量提供依据。除血压自测外，患者还应定期门诊检查靶器官受损情况。监测血压应在服降压药后 2～6 小时测血压。短效制剂一般在服药后 2 小时达到最大程度的降压，中效及长效制剂分别在服药后 4～6 小时测量，此时段测压基本反映了药物的最大降压效果。血压稳定者可每周监测 1 次，血压波动的患者每周监测 2～3 次，必要时每天测量。

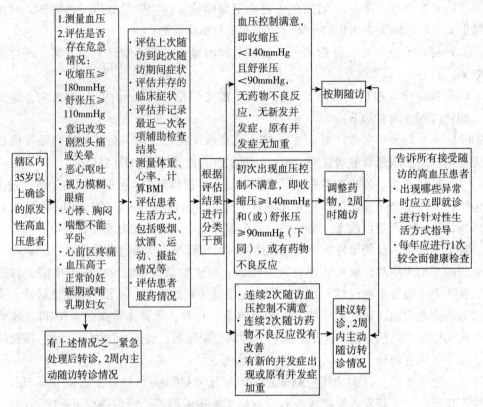

图 11-2 高血压社区干预服务流程图

2. 合理膳食 饮食要做到"三低"和"三高",即低盐、低脂、低胆固醇,高钾、高钙、高维生素。盐的摄入量应控制在每日 5g 以内,均衡膳食,坚持食物多样,谷类为主的原则,合理搭配脂肪、蛋白质和碳水化合物的热量比,适当补充微量元素,每日进食水果、蔬菜。减少热量摄入,将体重指数保持在 20~24。在家中每餐不宜吃得过饱,特别是晚餐。

3. 戒烟限酒 对于有吸烟习惯的患者,劝其戒烟。有大量饮酒习惯的患者,劝其不饮烈性酒,可饮少量葡萄酒。品茶宜清淡,睡前忌饮浓茶和咖啡,以免影响睡眠,导致血压升高。

4. 运动指导 患者血压稳定且无明显并发症时,可进行适当运动,如快步走、慢跑、骑自行车、游泳、跳绳、打羽毛球等。当患者血压控制不好或有明显并发症时,只可进行较温和的运动,如散步、做操、打太极拳等。当运动中出现心慌、气短、极度乏力、头晕等症状时应立即停止运动并休息。

5. 服药指导 嘱患者要严格遵照医嘱,定时定量服药,防止漏服。指导患者日常要在睡前 2 小时服药。服药期间不要饮酒,也不可凭感觉随意添加或停用药物。为患者建立健康手册,记录血压变化及服药情况。社区护士应定期对血压控制情况进行评价,及时发现问题,给予干预。

6. 心理指导 可根据患者具体情况,如年龄、性别、人格特征、家庭功能等进行综合分析，制订适合患者的个体化、有针对性的心理调适与护理方案，从而提高患者对高血压的认识和对治疗的重视程度，树立与疾病长期做斗争的信心，消除各种不良因素对情绪的影响，保持心情舒畅，积极地参与治疗与护理。主要有支持性心理治疗、松弛疗法、音乐治疗和情绪治疗等。

二、冠心病

 案例引导

患者翟某，女性，62 岁，既往有冠心病史 8 年，体重超重，喜欢吃肥肉，不爱运动。1 个月前因情绪激动，出现心前区压榨样疼痛持续 6 小时不缓解，伴有烦躁不安，出冷汗，恶心、呕吐 1 次，急送医院。测血压 130/95mmHg，心电图示 $V_1 \sim V_5$ 导联 ST 段弓背向上抬高，出现病理性 Q 波，心肌酶增高。诊断为急性心肌梗死，经住院抢救治疗后病情稳定，现已出院。

问题：

1. 如何对该患者进行社区管理？

2. 如何进行护理指导？

冠状动脉粥样硬化性心脏病是指冠状动脉粥样硬化使血管腔阻塞，导致心肌缺血缺氧，甚至坏死，而引起的心脏病，它和冠状动脉功能性改变（痉挛）一起，统称冠状动脉性心脏病，简称冠心病。本病的发生与冠状动脉粥样硬化狭窄的程度和支数有密切关系，是心脏病的常见类型之一，也是严重危害老年人身心健康的常见病之一。

（一）流行病学特点

冠心病多发生于 40 岁以上人群，男性多于女性，脑力劳动者较多。与西方国家相比，我国属冠心病低发区。但随着人民生活水平的提高，膳食结构的改变，冠心病的发病率和死亡率正呈逐年上升的趋势。但是，冠心病发病率的上升不是经济发展的必然后果，许多发达国家通过采取预防措施，近年来冠心病发病率和死亡率均呈明显下降趋势。

（二）危险因素

1. **年龄与性别**　本病临床上多见于 40 岁以上的中老年人，49 岁以后进展较快。男性与女性相比，女性发病率较低，但在更年期后发病率增加。年龄和性别属于不可改变的危险因素。

2. **"四高"因素**　即高血压、高血脂、高血糖和高体重。

3. **生活行为因素**　吸烟、饮酒、不良饮食习惯和缺乏体力活动。

4. **其他**　如 A 型性格及遗传等因素也与冠心病的发病相关。

（三）社区管理

1. 健康人群保健管理 冠心病的一级预防是控制和消除产生冠心病的危险因素。具体措施包括：

（1）认真筛查 通过筛查，发现有冠心病高危因素的个体，如有高血压、高血脂、高血糖、长期吸烟、体重超重等，对这些危险因素应积极控制。

（2）针对社会整体人群进行预防 通过药物和非药物方法控制高血压、高血脂、高血糖。体重超重的人要增加体力活动，改善饮食结构，减轻体重。从儿童、青少年入手，培养良好的生活习惯，坚持运动，合理膳食，不吸烟，不酗酒，防止肥胖及高血脂；在成人中宣传吸烟对人体的危害，做到不吸烟，或主动戒烟。避免长期精神紧张或情绪过分激动。

2. 高危人群管理 采取二级预防可早期发现、早期干预，从而有效地阻止病变的发展。

（1）冠心病患者的自我预警 凡突发上腹或胸部疼痛、心慌、胸闷、气短、气促、疲乏、精神不振、烦躁及头晕等症状，应及时就医。

（2）定期体检筛查 对于有高血压、高血脂、高血糖、长期吸烟、体重超重及冠心病家族史者，应每年体检一次，以便及时发现冠心病患者。体检内容包括血压、血脂、血糖、心肌酶及心电图。

3. 患者管理 冠心病特别是急性心肌梗死发作时，多不在社区医院完成治疗，对于社区的急性期冠心病患者，社区医护人员应快速地识别和往有条件治疗的医院转诊。对确诊为冠心病的患者应进行规范的社区管理，目的是预防患者发生心肌梗死等严重的心血管事件。根据患者的临床诊断及状况，对于不同类别的患者，应采取不同的社区管理策略。

（1）慢性稳定性心绞痛患者 每隔4～12个月随访一次，进行健康评估，包括心绞痛发作的频率和严重程度，当前所使用的药物，体格检查情况，血糖血脂情况，心功能及体力活动水平，患者的生活方式等。建议患者在治疗的第1年每隔3～6个月或需要时进行心电图、肾功能、肝功能、血糖等的监测，以后每年1次。

（2）经皮冠状动脉重建术后患者 随访管理内容包括观测患者的心绞痛发作情况，术后6个月复查心电图，每月1次观察抗血小板聚集药物如阿司匹林的使用情况及作用。

（3）冠状动脉搭桥术后患者 随访观察患者心绞痛发作的情况，活动能力，有无呼吸困难，提醒患者进行专科复诊，监测药物使用情况。

（4）冠心病合并慢性心力衰竭患者 每隔1～3个月随访一次，评估患者完成日常生活的能力和期望达到的运动能力，指导生活方式和运动，如饮食、饮酒、吸烟等，定期复查心电图、胸部X线检查及超声心动图。

（四）社区护理指导

1. 休息指导 冠心病在急性期，属临床的危急重症，多在医院重症加强护理病房，故社区护理的休息指导主要针对稳定期的冠心病患者，嘱其保持充足的睡眠，居住环境应舒适安静，温度、湿度适宜，室内注意通风，保持空气新鲜。

2. 饮食指导　应低热量、低脂肪，多吃水果蔬菜，定时定量，禁忌烟、酒、咖啡等。

3. 排便指导　对于心绞痛和心肌梗死的患者，在急性期卧床时需要在床上排便。对于稳定期的冠心病患者，应向患者及家属解释便秘、用力排便等有诱发或加重疾病的危险，指导患者采取正确通便措施，如养成定时排便的习惯、腹部按摩、喝蜂蜜水、吃适量水果蔬菜、必要时使用通便药物等，以保持大便通畅。

4. 运动指导　应视患者的情况决定活动量和时间，如做力所能及的家务活、骑自行车、散步、游泳等。

5. 服药指导　冠心病患者一定要按时服药，注意硝酸甘油避光保存。应随身携带硝酸甘油，心绞痛或心肌梗死发作时，就地休息，服药，及时就医。患者还应随身携带急救卡。

6. 心理指导　心绞痛以及心肌梗死发作时患者有压榨性的胸痛，有些还伴有濒死感，使患者产生恐惧和焦虑等不良情绪。对患者除了支持和鼓励，帮助他们树立良好的心态外，还应教会患者及家属识别一些心绞痛和心肌梗死发作的非典型症状，例如腹部疼痛和不适，以便在发作时进行自我急救处理，快速缓解疼痛，必要时可以呼救，以解除患者对疾病的恐惧，缓解心理压力。

三、脑卒中

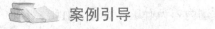　案例引导

赵先生，65 岁，某工厂退休工人，有高血压病史 25 年，在家看电视时，突然感觉左侧上下肢体麻木、无力，口角歪斜、流口水，且说话含糊不清。

问题：

1. 赵先生最可能的诊断是什么？

2. 如何处理？

脑卒中又称脑血管意外，是指发病急促，由脑血管疾病引起的，脑部血循环障碍和功能障碍的临床综合征。因此，它本身不是一个病名，而是泛指脑梗死、脑栓塞、脑出血和蛛网膜下腔出血等多种脑血管意外。

（一）流行病学特点

脑卒中是一种常见病、多发病，是严重危害人类健康的主要疾病，居三大死亡病因的第二位，在某些城市为第一位。高血压患者脑卒中发病率高于正常血压者。脑卒中患者的存活者中大约 70% ~ 80% 有不同程度的肢体功能丧失，约 40% 需要特殊护理。可见，脑卒中具有发病率高、残废率高、死亡率高的特点。脑卒中的发病与死亡都与年龄

密切相关，随着年龄的增长，脑卒中的发病率与死亡率都呈增加趋势。我国脑卒中分布呈北高南低的特点，与国内高血压病流行病学调查所显示的地理分布差异相吻合。

（二）危险因素

根据国内外大量研究资料，脑卒中的危险因素包括两大类，一类是不可改变的因素，如年龄、性别、种族等，另一类是可以通过干预改变的因素。主要危险因素如下：

1. 高血压、心脏病、糖尿病患者　高血压、心脏病、糖尿病患者患脑卒中的危险会增加，糖尿病患者合并高血压时发生脑卒中的危险大大增加。

2. 生活行为因素　如吸烟、酗酒。

3. 其他因素　如颈动脉狭窄、肥胖、血脂异常、血小板高凝聚性、食盐摄入过多及遗传因素等也与脑卒中的发生有关。

（三）社区管理

开展脑卒中三级预防可以提高社区内居民对脑卒中的防治水平和能力，建立有利于脑卒中防治的社会和物质环境，逐步降低或减少社区人群中脑卒中的主要危险因素，减少脑卒中发病、患病、残疾和死亡人数，提高社区人群的生活质量。

1. 健康人群保健管理　对健康人群的管理重点是防止和减少脑卒中危险因素的发生。在社区进行健康教育和健康管理，加强对高危致病因素的干预，以降低疾病的发病率为最终目的。主要包括通过改变居民不健康的行为和生活方式来预防高血压的发生，提倡合理的膳食结构，控制血脂及体重，戒烟限酒，以及适度进行体育锻炼等。

2. 高危人群管理　对高危人群的管理，如具有脑卒中危险因素，但未合并其他慢性病者，要加强脑血管疾病危险因素的监测。主要监测内容为血压、血糖、血脂、暂时性脑缺血发作和危险因素控制。通过监测，争取做到早期发现，及早采取有效的干预措施，避免脑卒中的发生。脑卒中患者的家属也应被纳入高危人群进行管理，尤其是已患有高血压、糖尿病、高血脂的家属，应与患者同步管理，并加强脑血管疾病的预防措施。

3. 患者管理　目的是避免疾病复发，防止病情发展，和积极开展功能康复，提高生活质量。

（1）登记建档　在社区建立脑卒中患者登记制度，并同时建立健康档案。

（2）正确处理急性发作者　脑卒中的急性期治疗涉及脑卒中的现场识别、呼叫急救系统、患者转运，及到达有治疗脑卒中的中心医院后的临床检查、决策及用药等。社区医护人员的主要任务是快速识别和转运，现场不要停留太长时间，大多数脑卒中患者在社区医院是不可能完成急性期治疗的，早期的时间是关键。现场识别是社区医护人员在脑卒中急性期承担的第一项任务，社区医护人员应了解脑卒中常见症状，识别之后呼叫120，急救中心到达现场进行简单识别和处理后，和社区医护人员一起把患者转移到上级医院。

（3）建立双向转诊制度　社区医院应与有条件治疗脑卒中的医院建立双向转诊合

作系统。对怀疑脑卒中复发的患者及时转入上级医院进一步治疗，为患者赢得抢救时间，最大限度提高治愈率，减少致残率，降低死亡率。

当患者有脑卒中先兆征象时应及时转入上级医院：①一侧面部或上下肢突然感到麻木、无力，口角歪斜、流口水。②突然说话困难，或听不懂别人说话。③短暂性视力障碍，一过性黑蒙，视物模糊。④突然眩晕，不能站立。⑤突发对新近发生的事情遗忘。⑥出现难以忍受的头痛，症状逐渐加重呈持续性或伴有恶心呕吐者。

在对脑卒中患者从社区往上级医院转诊过程中应注意观测患者的生命体征，快速转运，并提前通知上级医院做好接诊准备。而脑卒中患者病情稳定后，又应继续转到社区医院进一步进行规范化管理。

（4）减少后遗症和并发症的发生 具体方法是对疾病后造成残疾积极开展功能康复，同时避免原发病的复发。针对脑卒中后遗症致残患者功能障碍的情况采取现代和传统的康复技术进行康复训练，如针灸、推拿、物理治疗等。以康复机构为指导，社区为基础，家庭为依托，有计划地帮助脑卒中残疾患者进行康复训练，以恢复或补偿功能，增强其参与社会生活的能力，提高生活质量。通过健康教育使患者尽快稳定情绪，并明确脑卒中的管理目标，能主动配合治疗与护理，家庭成员能够提供预防脑卒中并发症的护理措施。

（四）社区护理指导

脑卒中急性期和恢复期的护理侧重点不同，其恢复期在社区的护理指导内容包括：

1. 病情观察 特别应注意观察血压的变化，如发现患者有剧烈头痛、喷射状呕吐、烦躁不安、血压升高、脉搏减慢、呼吸不规则、双侧瞳孔大小不等、意识障碍加重等脑疝先兆表现，及时向医师报告或建议转诊处理。嘱患者学会监测自己身体的健康状态，有高血压病史的应该至少每月测量一次血压，以了解自己的血压变化。对于无高血压的脑卒中患者也应该关心自己的血压，每3月测量一次。高脂血症可以增加血液黏稠度，加速脑血管硬化，是脑卒中发生的危险因素之一，而糖尿病患者发生脑卒中的危险性比普通人高2倍，所以还应让患者学会监测自己的血脂和血糖情况，每半年检测一次，并控制体重，预防肥胖。

2. 饮食指导 鼓励患者低盐低脂饮食，保证充足的营养和水分的摄入。鼓励吞咽困难的患者尽量自行进食，少量多餐，充分咀嚼，并要注意力集中，不要讲话，以免呛咳、误吸等。对吞咽困难和部分呛咳的患者应给予半流食、流食，避免粗糙、干硬、刺激性食物，喂饭应采取坐位或半坐卧位，头稍前倾，将食物放入患者口中健侧，缓慢喂食。患者不能吞咽时给予鼻饲，教会照顾者鼻饲饮食的方法和注意事项。

3. 用药指导 由于病情需要，患者可能长期使用降压药、降脂药和抗凝药，在应用降压药时应注意观察血压变化，应用抗凝和溶栓治疗时，注意严格掌握药物剂量并观察是否有牙龈出血、皮下出血等出血倾向。

4. 预防并发症 脑卒中的患者由于长期卧床，容易出现压疮、泌尿系感染、肺炎、便秘等并发症。要注意观察患者有无并发症的早期表现，指导照顾者掌握预防并发症的护理要点及方法。应教会照顾者每隔 2 小时给患者翻身、拍背、按摩受压部位，避免压疮和肺部感染的发生。患者容易发生排尿障碍，应指导多饮水。

5. 康复治疗指导 早期进行康复训练。发病后 3 个月是功能恢复的关键，指导患者和照顾者肢体被动运动和主动运动的方法，协助患者练习床上翻身、床上坐起、床边行走、室内行走以及一些小关节的精细运动。与患者、照顾者一起制订康复护理计划，使患者主动活动和被动活动相结合，床上锻炼和下地锻炼相结合，全身锻炼和局部锻炼相结合。条件允许的情况下，应在专业康复师的指导下进行康复训练。

6. 心理护理 脑卒中常遗留感觉和运动功能障碍，影响患者的工作和生活能力，患者会出现不同程度的心理活动障碍，常表现为心情抑郁、敏感易怒、情绪不稳定、自我封闭和病人角色强化等。应指导患者控制不良情绪，保持心理平衡，鼓励其参加力所能及的家务劳动及社交活动。

四、糖尿病

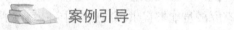 案例引导

患者史某，女性，68 岁，诊断为 2 型糖尿病 1 年，在家口服降糖药物治疗。某日中午 11 点 30 分口服降糖药物后，因有客人来访，耽误了午饭时间，12 点 40 分时，该患者出现心慌、手抖、饥饿、出冷汗等表现。

问题：

1. 患者出现了什么情况？

2. 如何预防和处理？

糖尿病是由于不同原因引起体内胰岛素相对或绝对不足，以血中葡萄糖水平升高为特征的代谢紊乱疾病群，包括糖、脂肪、蛋白质代谢紊乱及由此产生的组织器官的功能障碍。新的糖尿病分类法建议将糖尿病分成 1 型、2 型、妊娠型和其他特殊类型四大类，其中 2 型糖尿病者占患者总数的 90%。1 型糖尿病是由于免疫因素导致胰腺细胞被破坏，从而导致胰岛素分泌不足，必须依赖外源性胰岛素来降低血糖，多见于儿童和青少年。2 型糖尿病是由于胰岛素分泌功能下降和（或）胰岛素抵抗，导致胰岛素分泌相对不足，多见于中老年人。

（一）流行病学特点

糖尿病已成为发达国家继心脑血管病和肿瘤之后的第三大慢性病。据国际糖尿病联盟的最新统计显示，目前全世界有 2.46 亿人患糖尿病，预计到 2025 年将达到 3.8 亿。我国糖尿病发病率也正在以惊人的速度上升。我国糖尿病的发病特点是：城市高于农村，患病率随年龄增长而升高，女性发病高峰在 60 岁组，男性发病高峰在 70 岁组。但近些年的发病有年轻化的趋势，中年人糖尿病发病率增长最为迅速，可能与不健康的生活方式有关。

（二）危险因素

糖尿病的危险因素分为可控制和不可控制两大类。

1. 可控制的危险因素 包括体重超重、吸烟、缺乏体力活动、高血压和高血脂。体重超重是 2 型糖尿病的一个主要危险因素。吸烟会使血糖难以控制。缺乏体力活动会导致超重、高血压和高血脂。高血压、高血脂又与胰岛素抵抗有关。

2. 不可控制的危险因素 包括遗传、年龄、妊娠糖尿病、分娩巨大儿等。2 型糖尿病有家族性发病的特点。另外，曾经被诊断为妊娠糖尿病的女性或分娩了体重超过 4000g 以上婴儿的女性患糖尿病的机会大。约 50% 的 2 型糖尿病患者在 55 岁以后发病，年龄越大患糖尿病的机会越大。但是肥胖、缺乏体力活动的年轻人中糖尿病的患病率在不断上升。

（三）社区管理

我国在 1996～2000 年糖尿病防治规划中提出，糖尿病的有效控制应包括旨在减少糖尿病发病率的一级预防，以早发现、早诊断和早治疗为主要内容的二级预防，以及减少糖尿病并发症的三级预防。

1. 健康人群保健管理 以一级预防为主，目的是纠正可控制的糖尿病危险因素，预防糖尿病的发生，减少糖尿病的发病率。主要是通过健康教育和健康促进手段，提高全社会对糖尿病危害的认识。提倡健康的生活方式，加强体育锻炼和体力活动。注意蛋白质、脂肪和碳水化合物摄入的比例，多吃蔬菜和水果，戒烟限酒，限盐，防止能量的过度摄入，预防和控制肥胖。定期体检，一旦发现有糖耐量异常或空腹血糖异常，及早实施干预。

2. 高危人群管理 社区内具有家族遗传史、不良生活习惯、肥胖、病毒感染、多次妊娠和有精神压力等危险因素的人群视为高危人群。针对高危人群，以一级、二级预防为主。

（1）加强体检和筛查 通过体检和筛查血糖，尽早检出糖尿病。一旦发现有糖耐量受损（IGT）或空腹血糖受损（IFG），应及早进行生活方式干预，如减少主食摄入，增加运动时间，减少体重等，以降低糖尿病的发病率。

（2）开展糖尿病教育 强调体重在正常范围的重要性，防止摄入能量过多，避免肥胖；鼓励参加体育活动和锻炼，宣传情绪和心理状态与糖尿病的关系以及糖尿病的各种危险因素等，使人们认识到糖尿病是终身疾病，难以治愈，预防的效果大于治疗。

3. 患者管理 针对已确诊的糖尿病患者的管理重点放在三级预防。

（1）筛查 对于新发现的糖尿病患者，尤其是 2 型糖尿病患者，应尽可能早地进行糖尿病并发症以及相关疾病的筛查，了解患者有无糖尿病并发症以及有关的疾病或代谢紊乱，如高血压、血脂紊乱或心脑血管疾病等，以加强相关的治疗措施，达到全面治疗的目标。

（2）随访 对确诊的 2 型糖尿病患者，每年提供 4 次免费空腹血糖检测，至少进行

4次面对面随访。①测量空腹血糖和血压，并评估是否存在危急情况。如出现血糖≥16.7mmol/L或血糖≤3.9mmol/L，收缩压≥180mmHg和/或舒张压≥110mmHg，有意识或行为改变，呼气有烂苹果样丙酮味，心悸、出汗、食欲减退、恶心、呕吐，多饮、多尿，腹痛，有深大呼吸、皮肤潮红，持续性心动过速（心率超过100次/分钟），体温超过39℃，或有其他的突发异常情况，如视力突然骤降，妊娠期及哺乳期血糖高于正常等危险情况之一，或存在不能处理的其他疾病时，须在处理后紧急转诊。对于紧急转诊者，乡镇卫生院、村卫生室、社区卫生服务中心（站）应在2周内主动随访转诊情况。②若不需紧急转诊，询问上次随访到此次随访期间的症状。③测量体重，计算体质指数（BMI），检查足背动脉搏动。④询问患者疾病情况和生活方式，包括心脑血管疾病、吸烟、饮酒、运动、主食摄入情况等。⑤了解患者服药情况。

（3）分类干预　分类干预内容包括：①对血糖控制满意（空腹血糖值<7.0mmol/L），无药物不良反应、无新发生并发症或原有并发症无加重的患者，预约进行下一次随访；②对第一次出现空腹血糖控制不满意（空腹血糖值≥7.0mmol/L）或药物不良反应的患者，结合其服药依从情况进行指导，必要时增加现有药物剂量，更换或增加不同类的降糖药物，2周内随访；③对连续两次出现空腹血糖控制不满意或药物不良反应难以控制以及出现新的并发症或原有并发症加重的患者，建议其转诊到上级医院，2周内主动随访转诊情况；④对所有的患者进行针对性的健康教育，与患者一起制订生活方式改进目标，并在下一次随访时评估进展，告诉患者出现哪些异常时应立即就诊。（图11-3）

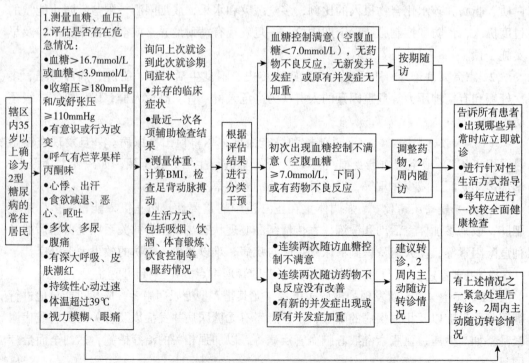

图11-3　糖尿病社区干预服务流程图

（4）健康体检　对确诊的 2 型糖尿病患者，每年进行一次较全面的健康体检。体检可与随访相结合，内容包括体温、脉搏、呼吸、血压、身高、体重、腰围、皮肤、浅表淋巴结、心脏、肺部、腹部等常规体格检查，并对口腔、视力、听力和运动功能等进行粗测判断。具体内容参照《城乡居民健康档案管理服务规范》健康体检表。

（四）社区护理指导

1. 饮食指导　一部分轻度糖尿病患者只需进行恰当的饮食管理并配合做适当的运动锻炼，即可达到防治要求，无需再用降糖药物。而对于需要药物治疗的糖尿病患者，如果忽视饮食管理，即使进行药物治疗也难以奏效。

（1）固定热量　根据个人的理想体重和劳动强度，制订其每餐所需的热量，然后针对特定食物所含热量进行换算，使每餐摄取的热量基本保持一致。

（2）均衡营养　在等热量的情况下，尽可能选择多种类别的食物，以争取全面均衡的营养。其中关键是合理安排碳水化合物、蛋白质、脂肪、维生素、矿物质、水和膳食纤维七大营养素的比例。三大营养物质分配：碳水化合物摄入量应以它提供的热量占全天总热量的 50% ~60% 为宜，蛋白质占 10% ~20%，脂肪占 20% ~25%。

（3）控制血糖　选择对血糖影响较小的食物，例如杂粮、粗粮等，它们能缓慢地释放能量，从而避免餐后血糖急剧升高。

（4）改善血脂　选择较好的脂肪来源，例如菜油、豆油、橄榄油等（橄榄油富含单不饱和脂肪酸，比多不饱和脂肪酸更能帮助改善血脂）。

2. 运动指导　有规律的运动有助于降低血糖，增加胰岛素的敏感性，改善糖代谢，降低血脂，减少血栓形成，防治轻中度高血压，降低体重，防治骨质疏松。

（1）运动治疗原则　糖尿病患者运动应循序渐进，适可而止，持之以恒；不宜参加比赛和剧烈活动。运动场地应空气新鲜，地面平整；最好与他人一起运动，发生意外时可得到及时救助。

（2）运动禁忌证　各种急性疾病感染期、严重心功能不全、严重糖尿病肾病、糖尿病酮症酸中毒、糖尿病足、严重的眼底病变及血糖未得到较好控制者。

（3）运动方式　以轻中度的有氧运动为宜，以身体能耐受、无不良反应为度。运动时间及频率应在餐后 1~2 小时开始，每次 30~60 分钟，每周至少 3 次。运动强度以最大耗氧量的 50% ~70% 为宜，运动时的心率为 170 − 年龄。可自我判断运动量是否适度，如运动量适合，则运动后微汗，感觉轻松、愉快，食欲、睡眠良好，次日体力充沛，有运动愿望。如运动量过大，则运动后大汗、头晕、眼花、胸闷、气短，脉搏在运动后 5 分钟尚未恢复；次日周身乏力，无运动愿望。如运动不足，则运动后身体无发热感，无汗，脉搏无变化或在 2 分钟内恢复。

（4）运动时注意事项　①运动前应适当热身，进行放松运动，做好准备活动，可防止骨骼肌肉损害；②如进行高强度运动应在运动前后测量血糖，血糖低应先加餐后再运动，血糖过高则暂不运动；③运动时衣裤、鞋袜要舒适合体；④随身携带糖尿病急救卡，注明姓名、地址、电话号码等；⑤运动中出现胸痛、胸闷症状，应立即停止运动，原地休息，含服硝酸甘油，如不缓解应立即就医；⑥发生低血糖时应立即停止运动，口服含糖饮料或食品，若不能缓解，应立即就医；⑦病情控制不佳、有急性并发症、慢性并发症的进展期不宜参加运动。

3. 并发症护理指导 糖尿病的急慢性并发症有很多，常见的有低血糖和糖尿病足等。

（1）低血糖 是糖尿病治疗过程中常见的并发症之一。轻度低血糖时可出现心慌、手抖、饥饿、出冷汗等表现，严重时可昏迷，甚至死亡。预防低血糖应注意以下几点：药物治疗逐渐加量，谨慎进行调整；定时、定量进食；在体力活动前先吃一些碳水化合物类食物；不要过多饮酒。如出现上述低血糖症状，意识清醒的患者应尽快口服含糖饮料，如橙汁、糖水、可乐等，或吃一些糖果、点心；意识不清的患者应立即送医院治疗。注意检查低血糖的原因，予以纠正。

（2）糖尿病足部护理 糖尿病足是指糖尿病患者由于合并神经病变及各种不同程度末梢血管病变而导致下肢感染、溃疡形成和（或）深部组织的破坏。糖尿病足的主要表现有下肢疼痛、皮肤溃疡、间歇跛行和足部坏疽，创口久不愈合，严重者不得不截肢致残。预防糖尿病足应做到以下几点：①尽量选择软皮皮鞋或运动鞋，鞋子的大小要合适，要保证鞋较足略宽、透气且有一定的抗击外力的作用。②袜子应松软合脚、透气性好、吸水性强。③冬季足部易干裂，用润肤霜均匀涂搽。④每天进行足部检查，若有皮肤干裂、水泡、肤色变暗、感觉缺失、趾甲变形等，提示出现足部病变，应尽早到医院就诊。⑤洗脚前，先用手或温度计试水温，水温不宜超过体表温度，以免足部烫伤。泡脚的时间一般不超过 10 分钟，禁忌用力搓揉以免造成皮肤破损。洗完脚后用干燥柔软的浅色毛巾将脚擦干，注意擦干趾缝之间的水迹。⑥谨慎处理伤口，对于小伤口应先用消毒剂（如乙醇）彻底清洁，然后用无菌纱布覆盖，避免使用碘酒等强烈刺激性的消毒剂。不要使用鸡眼膏等腐蚀性药物，以免发生皮肤溃疡。若伤口超过 2～3 天仍未愈合，应尽早就医。

4. 用药指导

（1）口服降糖药物 教育患者按时按剂量服药，不可随意增量或减量。观察药物不良反应，观察患者血糖、尿糖、尿量和体重的变化，评价药物疗效和药物剂量。

（2）胰岛素治疗 观察和预防胰岛素不良反应。①低血糖反应：与胰岛素使用剂量过大、饮食失调或运动过量有关。预防低血糖反应的关键是确保胰岛素的有效使用剂量和时间、定时定量进食及适量运动。胰岛素于餐前 30 分钟皮下注射，长效胰岛素于早餐前 1 小时注射。两种胰岛素混合应用时，先抽吸短效，后抽吸长效，充分混合后注射，不可逆行操作。②胰岛素过敏：主要表现为注射局部瘙痒、荨麻疹，全身性皮疹少见，罕见过敏性休克等严重过敏反应。③注射部位皮下脂肪萎缩或增生：可致胰岛素吸收不良，但临床少见。停止该部位注射后多可缓慢恢复。经常更换注射部位，避免 2 周内在同一部位注射 2 次。

5. 健康教育 告诉患者及家属持久高血糖的危害性以及控制高血糖的可能性和重要性。指导患者掌握定期监测血糖、尿糖的重要性及测定技术，掌握口服降糖药的用法和不良反应，注射胰岛素的方法，及低血糖反应的判断和应对，掌握饮食治疗的具体要求和措施，掌握体育锻炼的具体方法及注意事项，定期复诊。教导患者外出时随身携带识别卡，以便发生紧急情况时及时处理。

五、肿瘤

肿瘤是机体在各种致瘤因素作用下，局部组织的细胞异常增生而形成的新生物。肿瘤细胞生长旺盛，呈持续性生长，常表现为局部肿块。肿瘤有良性和恶性之分，良性肿瘤生长缓慢，有包膜或边界清楚，不浸润，多不转移，对机体影响小，治疗效果好，术后不复发。恶性肿瘤生长迅速，多呈浸润性生长，无包膜，边界不清楚，出血、坏死、溃疡较多见，易转移，对机体影响大，死亡率高，治疗效果差，手术后容易复发。

（一）流行病学特点

从世界范围来看，大多数国家恶性肿瘤的发病率和死亡率均呈明显上升趋势。但不同地区和不同民族各种肿瘤发病率差别很大，且各种肿瘤的高发年龄也不同。一般随着年龄的增长，肿瘤患者的死亡率上升，老年人发生肿瘤的危险性最高。全球肿瘤发病顺位：肺癌、乳腺癌、结直肠癌、胃癌；死亡顺位：肺癌、胃癌、肝癌、结直肠癌。我国最常见的恶性肿瘤，城市依次为：肺癌、胃癌、肝癌、肠癌、乳腺癌；农村依次为：胃癌、肝癌、肺癌、食管癌和肠癌。

（二）危险因素

肿瘤的发生发展是一个长时间、多因素、多步骤、多种基因突变，逐渐演变的过程，其病因及发病机制极为复杂且尚不完全了解。目前公认的与肿瘤发生相关的危险因素如下：

1. 环境因素　空气污染、微生物感染、化学污染等。

2. 物理性因素　X 线、放射性元素及同位素、紫外线、热辐射、慢性炎症、溃疡等。

3. 化学性因素　多环碳氢化合物、亚硝酸胺类、黄曲霉毒素等化学物质。

4. 生物性因素　某些病毒感染可引起肿瘤，如乙肝病毒感染者易患肝癌，EB 病毒感染者发生鼻咽癌的几率增高。

5. 个体因素　肿瘤的发生与遗传因素、内分泌失调、免疫状态、性格特征和心理因素等有关。如长期悲哀、焦虑、抑郁及受压抑的人恶性肿瘤发病率较高。

6. 其他　长期使用烟草、长期饮酒、不合理膳食等不良生活习惯也与肿瘤发生有关。

（三）社区管理

WHO 在 1984 年发布的恶性肿瘤控制方案中指出，通过环境的改善、人群自我保护意识的提高和行为的改变，1/3 的癌症可以预防，1/3 的癌症如能及早诊断，则可能治

愈，合理而有效的姑息治疗可使剩余的 1/3 癌症患者生存质量得到改善。要实现这三个
1/3，社区癌症患者的管理工作非常重要。

1. 健康人群保健管理 以一级预防为主，目的是认识危险因素，采取健康生活方
式，防止癌症发生。社区护士要评估社区、家庭及个人的危险因素，在社区开展各种形
式的防癌健康教育活动，帮助居民发现危险因素，采取措施予以纠正。例如戒烟指导、
乙肝疫苗接种、合理使用医药用品、营养咨询、职业卫生监督等。

2. 高危人群管理 通过各种形式的健康教育帮助居民掌握癌症的一些早期表现及
自我检查的方法，组织特定人群的癌症普查工作。如采用自查、筛查和高危人群定期体
检相结合的方法对有症状人群进行监测，经常性地开展乳腺癌、宫颈癌、结肠癌、直肠
癌等疾病的监测。

3. 患者管理 目的在于提高恶性肿瘤患者的治愈率、生存率和生活质量。

（1）筛查 辖区内肿瘤筛查过程中如发现肿瘤及疑似患者，应立即督促其到上级
医院做进一步检查，并对其姓名、性别、年龄、电话、家庭住址详细记录在案。

（2）随访 在进一步随访过程中如发现已经确诊为肿瘤患者，则要进行定期随访。
①应立即对其建立专项健康档案，并对其进行一年 4 次随访。②随访过程中一定要注意
保护肿瘤患者个人隐私，以防对患者心理造成不必要的困扰，并对患者进行心理疏导，
助其保持乐观、开朗的心情。③记录患者现有的不健康生活方式和危险因素，开展有针
对性的健康教育，普及健康知识，提供健康处方，督促其改变或消除危险因素。④指导
监护人督促患者按时服药，了解患者就诊和药物使用情况如用化疗药物，应针对其副作
用督促患者进行定期体检。⑤根据患者的情况进行伤口护理、造瘘口护理等，对照顾者
进行必要的居家护理指导，使患者能够尽快地回归社会，和健康人一样地生活和工作。
⑥对于那些选择在社区临终关怀病房或家中度过人生最后阶段的患者，社区护士要与其
他专业人员一起制订姑息治疗计划，采取有效措施，控制症状，减轻患者的痛苦。⑦每
次随访后完成随访记录，内容详细，数据真实准确，能反映被访者真实具体情况，找出
问题，及时反馈信息，以利于更好地实施肿瘤保健工作。

（3）资料管理 加强对肿瘤患者资料登记、收集、管理工作，做好登记本、随访
记录的完整性和准确性，做到字迹清楚，数据准确。

（四）社区护理指导

1. 心理支持 乐观、良好的心态对于癌症患者的康复和提高生活质量是非常有益
的。社区护士应根据患者情况给予疏导和心理支持。也可以把社区内的癌症患者组织起
来，开展各种活动，让他们互相交流抗癌经验及康复体会。

2. 日常生活指导 癌症患者的生活环境应整洁舒适；每天应根据身体情况适当运
动，行动不便的患者也应经常到户外呼吸新鲜空气，晒太阳。

3. 饮食营养指导 鼓励患者摄取足够的营养，进食高蛋白、高维生素、高热量、
易消化的饮食。对食欲较差、进食困难者宜少量多餐、少渣饮食，必要时给予静脉高营
养支持。放疗期间忌服辛辣香燥等刺激性食物，如胡椒、葱、蒜、韭菜、羊、鸡等。

4. 放化疗患者的指导　接受放疗、化疗后的癌症患者，白细胞减少，免疫力低下，故要保持患者居室安静整洁，保持口腔、皮肤清洁，减少与外界接触和会客，降低感染机会。

教会患者及家属观察放化疗的副作用，并掌握应对措施。副作用严重时指导患者及时就医。

5. 带有管道患者的指导　部分处于化疗间歇期的患者可能带有深静脉插管或静脉高营养管道回家休养。社区护士要定时进行管道护理，教会患者及照顾者观察感染征象，注意保持局部干燥。

6. 临终支持指导　恶性肿瘤死亡率高，在患者生命的最后阶段应给予临终支持。

（1）满足患者的需要　对于临终患者生理、精神、心理上的要求，社区护士应与家属配合，尽量满足，鼓励家人陪伴，感受家庭的温暖和幸福，使患者尽可能享受最后的时光。

（2）缓解症状　主要是疼痛及其他一些癌症常见症状的控制。WHO 建议采用"三阶梯镇痛法"提高镇痛效果。社区护士应及时准确地评估患者的疼痛程度，和医生一起制订个体化的用药方案，正确选择给药时间与途径，注意观察患者用药后的反应。某些非药物方法也有一定的镇痛效果，如放松术、音乐疗法、生物反馈、针刺疗法等。另外，通过有效交流，用同情、安慰、鼓励和分散注意力等方法消除患者对疼痛的恐惧感，提高其痛阈。

（3）精神安慰　临终患者更需要精神安慰，护士应该了解患者面对死亡时的各种心理反应，鼓励患者说出内心的忧虑和痛苦，帮助他们从对死亡的恐惧与不安中解脱出来。

（4）安慰家属　临终患者的家属同样需要护士的安慰与帮助。可以通过语言交流、指导他们照顾临终亲人等方法，减轻他们的痛苦，使其获得心理慰藉；同时也应关注他们的身体状况。

六、慢性阻塞性肺疾病

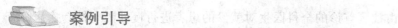

案例引导

　　患者张某，女性，67 岁，反复咳嗽、咳痰伴喘息20 余年，5 年前出现逐渐加重的呼吸困难，诊断为慢性阻塞性肺疾病。患者现血气分析结果为 PaO_2 55mmHg，$SaO_2 < 85\%$。

　　问题：

　　1. 如何进行氧疗指导？

　　2. 患者平时应如何进行有效排痰技术训练？

慢性阻塞性肺疾病（COPD），简称慢阻肺，是一种具有气流受限特征的肺部疾病，气流受限不完全可逆，呈进行性发展，包括慢性支气管炎、支气管哮喘、肺气肿、哮喘性支气管炎及其继发症等肺通气异常疾病。慢性阻塞性肺疾病是一种反复发作、病情不断恶化的慢性疾病，在每次急性发作之后，尽管临床症状有所缓解，但往往肺功能继续恶化，且随时有复发的可能，最终导致肺源性心脏病，出现严重慢性心肺功能衰竭。

（一）流行病学

世界卫生组织资料显示，慢性阻塞性肺疾病的死亡率居所有死因的第四位，且有逐年增加的趋势。慢性阻塞性肺疾病造成巨大的社会负担，特别是经济负担，根据世界卫生组织预测，至 2020 年慢性阻塞性肺疾病将成为世界疾病经济负担的第五位。患病率北方较南方高，农村较城市高，山区较平原高，且随年龄增长而增高。在我国慢性肺源性心脏病约有 90% 左右继发于慢性支气管炎，其中老年人占大多数。

（二）危险因素

慢性阻塞性肺疾病的发病机制至今尚未完全明了，研究认为与下列因素有关。

1. 吸烟和被动吸烟　长期吸烟容易继发支气管感染，诱发肺气肿形成。

2. 其他因素　如职业粉尘、化学物质、大气和环境污染、病毒和细菌感染、年龄增加、遗传、过敏等也与慢性阻塞性肺疾病的发生有关。

（三）社区管理

1. 健康人群保健管理　针对健康人群，以一级预防为主，目的是减少慢性支气管炎的发病率。积极开展反对吸烟和控烟活动，注意被动吸烟的危害；注意居室环境卫生，经常通风；加强锻炼身体和耐寒锻炼，预防感冒；尽量避免去空气污染严重的地方。

2. 高危人群管理　通过对危险因素筛查发现潜在的患者，及时进行管理。建立健康档案和监测资料，分析高危人群的危险因素，确定可干预因素，如针对吸烟、职业接触及环境污染等，实施有针对性的干预策略。提高高危人群的自我保健能力，减少呼吸道感染的发生和进展。

3. 患者管理

（1）**患者筛查**　由社区首诊的全科医生对就诊的患者进行慢性阻塞性肺疾病筛查和评估，以便对高危人群、患病人群进行分类指导和管理。①对就诊的 40 岁以上患者，询问有无慢性阻塞性肺疾病的危险因素存在，如吸烟史、粉尘和化学毒物接触史、室内空气污染等，有无慢性阻塞性肺疾病的相关症状，如长期咳嗽、咳痰、喘息、气短等。②采用慢性阻塞性肺疾病筛查表进行分类。根据危险因素及慢性呼吸道症状的有无等将人群分为低危人群、高危人群、可疑人群、患病人群。

（2）**建立档案**　按照各地社区管理要求，为已经明确诊断的慢性阻塞性肺疾病患者建立健康档案，档案内容包括一般情况、年度检查表、随访表等。

（3）**分类管理**　对处于稳定期的患者，管理的核心在于预防急性发作。指导其定时复诊，定期随访，根据患者情况进行服药、肺功能锻炼、家庭氧疗等指导，协助患者进行日常生活方式的调整。加强非药物治疗措施，如戒烟、远离空气污染等。帮助其制订肺功能锻炼计划并教会 1~2 项肺功能康复技术，指导患者正确实施家庭氧疗。急性加重的慢性阻塞性肺疾病患者应立即就诊，社区予以紧急处理，及时转诊到上级医院，社区卫生中心于 2 周内随访。

（四）社区护理指导

1. 个人防护指导　注意个人卫生，加强口腔护理，预防感染。季节变换，注意增减衣服，防止受凉。流感流行时避免到人多拥挤、空气不流通的环境，注意个人防护，必要时戴口罩。居室注意通风，阳光充足，避免粉尘、烟雾等有害气体。室内温湿度适宜有利于稀释痰液，室温保持在 18℃~20℃，相对湿度 50%~70%。

2. 饮食指导　保证充足的营养以利于身体的恢复，给予高蛋白、高热量、富含维生素、易消化食物，少食易产气食物。多饮水，保证每日饮水量在 1500ml 以上，保持大便通畅。宜少量多餐、细嚼慢咽、戒烟、限酒。

3. 氧疗指导　合并呼吸衰竭的慢性阻塞性肺疾病患者应长期进行家庭氧疗。指导内容包括：

（1）氧疗的目的　使患者在静息状态下达到 $PaO_2 \geqslant 60mmHg$ 和/或使 SaO_2 升至 90%，维持重要器官的功能，保证周围组织的氧供。

（2）吸氧的方式　每日 15 小时以上低流量、低浓度吸氧，氧流量 1~2L/min，氧浓度 25%~29%。

（3）氧疗有效的指标　患者呼吸困难减轻，呼吸频率减慢，发绀减轻，心率减慢，活动耐力增加。

（4）保证氧疗安全有效　在氧疗过程中告诉患者及家属用氧的安全知识，保证氧疗安全有效。

4. 有效排痰技术训练　目的是促进呼吸道分泌物排出，降低气道阻力，减少感染。

（1）胸部叩击　指导家人或照顾者将五指并拢，掌心呈杯状，用前臂带动腕部力量在引流部位的胸壁上叩击 30~45 秒。叩击时避开乳房、心脏和骨突部位，避开拉链、纽扣，叩击力量适中，以患者不感到疼痛为宜，时间应安排在餐后 2 小时至餐前 30 分钟完成。

（2）咳嗽训练　患者坐位，双脚着地，进行 5~6 次深而缓慢的腹式呼吸，深吸气末屏气 3~5 秒，躯干前倾，收缩腹肌，或将两臂屈曲，用肘部轻轻向两下肋部加压，突然咳嗽时腹壁内陷，从胸腔进行 2~3 次短促有力的咳嗽，张口咳出痰液，停止咳嗽后，缩唇（噘嘴）将余气尽量吐尽，休息时平稳呼吸数次，准备再次咳嗽动作。

5. 呼吸训练　主要是缩唇呼吸和腹式呼吸。

（1）缩唇呼吸　又称吹哨呼吸。患者在深慢的最大呼吸后，将口唇缩成小孔状，用力将肺内气体从缩小的唇孔中呼出，也可用一个细管代替唇孔呼气进行训练。吸气与呼气时间比为 1:2 或 1:3，每分钟 7~8 次。每天练习 2~4 遍，每遍 10~20 分钟。此种训练可使支气管内压力上升，有利于呼吸肌的做功，是呼吸功能锻炼的基础。

（2）腹式呼吸　患者卧位，两膝半屈使腹肌放松，用鼻缓慢吸气时，膈肌松弛，腹部的手有向上抬起的感觉，呼气时，腹肌收缩，腹部的手有下降感。频率为 7~8 次/分。每次重复 10 次左右，每天训练 2~4 次。

6. 心理支持　慢性阻塞性肺疾病患者因患病时间长、无法预知病情的发展及预后情况、担心医疗经费来源、疾病的痛苦及与家人关系无法融洽等，易产生焦虑、抑郁、恐惧、绝望等不良情绪，应根据患者不同心理情况给予帮助和支持。

七、抑郁症

抑郁症是以显著而持久的情感或心境低落为主要临床特征的一组精神障碍，并伴有相应的认知、行为、心理生理学及人际关系方面的改变或紊乱。主要表现为心境低落、思维迟缓、活动减少的"三低"症状，严重者可出现自杀念头和行为。抑郁症是最常见的精神障碍，表现为单次发作或反复发作，病程迁延。约 3/4 的患者有复发的风险。

（一）流行病学

抑郁症已成为影响人类健康的第五大疾病，WHO 估计全世界抑郁症患者约有 1.2 亿~2.0 亿。在西方国家患病率为 3%~20%，美国每年有 1100 万人患抑郁症，每年因抑郁症造成的损失超过 200 亿美元。患病率女性高于男性，可能与激素水平的差异，妊娠、分娩和哺乳，心理社会应激事件等有关。起病年龄平均为 40 岁，现有年轻化的趋势。抑郁症发病多见于秋冬季，病程较长，一般预后较好，不留人格缺陷，少部分可有残留症状或转为慢性。

（二）危险因素

抑郁症是遗传、心理和社会环境等因素综合作用导致的。

1. 遗传因素　抑郁症与遗传因素有关，但遗传方式尚不肯定。家系调查结果表明：患者亲属患病率比一般人群高 10~30 倍，血缘关系越近则患病率越高，单卵双生比双卵双生的患病率高。

2. 生物化学因素　证据表明，脑内生化物质的紊乱是抑郁症发病的重要因素。

3. 环境因素和应激　包括生活事件和环境刺激，如离婚或分居、配偶死亡、人际关系紧张、经济困难、身体障碍、缺乏社会支持以及妇女妊娠分娩等。

4. 性格因素　有下列性格特征的人很容易患上抑郁症：遇事悲观，自信心差，对生活事件把握性差，过分担心。

知识拓展

　　去机构化管理是西方发达国家近十年来大力提倡和推广的精神病治疗和管理体系。所谓"去机构化"是指逐步关闭大规模的封闭管理式的精神病医院，将患者接回家，在家人与社区设施的照顾下于正常的环境中疗养，帮助他们回归家庭和社会。澳大利亚是最早实施这种管理的国家，我国精神病的去机构化管理尚处于起步阶段。

（三）社区管理

　　1. 健康人群保健管理　针对健康人群，以一级预防为主，积极做好抑郁症预防工作。指导居民养成良好的睡眠习惯，合理运动，在日常生活中寻找乐趣、保持快乐，建立可靠的人际关系。定期对重点人群进行巡访，建立有效的沟通渠道，了解其心理动态，采取措施有效减少负性情绪。

　　2. 高危人群管理　建立健康档案和监测资料，对社区的人口现状应做到心中有数，对高危人群及早干预，提供心理援助，使其能正视现实，处于良好的应激状态。

　　3. 患者管理

　　（1）信息管理　在将抑郁症患者纳入管理时，需由家属或专业医疗卫生机构提供疾病诊疗相关信息，同时为患者进行一次全面评估，为其建立健康档案。

　　（2）随访管理　对抑郁症患者进行随访，检查患者的精神状况，包括感觉、知觉、思维、情感和意志行为、自知力等；询问患者的躯体疾病、社会功能情况、服药情况及各项实验室检查结果等。

　　（3）分类干预　社区护士应以接纳、真诚、理解、包容、支持的态度与患者及家属建立良好的治疗关系，取得患者及家庭的信任。①对于病情不稳定者，即精神症状明显、社会功能较差、有影响社会或家庭的行为或者有严重不良药物反应，建议转诊到上级医院，2周内随访。②对于病情基本稳定者，即有轻微精神症状或社会功能状态不良，医生可在现用药物基础上在规定剂量范围内做调整，必要时与患者原主管医生取得联系，或在专科医师指导下治疗，经初步处理后观察2周，若情况趋于稳定，可维持目前治疗方案，3个月时随访；若初步处理无效，则建议转诊到上级医院，2周内随访转诊情况。③对于病情稳定者，精神症状基本消失，社会功能处于一般或良好状态，无严重不良药物反应，若无其他方面异常，继续执行上级医院制订的治疗方案，3个月时随访。每次随访根据患者病情控制情况，对患者及其家属进行有针对性的健康教育和生活技能训练等方面的康复指导，对家属提供心理支持和帮助。

　　（4）健康体检　在患者病情许可的情况下，征得家人与患者本人同意后，每年进行一次健康检查，可与随访相结合。内容包括一般体格检查、血压、体重、血常规、转氨酶、血糖、心电图等。

(四) 社区护理指导

1. 用药指导 抗抑郁药物均需服用 2~3 周才能出现明显的临床效果，而不良反应在服药后即可出现，患者及家属会提出换药或停药，此时应向患者及家属耐心解释，从而提高患者对服药的依从性。对蓄意藏药的患者，家属应予以监督，确保药物全部服下。

2. 安全指导

(1) 取得患者信任并达成协议 对有自杀倾向的患者，应直接与患者讨论自杀话题，如自杀动机、自杀想法的产生、是否有充分准备、以何种方式、干扰因素等，从中找出可以利用的资源及预防措施。用肯定的语言告诉患者，只要其愿意接受帮助，积极配合治疗，这种状况会得到改变。取得患者的信任并与患者达成协议，一旦自杀观念固定持续存在，及时告诉家人和护士，以寻求帮助。当自杀观念强烈时，应及时转入专科医院进行系统治疗和护理。

(2) 清除日常生活隐患 患者居住的房间应整洁舒适、光线明亮，各种危险物品，如金属类的小刀、剪刀、铁丝，各种玻璃制品，缎带、绳索，药物等，均应妥善保管，患者不能蒙头睡觉。定期进行安全检查，发现不安全因素及时清除。

(3) 药物管理 药物应妥善管理，必要时由家属保管，服药要有专人督促检查，家属应看着患者把药服下方可离开，必要时还要检查患者的口腔（舌下或牙缝），避免患者一次大量吞服。

(4) 患者的活动应在照护者的视线范围内 尤其在夜间、清晨、节假日等容易发生自杀的时间段，更要加强防范。必要时应有专人看护。一旦发生自杀自伤行为，及时进行急救处理，必要时转入上级医院。

(5) 掌握患者的心理活动 密切观察患者的病情变化，掌握患者的心理活动。了解患者的心理状态，做好心理护理，改善患者的情绪和睡眠，也是防止自杀的有效措施。鼓励患者根据自己的兴趣积极参与社区开展的唱歌、跳舞、棋牌、编织、书画等活动，以调节患者的情绪。鼓励患者坚持体育锻炼和接受日光照射，在此过程中产生愉悦感，改善患者的情绪。有许多患者自杀自伤行为都是在睡眠不好的情况下发生的，除给患者营造一个舒适安静的睡眠环境外，还可以鼓励患者多运动，教会患者一些放松技术，以改善睡眠。

3. 健康教育 向患者及家属讲解抑郁症的原因、临床表现、治疗、预后等相关疾病知识，告诉患者及家属服药及维持治疗的重要性。教会患者及其家属识别抑郁症发作的相关症状，如早醒、精力丧失、食欲和性欲减退、情绪变化等。若上述症状持续 1 周，要立即去医院就诊。

4. 心理护理

(1) 建立良好的护患关系 在尊重、接纳、同情和支持的基础上，建立良好的治疗性护患关系，了解患者的感受。

(2) 心理支持 鼓励患者表达思想、情感及合理的自我需求，用语言的形式释放压抑情绪，使抑郁状态得到改善。对患者所表现的抑郁与痛苦心理给予理解和同情，设法帮助患者找出排泄压抑的途径，给予积极的心理支持，并注意尊重患者的隐私权。

（3）协助寻求社会支持系统　充分动员和利用社会支持系统，帮助患者战胜痛苦，增强对抗自杀的内外资源，如对患者家属进行与自杀干预有关的健康教育，让家属参与干预治疗。

（4）教会患者掌握心理自助的6种方法　①改变认识，让其意识到接受有痛苦的感觉是正常的事情。②允许自己去感受自己的情绪，包括痛苦的感觉，不要用自我批评方式否认或压抑它，避免过分压制导致自卑、自责和情感压抑。③鼓励患者至少向一个人表达自己的感觉，与他人共同分享自己的感受，可减轻一定的心理压力。④与家人和朋友保持紧密的联系，取得良好的社会支持。⑤引导患者正确地面对自己的生活和自我，无论是正面的或负面的。不要让悲观失望的情绪蒙蔽自己的心态，要实事求是地看待世界、现实生活和自己。⑥学会促进发展的解决问题方法，用发展的眼光看待目前和未来，理智地选择消除抑郁情绪的途径。

同步练习

1. 慢性病是（　　）
    A. 可以治愈的　　　　　　　B. 需要长期的治疗　　　C. 病理改变可逆
    D. 不会造成人体功能障碍　　E. 有明确的病因
2. 对高血压患者的饮食指导错误的是（　　）
    A. 低盐、低脂　　　　　　　B. 低胆固醇　　　　　　C. 清淡，宜少量多餐
    D. 富含维生素和蛋白质　　　E. 高热量、高纤维素饮食
3. 对高血压患者的用药指导下列哪项不妥（　　）
    A. 遵医嘱用药，不可自行增减
    B. 使用两种以上药可增强疗效，减轻副作用
    C. 降压药需长期服用，不可停药
    D. 服药期间可不采用非药物治疗
    E. 服药期间出现头晕应立即平卧
4. 冠心病的危险因素不包括（　　）
    A. 高血压　　　　　　　　　B. 血脂异常　　　　　　C. 体重超重
    D. 自身免疫缺陷　　　　　　E. 糖尿病
5. 糖尿病的健康指导不妥的是（　　）
    A. 皮下注射胰岛素的部位经常更换
    B. 患者应避免户外活动，预防感染
    C. 忌高糖食品
    D. 嘱患者不能随意增减药量
    E. 定期门诊复查

6. 指导 COPD 患者进行腹式呼吸的原因是（　　　）

    A. 有利于痰液排出　　　　　　B. 增加肺泡张力

    C. 借助腹肌呼吸　　　　　　　D. 使呼吸阻力减低，增加肺泡通气

    E. 间接增加肋间肌活动

7. 长期氧疗是指（　　　）

    A. 每天吸氧时间坚持 8 小时　　　B. 每天吸氧时间坚持 10 小时

    C. 每天吸氧时间 15 小时以上　　D. 睡眠时不宜吸氧

    E. 氧流量维持在 2 ~ 4L

8. 我国癌症的主要危险因素是（　　　）

    A. 吸烟、乙肝病毒感染、膳食不合理及职业危害

    B. 乙肝病毒感染、酗酒、膳食不合理及职业危害

    C. 吸烟、乙肝病毒感染、长期精神压力及职业危害

    D. 乙肝病毒感染、酗酒、长期精神压力及职业危害

    E. 长期使用染发剂、膳食不合理、人乳头状病毒感染及职业危害

第十二章　社区传染病和突发公共卫生事件的健康管理

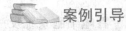 **知识要点**

传染病是由病原体引起的一组有传染性疾病，其暴发和流行严重威胁社会和人类的健康。在社区传染病和突发公共卫生事件的管理中，社区护士应具备防控和应急处理的护理管理能力。本章主要介绍传染病的基础知识，社区访视和护理，以及常见传染病的社区健康管理。重点是传染病的流行过程、分类及报告，常见传染病的社区管理和居家护理，难点是传染病的社区访视和护理管理。

传染病不仅仅是一个健康问题，而已成为一个社会问题，其传播范围广、传播速度快、社会危害影响大，已经成为全球公共卫生中的重点和热点领域。当今社会和环境因素的巨大变化，如全球一体化、生态环境改变、人口增长、城市化及人口流动、不良的行为方式等，促进了新发传染病的不断出现和扩散，并以每年新发1种的态势发展，严重威胁人类健康。全球表现为新传染病和传统传染病交替并存的格局。传染病的防治工作面临着严峻的挑战。

社区护士立足社区基层，在传染病的防治工作中承担着重要的职责。在传染病的社区管理中应贯彻三级预防原则，针对传染病流行的三个基本环节开展防控措施，具备对常见传染病的社区管理能力和患者的居家护理能力。

第一节　传染病概述

案例引导

近30年来，全世界新发传染病40多种，我国新发20多种。2003年由新型冠状病毒引起的非典型肺炎（SARS）发生在我国，在短时间内扩散到全球32个国家和地区。截止至2009年8月，全球已累计报告甲型H1N1流感（原称人感染猪流感）确诊病例超过17万例。

问题：社区护士作为居民健康的"守门人"，在传染病的防治工作中该如何应对呢？

一、传染病的概念

传染病是由病原微生物和寄生虫感染人体后产生的具有传染性的疾病。病原微生物包括病毒、细菌、真菌、立克次体和螺旋体等；人体寄生虫主要是原虫和蠕虫等。上述病原体引起的疾病均属于感染性疾病，但感染性疾病不一定有传染性，其中有传染性的疾病才称为传染病。

二、传染病的特征

（一）基本特征

1. 病原体 每种传染病都是由特异性的病原体引起的，其中以病毒、细菌最常见。临床上检出病原体对传染病的诊断有重要的意义。

2. 传染性 指病原体能通过某种途径感染他人，是传染病与其他感染性疾病的主要区别。传染病患者有传染性的时期称为传染期，其长短是确定患者隔离期限的重要依据。

3. 流行病学特征 传染病的流行过程在自然和社会因素的影响下，表现出各种特征。

（1）流行性 指在一定条件下，传染病能在人群中广泛传播蔓延的特性。按其强度可分为散发、流行、大流行、暴发。

（2）季节性 指某些传染病在每年一定季节出现发病率升高的现象。如冬春季呼吸道传染病发病率高。

（3）地方性 指某些传染病在特定的自然或社会条件下，在某些地区持续发生，如虫媒传染病。

4. 感染后免疫 人体感染病原体后，无论是显性或隐性感染，均能产生针对该病原体及其产物的特异性免疫。感染后免疫属于主动免疫，不同病原体感染后免疫的持续时间长短和强弱不同；通过抗体转移而获得的免疫属于被动免疫。

（二）临床特点

1. 病程发展的阶段性 急性传染病的发生、发展和转归都有明显的阶段性。通常分为潜伏期、前驱期、症状明显期、恢复期四个阶段。

2. 常见的症状与体征 表现为发热、发疹、毒血症状、单核－吞噬细胞系统反应等。

3. 临床类型 根据传染病临床过程的长短可分为急性、亚急性和慢性；按病情轻重可分为轻型、典型（中型、普通型）、重型和暴发型。

知识拓展

　　古代称传染病为疫、疫疠、温疫、温病、伤寒等。早在两千多年前《内经·素问》就有记载，东汉张仲景的《伤寒论》详细阐述了有关传染病的理论和治疗方法。唐代孙思邈的《千金要方》、明代李时珍的《本草纲目》对传染病的预防阐述具体而明确。16 世纪我国民间采用人痘接种预防天花，开创了以免疫学方法预防疾病的先河。

三、传染病的流行过程与影响因素

（一）传染病的流行过程

　　传染病的流行过程是指传染病在人群中发生、发展和转归的过程。传染源、传播途径和易感人群是传染病流行过程的三个基本环节。只有三个环节同时存在，传染病才能在人群中流行。

　　1. 传染源　是指病原体已在体内生长繁殖并将其排出体外的人或动物，包括传染病患者、隐性感染者、病原携带者和受感染的动物。

　　2. 传播途径　指病原体离开传染源后，到达另一个易感者所经过的途径。传染病可通过一种或多种途径传播。传播途径不同，流行过程的特点也不同。传染病主要传播途径见表 12－1。

表 12－1　传染病的主要传播途径

传播途径	传播方式	常见病例
呼吸道传播	经空气中的飞沫及尘埃传播	肺结核、麻疹
消化道传播	经水源和食物传播	痢疾、伤寒
虫媒传播	经昆虫机械携带或叮咬而传播	疟疾、斑疹伤寒
接触传播	经直接或间接接触病原体传播	狂犬病、皮肤炭疽
土壤传播	经被病原体的芽孢或幼虫污染的土壤传播	破伤风、钩虫
血液、体液传播	经血液、血液制品或性交等传播	艾滋病、丙型肝炎
垂直传播	病原体通过母体胎盘、分娩、哺乳等方式传染给子代，又称母婴传播	乙型肝炎、梅毒
医源性传播	经医疗仪器设备或生物制品传播	乙型肝炎、艾滋病

　　3. 易感人群　是指对某种传染病缺乏特异性免疫力而容易感染的人群，其中个人称为易感者。传染病的流行取决于易感者在特定人群的比例，即人群易感性。当易感者的比例在人群中达到一定水平时，如果有传染源和合适的传播途径，传染病的流行就很容易发生。

（二）传染病流行的影响因素

1. 自然因素　主要包括地理、气候和生态环境等，通过作用于流行过程的三个环节对传染病的发生、发展起重要作用。

2. 社会因素　包括社会制度、经济和生活条件、文化水平、风俗习惯、宗教信仰等，对传染病的流行过程有重要的影响，其中社会制度起主导作用。

四、传染病的分类与疫情报告

（一）法定传染病的分类

我国于 2004 年修订的《中华人民共和国传染病防治法》将全国发病率较高、流行面较大、危害严重的急性和慢性传染病列为法定传染病，并根据其传播方式、传播速度及其危害程度，分为甲、乙、丙三类传染病。原定的法定传染病有 37 种，近年来增加 2 种，现共 39 种。

1. 甲类传染病（2 种）　也称强制管理传染病，包括鼠疫、霍乱。

2. 乙类传染病（26 种）　也称严格管理传染病，包括传染性非典型肺炎、艾滋病、病毒性肝炎、脊髓灰质炎、人感染高致病性禽流感、麻疹、流行性出血热、狂犬病、流行性乙型脑炎、登革热、炭疽、细菌性和阿米巴性痢疾、肺结核、伤寒和副伤寒、流行性脑脊髓膜炎、百日咳、白喉、新生儿破伤风、猩红热、布鲁菌病、淋病、梅毒、钩端螺旋体病、血吸虫病、疟疾、甲型 H1N1 流感（新增）。

3. 丙类传染病（11 种）　也称监测管理传染病，包括流行性感冒、流行性腮腺炎、风疹、急性出血性结膜炎、麻风病、流行性和地方性斑疹伤寒、黑热病、包虫病、丝虫病，以及除霍乱、细菌性和阿米巴性痢疾、伤寒和副伤寒以外的感染性腹泻病，手足口病（新增）。

> **知识拓展**
>
> 1. 卫生部 2008 年 5 月 2 日决定，将手足口病列入《传染病防治法》规定的丙类传染病进行管理。
>
> 2. 卫生部 2009 年 4 月 30 日，将甲型 H1N1 流感（原称人感染猪流感）纳入《传染病防治法》规定的乙类传染病，并采取甲类传染病的预防、控制措施。

（二）传染病疫情报告

1. 疫情报告人　根据《传染病防治法》规定，任何单位和个人发现传染病病人或者疑似传染病病人时，应当及时向附近的疾病预防控制机构或者医疗机构报告。依法规定负有传染病疫情报告职责的政府有关部门、疾病预防控制机构、医疗机构、采供血机构及其工作人员，不得隐瞒、谎报、缓报传染病疫情。社区护士应当严格遵守传染病报告制度，依法履行职责。

2. 传染病疫情报告方式和时限　根据我国《突发公共卫生事件与传染病疫情监测信息报告管理办法》相关规定，发现甲类传染病及乙类传染病中的肺炭疽、传染性非典型性肺炎、艾滋病、脊髓灰质炎、人感染高致病性禽流感的病人或疑似病人时，或发现其他传染病和不明原因疾病暴发时，城镇应于 2 小时内，农村应于 6 小时内，通过传染病疫情监测信息系统进行网络直报。对其他乙类传染病人、疑似病人，和伤寒、副伤寒、痢疾、梅毒、淋病、乙型肝炎、白喉、疟疾的病原携带者，城镇应于 6 小时内，农村应于 12 小时内，通过上述系统网络直报。对丙类传染病和其他传染病，应当于 24 小时内网络直报。未实行网络直报的责任报告单位应在以上规定的时间内以最快的方式（电话、传真）向当地县级疾病预防控制机构报告，并寄出传染病报告卡。县级疾病预防控制机构收到无网络直报条件责任报告单位报送的传染病报告卡后，应于 2 小时内通过网络直报。

五、社区访视与护理管理

（一）传染病患者的社区访视

社区护士在社区基层工作，应对辖区内发生的法定传染病患者进行家庭访视，及时掌握患者的病情，并采取有效措施控制疾病的蔓延。

1. 访视时间　社区护士接到疫情报告后的 24 小时内应进行首次家庭访视，了解发病情况，根据病情需要进行复访。复访的时间根据传染病的传播途径、潜伏期的长短和预后情况而定。第一次复访在发病后的 3 ~ 10 天，第二次复访在发病后 40 天左右。对于不可能转为慢性传染病的患者仅进行 1 次复访即可，但对于已转为慢性病的患者，每年需进行 1 ~ 2 次访视。

2. 访视内容

（1）*初访*　社区护士应先核实传染病的诊断，调查传染病来源，判断疫情的性质、蔓延现况和趋势。结合传染病的特点，采取控制传染源、切断传播途径等防疫措施，并对患者及其家属进行传染病知识的健康教育，使其能掌握传染病的防控方法，从而预防传染病的进一步蔓延。在访视中，要认真填写"传染病调查表"及相关文件表格，做好疫情调查处理记录，以供备案及分析总结使用。

（2）*复访*　全面了解患者的病程，同时对周围密切接触人群及传染病的继发情况进行调查。发现继发者马上立案管理，发现存在疫情蔓延，及时记录并上报主管部门。社区护士还应进一步了解社区防疫措施，加强督促落实。根据实际情况确定是否复访及复访时间。做好患者痊愈或死亡的登记及相关文件的记录。

（二）传染病的社区护理管理

传染病的社区护理管理重点是预防。社区护士对辖区的居民和环境较为熟悉，有利于通过日常护理干预措施帮助居民提高对传染病防治的认识，并对传染病患者进行有效管理。认真贯彻三级预防原则，针对传染病流行的三个环节，控制和管理传染源，切断传播途径，保护易感人群，达到迅速有效控制或消灭传染病，降低传染病的发病率、死亡率、并发率和致残率的目的。

1. 一级预防　即病因预防。是在疫情未出现前，对传染病流行的三个环节采取措施，以防止疫情的发生；或通过健康促进、健康教育、免疫接种等手段，降低发病率。

（1）开展社区传染病预防的健康教育　社区护士可以利用多种形式，在多种场合进行传染病预防教育。例如在工厂、机关等场所宣传传染病的基本知识；到学校对儿童讲解洗手的重要性；提醒家长携孩子按时接种疫苗；提倡摄入营养均衡饮食，锻炼身体，增强体质，提高抗病能力。通过宣传普及教育，提高居民对传染病的自我防范意识和能力。

（2）开展爱国卫生运动，切断传播途径　①动员居民搞好社区环境卫生，消灭"四害"，清理垃圾，宠物定期接种疫苗。②指导居民家庭和个人注意饮食卫生，防止病从口入。③提倡健康的生活方式和行为方式，不吸毒，坚持安全的性行为。④通过重点人群定期健康检查，如对托幼机构、饮食服务行业人员进行定期体检，及时发现病原携带者。⑤医务人员要坚持执行全面防护的原则，以防止自己被传染或将疾病传染给他人。同时，应做好医疗废弃物的处理工作。

（3）保护易感人群　保护易感人群可以提高人体对传染病的抵抗力和免疫力，从而降低传染病的发病率。应采取以下措施：①增强非特异性免疫力：改善社区居民的生活及居住条件，培养良好的卫生习惯，合理营养，运动锻炼，保持良好的人际关系和愉快的心情等。②增强特异性免疫力：特异性免疫力通过隐性感染、患传染病后或人工免疫（预防接种）而获得。人工免疫是预防和消灭传染病的一个重要措施，包括两个方面：实施儿童计划免疫；根据社区人口、环境特点及传染病信息，组织流感、肺炎、甲肝等疫苗的接种。③药物预防：对某些尚无特异免疫方法或免疫效果不理想的传染病，在流行期间可给病人周围的易感者口服预防药物，这对于降低发病率和控制流行有一定作用，如口服乙胺嘧啶预防疟疾等。

2. 二级预防　控制传染源是防止传染病传播与流行的重要措施。要做好"五早"，即早发现、早诊断、早报告、早隔离、早治疗。

（1）早发现、早诊断　早期发现传染病是预防和控制传染病的关键。很多传染病在发病早期传染性最强，早期发现并作出正确诊断，可使患者及早得到隔离和治疗，并能迅速采取有效措施消除疫源地疫情，防止疫源范围扩大。要做到早发现、早诊断，关键是建立健全城乡三级医疗防疫卫生网，方便群众就医；普及传染病的防治知识，提高群众识别传染病的能力；提高社区医护人员的业务水平，加强责任心；有计划地对集体单位人员进行健康检查。

（2）早报告　传染病疫情报告制度是国家制定的一项管理传染病的重要法规，也是防疫部门掌握疫情、作出判断、制订控制疫情策略及采取措施的基本依据。对法定传染病按规定时限，通过传染病疫情监测信息系统，全面、迅速、准确地报告有关部门，是各级卫生人员的重要职责。

（3）早报告、早治疗 早隔离是控制传染源的重要环节。对于确诊和疑似者，应当尽早隔离，同时给予及时、正确、彻底的治疗。隔离的方式有住院隔离、家庭隔离、临时隔离室隔离等。隔离期限根据传染病的传染期或化验结果确定。对患者或疑似患者，应在临床症状消失后连续做 2~3 次病原学检查，每次间隔 2~3 天，检查结果为阴性时方可解除隔离。对与患者密切接触者，也要采取隔离措施，并进行检疫、临床观察、药物预防或免疫接种。隔离措施因疾病类型、传染性强弱和传播途径而定。

3. 三级预防 对传染病患者应积极治疗，并开展康复治疗护理，减少并发症和功能障碍的发生。

第二节 社区常见传染病的护理与管理

一、流行性感冒

（一）疾病概述

流行性感冒简称流感，是由流感病毒引起的急性呼吸道传染病。该病潜伏期短，传染性强，传播迅速，流行情况与人群密集程度有关，以冬春季节为多见。由于流感病毒致病力强，易发生变异，若人群对变异株缺乏免疫力，易引起暴发流行。

1. 病原体 流感病毒分甲、乙、丙三型，甲型流感威胁最大。

2. 流行过程

（1）传染源 流感患者，病后 2~3 天传染性最强。

（2）传播途径 主要经空气、飞沫传播。接触被污染的物品也可被感染。人口密度大的地方容易传播。

（3）人群易感性 人群普遍易感。感染后可获同型免疫力，时间不超过 1 年，不同亚型间无交叉免疫性。

3. 临床表现 以高热、全身酸痛和眼红、流泪等全身症状为主。患者可有打喷嚏、鼻塞、流清水样鼻涕和咽痛等上呼吸道感染表现。

4. 治疗 隔离患者；及早应用抗流感病毒药物治疗；休息、多饮水、注意营养，饮食要易于消化；合理应用对症治疗药物。

（二）社区管理

1. 管理传染源 发现流感患者应及时隔离，隔离期间谢绝访视。最好让患者独居一室，尽量避免接触，接触时家属应佩戴口罩，用物与健康者分开，并消毒。当社区内流感患者有增多趋势时，应及时向上级卫生部门报告。

2. 切断传播途径 流感流行期间，不要在社区内组织大型集会，以免病毒传播。公共场所、室内加强通风换气，用适当浓度的漂白粉、过氧乙酸喷洒，或者用过氧乙酸、食醋熏蒸消毒。提倡社区人群勤洗手是预防流感的一种比较有效的方法。

3. 保护易感人群 加强体育锻炼，尤其是老年人、儿童要多做户外活动，以增强身体的抵抗力。对老年人、儿童、青少年、教师、医务工作者及社会服务人员用流感疫苗进行预防接种。正在患发热性疾病的患者、急性感染期和慢性病活动期的患者应推迟接种。

（三）居家护理

1. 休息 患者应避免劳累，注意休息，急性期应卧床休息。

2. 饮食指导 给予清淡、易消化、营养丰富的流质或半流质食物。多吃新鲜水果、蔬菜，补充维生素。鼓励患者多喝水。注意口腔卫生，做到食后清水漱口。

3. 用药护理 根据医嘱，对症使用抗病毒、抗感染药物治疗。高热者给予物理降温，必要时服用解热镇痛药。咳嗽、咳痰者给予止咳化痰药。

4. 病情观察 要特别注意观察婴幼儿和老年人的病情变化，如果出现高热不退、惊厥、意识障碍、呼吸困难、四肢冰凉等症状，应立即到医院就诊。对原有心脏病或肺部疾病的患者，还要注意原有疾病是否加重。

5. 家庭消毒 居室要经常开窗通风，保持温湿度适宜，避免直接吹风受凉。患者居室应及时采用食醋熏蒸或进行空气消毒。患者的食具、衣物、玩具等应煮沸消毒或曝晒 2 小时。

知识拓展

流行性感冒和禽流感有何区别

流行性感冒一般分为三种，即甲型、乙型和丙型。乙型和丙型流行性感冒一般只在人群中传播。甲型流行性感冒大部分都是禽流感，主要在鸟类间传播，偶可感染至人。其临床表现与人类流行性感冒相似，但人禽流感症状重、并发症多、病死率高，疫苗接种无效，与普通流感有一定区别。

二、肺结核

（一）疾病概述

肺结核是最常见的一种结核病，是由结核分枝杆菌在肺部感染引起的一种慢性传染病。一年四季都可以发病，15 ~ 35 岁是高发年龄。

1. 病原体 结核分枝杆菌，又称抗酸杆菌。对外界环境抵抗力较强，在阴湿处可生存 5 个月以上，但在烈日下曝晒 2 小时或煮沸 1 分钟能杀灭。

2. 流行过程

（1）**传染源** 开放性肺结核患者，尤其是痰涂片阳性未治疗者。

（2）**传播途径** 主要是通过呼吸道传播，当活动性肺结核患者咳嗽、说话和打喷嚏时，结核杆菌通过飞沫传给易感者。消化道传播是次要传播途径。

（3）人群易感性　人群普遍易感，尤其是生活贫困、营养不良、居住拥挤等社会经济条件较差的人，以及慢性病患者。

3. 临床表现　常有低热、盗汗、消瘦、乏力等全身症状，以及咳嗽、咳痰、咯血等呼吸道症状。

4. 治疗　抗结核药物治疗（简称化疗）原则为早期、联合、适量、规律和全程用药，疗程 12~18 个月。另外还进行对症处理、休息和营养疗法。

（二）社区管理

1. 管理传染源　建立健全社区预防体系，加强结核病防治知识的普及教育。早期痰菌检查，早诊断，早期隔离治疗患者。

（1）对患者的管理　①患者应单独居住一室，痰涂片阳性者需住院治疗，实施呼吸道隔离，限制其活动范围，避免出入公共场所。一般在痰菌阴性时，可取消隔离。②应分开就餐，同桌共餐时使用公筷，避免引起消化道传染。③在咳嗽或打喷嚏时可用双层纸巾遮住口鼻，然后将纸放入污物袋中焚烧处理。④患者外出时应戴口罩。

（2）对患者家属及密切接触者的管理　增强防护意识，提高机体抵抗力。接触患者时戴口罩，其后可食醋消毒双手。应定期进行胸部 X 线检查及痰培养。

2. 切断传播途径　指导患者及家属掌握家庭消毒隔离方法，尤其是痰液处理方法。加强个人及环境卫生，养成良好的卫生习惯，不随地吐痰，不要面对他人咳嗽、打喷嚏或大声说话，以防飞沫传染。保持居室通风良好，每天用紫外线消毒。

3. 保护易感人群

（1）给未受过结核菌感染的新生儿、儿童、青少年进行卡介苗接种。

（2）对痰涂片阳性肺结核患者的密切接触者、糖尿病、HIV 感染者等高危人群，可在医生指导下进行药物预防。

（3）做好健康教育，使居民养成良好的卫生习惯和生活方式，合理营养，避免劳累，生活规律，体育锻炼，提高机体非特异性免疫力。

（4）改善社区居住环境。

（三）居家护理

1. 心理护理　结核病是慢性传染病，治疗时间长，恢复慢，在工作、生活等方面都会对患者乃至整个家庭产生不良影响，应指导患者及家属正确对待这些问题，了解肺结核是可治可防的，助其树立战胜疾病的信心，安心休息，积极配合治疗。

2. 休息及活动指导　患者在急性期应卧床休息。没有明显中毒症状者可适当活动，但需限制活动量，保证充分的休息。好转期过渡到稳定期，应循序渐进地增加活动量，进行适当的户外活动，可参与一定的劳务，以不感到疲劳为准。

3. 饮食指导　由于结核病属于慢性消耗疾病，故饮食护理对此病相当重要。饮食宜高热量、高维生素、高蛋白、低脂肪、易消化食物为主，对饮食种类没有特殊限制。饮食要有规律，不偏食。应戒烟禁酒，多晒太阳。

4. 用药护理　强调规范用药的重要性，不可随意间断、减量或加大剂量。如漏服应在 24 小时内补服，但不能一次双份剂量，以免影响血药浓度。社区护士要经常了解患者的服药情况和化疗过程中的反应及效果，并追踪观察至少 1 年，督促其定时复查。

5. 病情观察　如有大量咯血或患者突然出现胸痛、气短、呼吸困难，严重时出现面色苍白、大汗淋漓、脉搏细弱等症状时，应立即送往医院救治。

6. 家庭消毒隔离　排菌期间患者应单独居住。居室经常开窗通风，可用艾叶燃烧、食醋煮沸熏蒸或过氧乙酸喷雾等方法消毒。痰液最好吐在带盖的玻璃杯内经消毒灭菌处理。带有痰液和口鼻分泌物的纸张或一次性痰杯应焚烧处理。餐具单独使用，单独消毒洗刷。被服直接在阳光下曝晒 6 小时以上。日常用品、门窗家具等每天用含氯消毒液擦拭消毒。

知识拓展

> 　　1982 年在纪念科赫氏发现结核菌 100 周年时，世界卫生组织共同倡议将 3 月 24 日作为"世界防治结核病日"，以提醒公众加深对结核病的认识。1993 年公布"全球结核病紧急状态宣言"，目的是加强政府的承诺，动员公众支持在全球范围的结核病控制工作。

三、病毒性肝炎

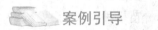

案例引导

　　一小儿，5 岁，被确诊为甲型肝炎，其母亲向社区护士询问：如果患儿不住院，她在家中应怎样照顾该患儿？

（一）疾病概述

　　病毒性肝炎是由多种不同肝炎病毒引起的，以肝功能损害为主的一组传染病，其流行范围广，发病率高，传染性强，传播途径复杂。按其感染病毒种类的不同可分为甲型、乙型、丙型、丁型和戊型五种。我国属于甲型及乙型肝炎的高发地区，社区较常见。

1. 病原体　甲型肝炎病毒和乙型肝炎病毒。

2. 流行过程

（1）**传染源**　①甲型肝炎的主要传染源是急性患者和隐性患者。②乙型肝炎的传染源是急慢性患者以及病毒携带者。

（2）**传播途径**　①甲型肝炎主要经粪 – 口途径传播。粪便污染饮用水源、食物引起流行，甚至暴发流行。②乙型肝炎的传播途径包括血液、体液传播，母婴传播，密切的生活接触传播，性传播，医源性传播等。

（3）人群易感性　普遍易感，各型肝炎之间无交叉免疫力。①甲型肝炎：成人抗－HAV（IgG）阳性率达80%，感染后可获终身免疫。②乙型肝炎：我国成人抗－HBs阳性率达50%，多发于婴幼儿和青少年。

3. 临床表现　各类型肝炎虽病原不同，但临床表现基本相似。主要表现为黄疸、食欲减退、肌肉疼痛、恶心呕吐、大便颜色变浅等症状。体查可发现肝、脾、淋巴结增大。

4. 治疗　肝炎目前尚无特效治疗方法。治疗原则为综合治疗，以休息、营养为主，辅以适当的药物治疗，避免使用肝脏损害的药物。

（二）社区管理

1. 管理传染源　做好疫情报告及各类患者的隔离消毒工作。特殊行业（如饮食、托幼、水源管理等）人员应定期体检，发现患者立即隔离治疗。乙型肝炎表面抗原阳性者不得献血。

2. 切断传播途径

（1）对于甲型肝炎应让社区人群了解疾病的传播途径，把好"病从口入"关，提倡熟食，养成餐具消毒、分餐制、饭前便后洗手等卫生习惯。做好三管一灭（饮水、食物、粪便的卫生管理及消灭苍蝇），防止饮用水被污染，必要时对水源进行消毒，做好环境卫生及粪便无害化处理。

（2）乙型肝炎重点在于防止通过血液及体液传染，各种医疗及预防注射要保证"一人一针一管"，医疗器械及用具实行"一人一用一消毒"，提倡使用一次性医疗用品，严格血污染品的消毒处理，加强血制品的管理和母婴传播的阻断工作。

3. 保护易感人群　甲型肝炎的接触者，在接触后7天内注射甲型肝炎减活疫苗，或注射丙种球蛋白。乙型肝炎的易感人群，可注射乙型肝炎疫苗、乙型肝炎免疫球蛋白。

（三）居家护理

1. 心理护理　中医认为"怒则伤肝"，情感的变化会诱发或加重病情。肝炎患者应调整好自己的情绪，正确看待疾病，保持乐观的心情，情绪稳定，遇事自我宽慰，避免情绪过激，才有利于疾病的恢复。

2. 休息及活动指导　肝功能不正常应卧床休息，症状减轻后要控制活动，最好在饭后能平卧休息1~2小时，严禁饭后散步。肝功能基本正常后，可适当增加活动，以不感觉疲劳为原则。症状消失，肝功能正常3个月以上者，可恢复工作，但需随访1~2年。

3. 饮食指导　予患者高糖、高蛋白、高维生素、低脂肪、易消化的饮食；伴有肝硬化倾向时应保证蛋白质的摄入；有肝性脑病倾向者应限制或禁止蛋白质摄入；有糖尿病倾向及肥胖患者，不宜高糖、高热量饮食，防止诱发糖尿病及脂肪肝；出现腹胀症状时，减少牛奶、豆类等可产气的食物摄入；绝对禁止饮酒及含酒精饮料。

4. 用药护理　遵医嘱服药，切忌滥用药物，防止进一步损伤肝脏。督促患者按时到医院复诊，在医生指导下用药，以免损害肝功能。

5. 病情观察　密切观察患者发热、食欲不振、恶心呕吐、黄疸情况，注意患者发生肝性脑病、出血、继发感染、肝肾综合征等潜在并发症，必要时送医院救治。

6. 家庭消毒隔离指导　按肠道传染病隔离，隔离期为临床症状消失，粪便培养连续 2～3 次阴性或正常后 1 周。肝炎病毒对含氯消毒液敏感，含氯消毒液可用于患者餐具、排泄物、呕吐物等的消毒。餐具、牙刷、剃须刀等个人物品要专用。

四、艾滋病

案例引导

某病人，男，40 岁，不规则发热、咳嗽，伴间断腹泻、食欲缺乏及明显消瘦两个多月。既往有静脉吸毒史。体格检查：体温 38℃，全身淋巴结增大，质韧、无触痛，能活动。白细胞 $4.0 \times 10^9/L$，血清抗 – HIV（＋）。结合所学知识及社会实际，完成以下任务。

1. 此患者最可能患有什么疾病？
2. 该患者存在哪些高危因素？
3. 社区护士应怎样指导其居家护理？

（一）疾病概述

艾滋病（AIDS）是获得性免疫缺陷综合征的简称，是由人类免疫缺陷病毒（HIV）引起的一种严重慢性传染病。病毒主要侵犯和破坏人体辅助性 T 淋巴细胞，造成机体细胞免疫功能严重受损，最终并发严重机会性感染和恶性肿瘤。本病目前尚无有效治愈方法，病死率极高，被称为"世纪瘟疫"。

1. 病原体　HIV 病毒为一种逆转录病毒，对热敏感，但对紫外线不敏感。

2. 流行过程

（1）**传染源**　艾滋病患者和无症状携带者。病毒存在于血液及各种体液（如精液、子宫阴道分泌物、唾液、泪水、乳汁和尿液）中，均具有传染性。

（2）**传播途径**　①性传播：通过同性和异性恋性接触是本病的主要传播途径。②血液传播：通过输注 HIV 污染的血液或血液制品、共用注射器吸毒传播。③母婴传播：感染本病孕妇在妊娠期间（经胎盘）、分娩过程中及产后哺乳传染给婴儿。④医源性传播：通过污染的医疗器械、器官移植、人工授精等传播。

（3）**人群易感性**　人群普遍易感。同性恋和杂乱性交者、药瘾者、血友病患者以及 HIV 感染者的婴儿为本病的高危人群。

3. 临床表现　临床上以淋巴结肿大、厌食、慢性腹泻、发热、乏力等全身症状起病，逐渐发展至各种机会性感染、继发肿瘤而死亡。

4. 治疗 尚无特效疗法，现采取抗病毒、免疫调节、控制机会性感染和抗肿瘤等综合治疗为主。

（二）社区管理

1. 管理传染源 对艾滋病患者应做到早发现、早诊断、早报告、早隔离、早治疗。患者和 HIV 携带者的血液、排泄物、分泌物等，以及被污染的物品或器械，应进行消毒处理。对接触者进行医学检查和 HIV 检测。加强血液 HIV 检测，以保证献血、输血安全。

2. 切断传播途径

（1）控制 HIV 经性传播 洁身自爱，无性乱行为，提倡性生活时使用避孕套。

（2）控制血液传播 供输血用的血液应经过艾滋病毒抗体检测；严禁吸毒、贩毒。

（3）切断母婴传播途径 感染艾滋病的妇女不应怀孕；如已怀孕，要在分娩前 3 个月给予治疗艾滋病的药物；不宜母乳喂养；不接受有危险（如卡介苗等）的免疫。

3. 保护易感人群 主要是对社区人群进行艾滋病防治知识的宣传教育。同时建立有效的监测组织，定期对高危人群，如吸毒、卖淫、嫖娼等人群进行 HIV 抗体检测。

（三）居家护理

1. 心理护理 对有感染者或患者的家庭要营造一个友善、理解、健康的生活环境，不要歧视艾滋病患者。应关心、鼓励患者采取积极的生活态度。加强临终关怀，尽量减轻患者的心理压力和疼痛，使其安静度过人生最后阶段。

2. 休息及活动指导 提供良好的休息环境，保证充足的休息和睡眠，鼓励动静结合，适当进行一些力所能及的活动。

3. 饮食指导 为患者提供高热量、高维生素、高蛋白、清淡易消化食物，如鱼虾类、牛奶、鸡蛋、蔬菜、水果等，少量多餐，避免摄入生、冷、硬、辣等刺激食物。加强营养，补充维生素 B 和叶酸，增强机体抵抗力。

4. 合理用药，定期复查 指导患者应坚持治疗，做到正规、全程、足量用药。督促患者每半年到指定医院健康体检。对其密切接触或怀疑接触者应定期（3 个月、6 个月及 1 年）进行血液 HIV 检测。

5. 病情观察 当患者有发热、咳嗽、食欲下降、体重减轻、腹泻、头痛、口腔溃疡、皮疹等症状时及时就诊。

6. 家庭消毒隔离指导

（1）被患者血液、体液、排泄物污染的一切物品应用 0.2% 次氯酸钠溶液随时严密消毒。

（2）接触患者血液、体液污染物品时应戴手套，避免直接接触。患者生活用具应单独使用。处理污物、利器时要防止皮肤刺伤，处理后洗手消毒。性生活时应正确使用质量合格的避孕套。女性患者月经期间防止经血溅污室内设施。患者用过的卫生纸、纸巾、处理伤口的敷料或被血液污染的废物料应放在塑料袋内，尽快焚烧。

7. 生活指导 预防机会性感染，保持良好的生活习惯，如勤洗澡、勤换衣、早晚刷牙、饭后漱口等。避免接触结核病、水痘、麻疹等传染病患者。由于紫外线可激活 HIV，因此 HIV 感染者应减少紫外线照射。督促其戒毒。

第三节　社区突发公共卫生事件应急预案

案例引导

　　上海宝山区杨行镇某村外来人员相继发生细菌性痢疾、甲型肝炎两种肠道传染病流行疫情，共发生 9 例细菌性痢疾、11 例甲型肝炎病例。经调查发现，主要原因是居民饮用水被污染，生活垃圾没有完善处理。

　　问题：社区护士应采取怎样的应急处理措施，保障社区居民的健康呢？

　　突发公共事件应急预案，是政府组织管理、指挥协调相关应急资源和应急行动的整体计划和程序规范。应急预案明确规定突发公共事件事前、事中、事后的各个进程中，谁来做，怎样做，何时做，以及用什么资源做等问题。应急预案包括不同类型的突发公共事件应急专项预案。

　　绝大多数的突发公共卫生事件发生在社区，社区卫生服务中心作为公共卫生体系的最前哨，对突发公共卫生事件应对工作负有重要的责任。制订应急预案是提高应对突发公共卫生事件能力的重要举措，社区应急预案的建立对健全突发公共卫生事件应急预案体系至关重要。

一、突发公共卫生事件概述

（一）突发公共卫生事件的定义

　　突发公共卫生事件是指突然发生，造成或者可能造成社会公众健康严重损害的重大传染病疫情、群体性不明原因疾病、重大食物中毒或职业中毒，以及因自然灾害、事故灾难或社会安全等事件引起的严重影响公众健康的事件。

（二）突发公共卫生事件的分类

　　突发公共卫生事件主要包括五类：传染病疫情，群体性不明原因疾病，食品安全和职业危害，动物疫情，以及其他严重影响公众健康和生命安全的事件。

（三）突发公共卫生事件的特点

1. 社会性 重大公共卫生事件会破坏社会的正常秩序，甚至导致社会陷入混乱。

2. 破坏性 一旦发生疫情，极可能发展为大的灾难。

3. 突发性 发生速度极快，城市人口密集，扩散迅速，而乡村经济文化落后，缺乏防病知识和手段，一旦发生难以控制。

4. 未知性 公共卫生事件的发生，起初多表现为现象，发生的原因有待进一步查找，因此一时令人难以预防和应对。尤其是不明原因的疾病和来自多途径的威胁（有害毒物、核放射、生物侵袭等）。

（四）突发公共卫生事件的分级

根据突发公共卫生事件的性质、危害程度、涉及范围，将其分为四级：Ⅰ级（特别重大事件）、Ⅱ级（重大事件）、Ⅲ级（较大事件）和Ⅳ级（一般事件）。

二、突发公共卫生事件应急措施

《突发公共卫生事件应急条例》的颁布实施是中国公共卫生事业发展史上的一个里程碑，它标志着中国将突发公共卫生事件应急处理纳入了法制轨道。其具体内容如下：

1. 开展患者初诊、救治和转诊工作。

2. 指定专人负责突发公共卫生事件相关信息的报告与管理工作，按照相关法律法规规定的报告程序，对各类突发公共卫生事件及时报告。

3. 配合专业防治机构开展现场流行病学调查。设立传染病隔离留观室，对传染病患者、疑似患者采取隔离、医学观察等措施。对密切接触者根据情况采取集中或居家医学观察，对隔离者进行定期随访。协助相关部门做好辖区疫点、疫区的封锁管理。指导患者家庭消毒。

4. 按专业机构要求，对本社区患者、疑似患者、密切接触者及其家庭成员进行造册登记，为专业防控机构提供基本信息。

5. 做好医疗机构内现场控制、消毒隔离、个人防护工作，以及医疗垃圾和污水的处理工作。

6. 开设咨询热线，解答相关问题，为集中避难的群众提供基本医疗服务。

7. 在专业防治机构的指导下，具体实施应急接种、预防性服药、现场消毒、杀虫、灭鼠等项工作。分配发放应急药品和防护用品，并指导社区居民正确使用。

8. 做好出院患者的随访与医疗服务工作，落实康复期患者的各项防控措施。

9. 根据本社区突发公共卫生事件的性质和特点，对居民进行相关法律法规知识宣传。开展有针对性的健康教育和自救、互救、避险等个人防护技能的培训。

10. 指导社区各单位制订突发公共卫生事件的防控措施，并协助做好该项工作的落实、监督、检查。

三、应对突发公共卫生事件的组织机构及紧急预案的制订

1. 由社区应急指挥机构和社区卫生应急技术机构完善应急预案和技术方案。应急指挥机构由单位主要领导任组长，由单位技术骨干成员组成应急技术机构。所有成员保证24小时信息畅通。

2. 开展突发公共卫生事件相关信息的日常监测，自觉接受上级单位监督指导，保

证监测质量。承担责任范围内的监测报告工作。建立突发事件监测报告制度。事件突发时，按照规定以最迅速的通讯方式进行报告。

3. 协调社区各单位、各部门，结合实际，有计划有重点地组织有关人员对相关预案进行培训和演练。①每年邀请应急管理专家和专业应急救援机构对社区工作人员等应急力量进行授课培训。开展卫生应急知识宣传教育和自救、互救的技能培训。②积极参与上级人民政府组织的突发公共卫生事件的应急演练，以检验、改善和强化社区应急准备、协调应对能力，对演练结果进行总结和评估，进一步完善应急预案。

4. 启动突发公共卫生事件应对机制监测的预警机制，定期对各种可能引发突发公共事件的监测、预警信息、预测和预报进行综合评估分析，发布不同级别的预警信号，依次用红色、橙色、黄色和蓝色表示特别重大、重大、较大和一般四个预警级别。

同步练习

1. 王女士因肺结核在家疗养，但痰中有结核杆菌，最简便有效的处理痰的方法是（　　）

  A. 深埋　　　　　　　B. 煮沸　　　　　　　C. 焚烧

  D. 酒精浸泡　　　　　E. 消毒灵浸泡

2. 李某，血清单项 HBsAg（＋），为防止家人感染，最有效的措施是（　　）

  A. 家中做到分餐制　　　　B. 衣被、用具单独使用

  C. 坚持饭前便后洗手　　　D. 家中用物及地面每日用消毒液擦拭一次

  E. 家中其他成员进行乙肝疫苗预防接种

3. 某男，35 岁，因乏力、食欲下降、厌油、恶心 5 天，尿黄 3 天就诊。查体：血压 100/70mmHg，皮肤及巩膜黄染，肝肋下 2cm，轻度触痛，肝区叩击痛阳性。下列项目中不予考虑的检查是（　　）

  A. 肝功能检查　　　　　B. 乙肝五项　　　　　C. 甲肝抗体

  D. 腹部 B 超　　　　　　E. HIV 感染的检测

4. 男性，24 岁，8 年前发现 HIV 抗体（＋），40 余天前无明显诱因出现发热，体温 38.0℃~38.5℃，伴咳嗽、咳痰，入院诊断为"卡氏肺孢子菌肺炎"。目前该病人的艾滋病分期最可能的是（　　）

  A. 潜伏期

  B. 急性感染期

  C. 无症状感染期

  D. 持续性全身淋巴结肿大综合征期

  E. 典型艾滋病期

第十三章　社区康复护理

知识要点

康复护理是康复医学和护理学的重要分支，而社区康复护理是康复护理的重要组成部分。本章主要介绍残疾与社区康复护理的概念，康复护理的目标及内容，常用康复护理技术，以及社区常见伤残病人的康复护理。重点是常用康复护理技术及社区常见伤残患者的康复护理，难点是各类残疾患者的康复护理。

社区康复是近年来发展起来的一种新的康复服务途径，在社区层次上采取简单、有效、易行的康复措施，使病、伤、残者在自己的生活区域内获得全面康复服务。而社区康复护理是社区护士在社区康复过程中，根据总的康复医疗计划，围绕全面康复目标，针对患者进行生理、心理、社会各方面的康复指导。

第一节　概　　述

一、残疾与康复

案例引导

在社会生活中，人们常因慢性病及各种意外伤害而导致功能障碍或残疾。第二次全国残疾人抽样调查统计公报显示，我国各类残疾人总数为 8296 万，占全国总人口数的 6.34%，但现有康复机构数量有限，费用较高，而且大部分需要康复训练的患者居住在社区、家庭中，不能得到及时有效的康复服务。

问题：作为一名社区护士，应如何做好社区残疾人的康复护理工作呢？

（一）概念

1. 残疾　指因外伤、疾病、发育缺陷或精神因素造成明显的身心功能障碍，以致不同程度地丧失正常生活、工作和学习能力的一种状态。

2. 残疾人 指生理、心理、精神和解剖结构功能异常或丧失，部分或全部失去以正常方式从事个人或社会生活能力的人，包括视力残疾、听力残疾、语言残疾、肢体残疾、智力残疾、精神残疾、多重残疾的人。

3. 康复 康复一词最早起源于拉丁语，本意是"复原"，"重新获得能力"等。20世纪 90 年代 WHO 对康复下的定义是：康复是综合协调地应用各种措施，最大限度地恢复和发展病、伤、残者的身体、心理、社会、职业、娱乐、教育和周围环境相适应方面的潜能，以减少病、伤、残者身体、心理和社会的障碍，使其重返社会，提高生活质量。

4. 康复护理 康复护理是康复医学的一个重要分支，也是护理学的重要分支。护理人员根据总康复医疗计划，围绕全面康复（躯体的、精神的、社会的和职业的）目标，通过护理活动，与康复医师等其他康复专业人员紧密配合，以帮助病、伤、残者达到康复或减轻残疾、预防继发性残疾的目的。其护理方式主要是在给患者心理支持的基础上，进行指导、训练，教会他们如何从被动地接受他人的照料过渡为能自我照顾日常生活，如利用自助器进行进餐、穿衣、梳洗和排泄等。

（二）残疾分类

1980 年 WHO《国际残疾分类》将残疾分为三个独立的类别，即残损、残疾、残障（残废）。

1. 残损 身体组织结构或功能有一定程度缺损，身体、精神或智力活动受到不同程度的限制，对独立生活、学习、工作有一定影响，但个人生活能自理。属于生物器官系统水平上的残疾。如：脑卒中出现一侧肢体肌力弱，但能行走，生活自理。

2. 残疾 身体组织结构或功能缺损严重，身体、精神或智力严重障碍，生活活动能力受限。属于个体水平上的残疾，又称个体能力障碍。如：脑卒中后遗症出现偏瘫，行走、洗澡等有困难者。

3. 残障 因残损或残疾导致完全不能参加社会工作，生活不能自理。属于社会水平的残疾。如：脑卒中后遗症出现全瘫。

（三）康复的领域

1. 医学康复 利用医疗护理手段促进康复。

2. 教育康复 通过特殊教育和培训促进康复。

3. 职业康复 通过职业教育和职业能力的培训，发挥残疾人的潜能，恢复患者的就业机会。

4. 社会康复 在社会层面上采取与社会生活有关的措施，促进残疾人重返社会。

以上四个领域的康复也就是全面康复，在康复的不同阶段侧重点会有所不同。

康复的三种服务方式

1. 医疗机构康复（IBR）：利用综合医院中的康复科（部）、康复门诊、专科康复门诊、康复医院（中心）、专科康复医院（中心）等。康复服务水平高，但病伤残者必须来院方能接受康复服务。

2. 上门康复服务（ORS）：具有一定水平的康复人员到病伤残者家庭或社区进行康复服务，服务的内容有一定的限制。

3. 社区康复（CBR）：依靠社区资源为本社区病伤残者就地服务。

三种服务是相辅相成的，并不互相排斥。没有良好的康复机构的康复建设，就没有良好的社区康复；没有社区康复，康复机构的康复无法解决占人口 7% ~ 10% 的残疾、残障者的康复问题。

二、社区康复与社区康复护理

（一）社区康复

社区康复是指以社区为基地开展残疾人康复工作。它是一种康复方式和制度，与过去一向实行的"医院康复"完全不同。1994 年世界卫生组织、联合国教科文组织、国际劳工组织联合发表的《关于残疾人社区康复的联合意见书》对社区康复做了新的定义："社区康复是社区发展计划中的一项康复策略，其目的是使所有残疾人享有康复服务，实现机会均等、充分参与的目标。社区康复的实施要依靠残疾人、残疾人亲友、残疾人所在的社区以及卫生、教育、劳动就业、社会保障等相关部门的共同努力。"

社区康复的特点

与以医院（门诊部、康复中心）为基地开展的康复工作相比较，社区康复有它自己的特点，这也是社区康复有别于医院康复之处。

1. 以社区为基地，由社区组织领导，社区参与。

2. 依靠社区康复原有的卫生保健、社会保障、社会服务网络，协力开展康复服务。

3. 按照全面康复的方针，为社区残疾人提供医疗、教育、职业、社会等方面的康复服务。

4. 使用社区的康复技术，简便廉效，因地制宜，就地取材。在我国还十分重视应用中医药和民间方法促进功能的康复。

5. 充分发挥残疾人本人、残疾人家庭和残疾人组织（如残联、残疾人协会等）在康复中的作用。

（二）社区康复护理

社区康复护理将现代整体护理融入社区康复，在康复医师的指导下，在社区层次上，以家庭为单位，以健康为中心，以人的生命为全过程，社区护士依靠社区内各种力量，即残疾者的家属、志愿者和所在社区的卫生、教育、劳动就业及社会服务等部门的合作，对社区伤残者进行全面护理。社区康复护理是实施社区康复的一种重要形式。

社区康复护理的对象主要是残疾人和有各种功能障碍，以致影响正常生活、学习、工作的慢性病患者和老年人。

三、社区康复护理目标和内容

（一）社区康复护理目标

1. 维持患者健侧身体功能　鼓励患者使用健侧肢体处理日常生活行为，避免肌肉萎缩、关节挛缩或继发性残障形成，防止因缺乏活动以致健肢功能也逐渐发生障碍。

2. 协助患者恢复伤残肢体的功能　配合康复治疗帮助患者实施伤残部位功能的康复训练。如注意患者的姿势、体位、身体各关节运动范围维持、肌力练习、转移训练、日常生活活动能力训练、语言训练、大小便的训练等，使患者具备处理日常生活的能力，增强其自信心。

3. 满足患者的需要　指导患者生活护理、饮食护理以及正确使用辅助器械和设施，同时指导家属维持患者出院后的继续治疗项目和康复训练，根据患者功能状况决定照顾程度，重视对患者的心理支持。

（二）社区康复护理内容

1. 残疾的早期发现和预防　在社区康复中，初级保健和康复工作人员合作开展对残疾的三级预防（图13-1）。通过康复预防措施，建立并形成公众意识和行为，防止和减少残疾的发生。

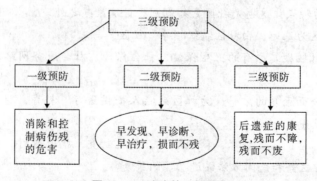

图 13-1　残疾的三级预防

2. 进行社区病伤残者的普查　对社区内病伤残者的情况进行详细普查，包括一般资料、疾病史、残疾程度、康复需求以及家庭、社会方面等情况，做好登记，建立档案，汇总分析，为制订社区康复服务计划和病伤残者的个体康复计划提供资料。

3. 提供社区康复训练帮助 是社区康复护理最基本的内容。社区护士主要为社区中的病伤残者提供功能评定、康复治疗、康复训练等服务，配合康复医师制订康复计划，帮助康复对象开展必要、可行的康复训练。如：运动功能训练、日常生活活动训练、语言训练等。

4. 康复咨询和指导 开展有关残疾人经济、法律、权益等方面的咨询和维护，使用康复辅助器具的指导，有关残疾人用品用具的购置和维修，独立生活技能咨询和指导等服务。协助社区内残疾人组织起"独立生活互助中心"，提供有关残疾人独立生活的咨询和服务。

5. 心理支持 病伤残者有特殊的、复杂的心理活动，严重时甚至会出现心理障碍及行为异常。社区护士应通过了解、分析、劝说、鼓励和指导等方法，帮助病伤残者树立康复信心，正确面对自身残疾，鼓励其亲友理解、关心，使其能支持、配合康复训练。

6. 转介服务 是社区康复的重要内容。社区康复由于其设施及人员的限制，只能提供基础康复服务，不能提供复杂的、专业的康复服务。因此，在遇到难以解决的问题时，必须向上级专业康复机构转介。

7. 教育康复 帮助残疾儿童解决上学问题，或组织社区内残疾儿童的特殊教育学习班。

8. 职业康复 对社区内还有一定劳动能力的、有就业潜力的青壮年残疾人，提供就业咨询和辅导，进行就业前的评估和训练。

9. 合作社会 组织病伤残者开展文体和社会活动，帮助他们解决医疗、住房、交通及参加社会生活等方面的困难和问题。同时，对社区的群众、残疾人及其家属进行宣传教育，使其能正确对待残疾和残疾人，为残疾人重返社会创造条件。

（三）护理程序在社区康复护理中的应用

在社区整体康复过程中，社区护士以病伤残者为中心，以全面康复为目标，运用护理程序的方法，按照社区康复评估、诊断、计划、实施、评价的程序，解决病伤残者的健康和康复问题，最大限度地实现康复目标。

1. 社区康复护理评估

（1）评估方法 常用观察、访谈、体格检查、社区调查、问卷调查及查阅文献等方法。

（2）评估内容 ①社区评估：社区环境和地理条件、社区疾病及趋势、卫生服务、社区康复护理结构与设置、康复设施状况及社区支持系统等。②家庭评估：家庭的结构、功能、环境、资源等。③康复个体评估：患者的一般情况、病史、治疗经过、康复经历、现存功能情况、日常生活活动能力、社会生活能力、残疾评定、职前鉴定等社区内病伤残者的基本情况。④康复护理效果评估：残疾预防、家庭康复的效果及教育，职业、社会等方面的康复。

2. 社区康复护理诊断 是对个人、家庭或社区现存的或潜在的康复问题的护理判断，是制订康复计划的基础。与残疾相关的护理诊断如下：

（1）躯体移动障碍、生活自理缺陷 与肢体功能障碍有关。

（2）语言沟通障碍 与大脑功能障碍有关。

（3）个人或社区应对无效 与精神障碍有关。

（4）精神困扰 与残疾引起的心理障碍有关。

（5）自我形象紊乱、自尊紊乱等 与心理障碍有关。

（6）感知的改变（特定的视、听、运动觉等） 与大脑脊髓中枢功能受损有关。

（7）社交障碍 与残疾引起的心理、肢体功能障碍有关。

（8）有皮肤完整性受损的危险 与长期卧床或乘轮椅致皮肤长期受压有关。

（9）有废用综合征的危险 与肢体功能障碍导致长期不活动有关。

3. 制订康复护理计划 根据评估收集的资料和个人、家庭、社区的不同护理问题，确定护理目标，包括长期目标和短期目标，然后制订康复护理措施的过程。

4. 社区康复护理实施 是社区护士执行康复护理计划的过程，是患者能否达到预期康复目标的关键阶段。社区护士应根据计划，运用专业知识和操作技能，以及良好的沟通能力，帮助患者进行康复治疗和训练，逐步落实，最终达到护理目标。

5. 社区康复护理效果评价 是康复护理计划实施后，分阶段对康复效果进行评价，根据评价结果，决定是否终止护理计划或制订新的护理计划。包括社区康复组织管理评价、护理程序评价和护理效果评价。

四、社区常用康复护理技术

（一）康复护理环境的调节

理想的环境有利于实现社区康复护理目标。社区护士应了解和掌握社区康复环境的要求和设施，重视康复环境的选择和建立，其中，无障碍设施是良好康复环境的最基本要求。

1. 社区康复环境的调节 为了残疾人的出行方便，应对社区中社会服务设施和场所等进行改造调节。如非机动车车道的路宽一般不少于2.5m；人行道应设置缘石坡道；建筑物的出入口应设斜坡楼梯和平台；公共厕所应设残疾人厕所，安装坐便器等。

2. 家庭康复环境的调节 房门设计应当以轨道推拉式为宜，门把手应采用横执把手；房门的宽度应能方便步行器和轮椅顺利通过；各种开关、桌面、房间窗户和窗台的高度均应略低于一般常规高度；在卫生间、楼道走廊应设有扶手；地面要平坦、防滑且没有高低差；室内保持光线充足。

（二）日常生活活动能力训练

日常生活活动能力（ADL）训练是通过对病伤残者在衣、食、住、行、个人卫生等方面活动能力的训练，促进、恢复其自理能力，改善其健康状况，提高生活质量。

1. 体位 基本的体位包括仰卧位、侧卧位、俯卧位、坐位和立位。

（1）仰卧位 枕头高度适宜，以胸椎不出现屈曲为宜，患侧肩关节下方垫一软枕，将伸展的上肢置于枕上，前臂旋后，掌心向上，手指应尽量张开，各上肢关节处于伸展位。在患侧臀部及大腿外侧垫枕，使骨盆前伸，防止患腿外旋，膝关节呈轻度屈曲位，踝关节呈90°（图13-2）。

（2）侧卧位 包括患侧卧位和健侧卧位。偏瘫患者以向健侧卧位最适宜，截瘫和四肢瘫患者，应两侧轮流侧卧。患侧卧位时，患侧在下，健侧在上，后背用枕头支撑；患臂前伸，前臂外旋，指关节伸展；患侧髋关节略后伸展，膝关节微屈；健腿屈曲向前置于体前支撑枕上；健侧上肢放在身体上或身后枕头上，避免放在身前，防止痉挛（图13-3）。健侧卧位时，健侧在下，患侧在上；头部垫一枕头，胸前放一枕头；患肩前伸，肘、腕、指各关节伸展而放在胸前的枕上；患腿髋关节自然屈曲向前，放在身体前面的另一支撑枕上（图13-4）。

（3）俯卧位 如患者心、肺及骨骼情况允许，可采用俯卧位。可使髋关节充分伸展，并减轻身体后部骨突起处易损组织的压力。

（4）坐位 长期卧床者训练坐起的早期，可能有直立性低血压发生，因此应先从半坐位开始，逐渐加大角度，延长坐位时间。可先用靠背架支撑或坐在靠背椅上，待其基本坐稳后，训练其平衡能力（图13-5）。

（5）立位 当下肢肌力允许时，可行站立训练，站立时注意保护患者防止意外。偏瘫患者站立时，首先将身体重心放在健肢上，两脚稍分开，站稳后再试着将重心移向患肢，做轮流负重训练。

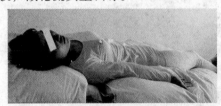

图13-2 仰卧位

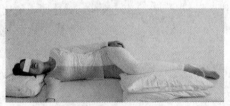

图13-3 患侧卧位

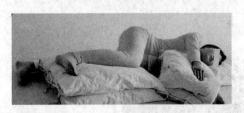

图13-4 健侧卧位

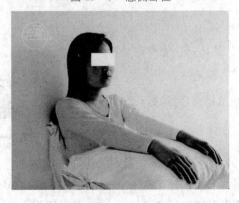

图13-5 坐位

2. 体位转换　通过主动或被动的方式改变身体的姿势和位置，对于促进全身血液循环和预防并发症有重要意义。主要包括床上翻身、仰卧位 - 床边坐位转换、坐位 - 站立位转换等。

（1）床上翻身　向健侧翻身时，双手十指交叉（患手拇指放在健手拇指的上方），双掌对握，伸肘，再将健腿插入患腿的下方，在身体旋转的同时，用健腿搬动患腿，翻向健侧。仰卧向患侧翻身，同前方法握手伸肘，然后摆向健侧，再反方向摆向患侧，借助摆动的惯性可翻向患侧。如患者完成有困难，护理人员一手放在患者肩部，一手放在其臀部，协助其翻身（图 13 - 6）。

（2）仰卧位到床边坐位　患者先翻身至健侧卧位，健足置于患足下，利用健侧下肢抬起患肢移向床边，以健侧肘关节为支撑点，抬头，以臀部为轴坐起，即可完成从仰卧位到床边坐位。

（3）坐位到站立位　要点是掌握重心的转移，要求患腿负重，体重平均分配。方法是双足后移，屈膝，躯干伸直前倾，肩和双膝前移越过脚尖，重心前移，然后髋、膝伸展站起。坐下时，躯干前倾，重心后移，髋、膝屈曲而坐下。

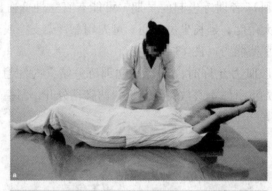
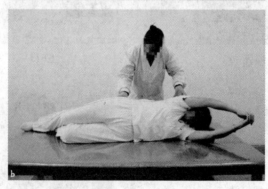

图 13 - 6　协助翻身

3. 移动训练　是训练患者移动时所需做的各种动作。对于病伤残者，当病情稳定，基本上能掌握坐起、站立动作时，应尽早开始立位移动训练，必要时借助手杖、拐杖、轮椅等辅助设备完成，使患者尽快学会独立完成日常生活活动，树立生活的信心。

（1）轮椅训练　轮椅是伤残者使用最广泛的辅助工具。①从床到轮椅：将轮椅置于患者的健侧，与床呈 30°～45°，轮椅面向床尾，刹住车闸，将脚踏板移向一边；以健手撑起身体，将身体重心放在健腿上站立，健手放在轮椅的远侧扶手上，以健腿为轴心旋转身体坐在轮椅上，调整位置；将脚踏板恢复到原来的位置，用健足抬起患足，健手将患腿放到脚踏板上。松开车闸，轮椅后退离床。②从轮椅到床：将轮椅朝向床头，刹住车闸，将脚踏板移向一边；躯干向前倾斜，并向下撑而移到轮椅的边缘，双足下垂，使健足稍后于患足；抓住床扶手，身体前移，用健侧上下肢支撑体重而站立；转身坐到床边，推开轮椅，将双足收回到床上。

（2）扶持行走训练　平衡失调的患者需要扶行，扶持者宜站在患侧，也可在患者腰间系小带子或给予安全把手，便于扶持（图13-7）。

（3）拐杖行走训练　①单拐行走：健侧臂持杖，行走时拐杖与患侧下肢同时向前，继之健侧下肢和另一臂摆动向前，或将健侧臂前移，然后移患腿，再移健腿，反之也可，由患者自行选择。②双拐行走：两拐杖置于两腿前方，向前行走时，提起双拐置于正前方，将体重重心置于双拐上，用腰部力量摆动向前（图13-8）。

（4）独立行走训练　患者在进行独立行走前，先在平衡杠内练习健肢与患肢交替站立和行走，矫正步态，改善行走姿势等。患者先保持立位平衡状态，行走时一脚迈出，身体倾斜，重心转移到对侧下肢，两脚交替迈出，整个身体前进（图13-9）。

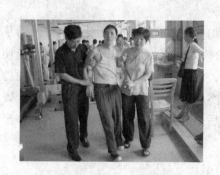 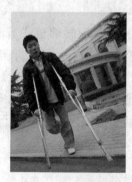 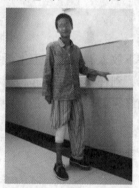

　图13-7　扶持行走训练　　　　图13-8　拐杖行走训练　　　图13-9　独立行走训练

（5）上下楼梯训练　当患者能够较顺利和平稳地完成平地行走、上下坡行走后，即应开始进行上下楼梯训练。其训练原则是健足先上、患足先下，先两足一阶、再一足一阶。

3. 饮食训练　将患者身体靠近餐桌，将食物及餐具放在便于取放的位置，如顺时针摆放，必要时将碗盘用吸盘加以固定。帮助患者用健手把食物放在患手中，再用患手将食物放入口中，以训练健患手的转换功能。开始训练时，可用健手托住患侧前臂近关节处，协助将食物送入口中；对患有面部偏瘫的患者，食物应送入口中健侧。进行抓握餐具的训练时，开始可抓木条和橡皮，继而用勺子、筷子；还可将食具改良，如使用加长加粗的叉、勺，或将叉、勺用活套固定于手上（图13-10）。吞咽困难者在意识清醒时，必须先做吞咽动作训练再做进食训练；饮食

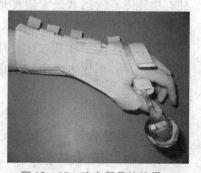

图13-10　改良餐具的使用

逐步从流质过渡到半流质再到普食；用吸管饮水。

4. 更衣训练　患者能够保持坐位平衡后，可指导其进行穿脱衣服、鞋袜等训练。对穿戴义肢的患者注意配合义肢穿戴。大部分患者可用单手完成穿脱衣服的动作，如偏瘫患者穿衣时先穿患肢，脱衣时先脱健肢；截瘫者若可坐稳，可自行穿脱上衣，穿裤子时，可先取坐位，将下肢穿进裤子，再取卧位，抬高臀部，将裤子提上穿好。如患者手指协调性差，不能系、解衣带或纽扣时，可使用摁扣、拉链、搭扣等，方便患者使用。

5. 个人卫生训练　当患者生命体征稳定，能坐位平衡 30 分钟以上，健侧肢体肌力恢复良好时，应进行个人卫生训练。

（1）洗脸、洗手　把脸盆放在患者的正前方，用健手洗脸、洗手。洗健手时，需将脸盆固定住，患手贴在脸盆边放置（或将毛巾固定在水池边缘），擦过香皂后，健手在患手上搓洗。拧毛巾时，可将毛巾绕在水龙头上或将毛巾绕在患侧手臂上，用健手拧干。

（2）沐浴　可借助长柄的海绵刷协助擦洗身体远端和背部。

（3）刷牙　可把牙膏夹在两腿之间用健手将盖旋开，挤出牙膏，刷牙动作由健手完成。

（4）排便、入厕　卧床患者练习腰部桥式运动，用双脚支撑抬高腰部，将便器从臀下放入、取出，卫生纸缠绕手上自行使用。坐轮椅入厕者，将轮椅从侧方靠近坐便器，刹住车闸，竖起脚踏板，身体前移至轮椅前缘，健侧靠近扶手站起，转身到坐便器前缘，健手解开裤带，顺势把裤子退到大腿中部，然后坐在坐便器上，便后清洁时，臀部与手呈相反方向移动，有利于擦拭，用手拉裤子后站起整理，再按上述相反的动作坐到轮椅上返回。

（三）康复工程技术简介

1. 概念　康复工程技术是指工程技术人员在康复医学临床中运用工程技术的原理和各种工艺技术手段，对人体的功能障碍进行全面评定后，通过代偿、替代或辅助重建等方法来矫治畸形，弥补功能缺陷，预防和改善功能障碍，使有功能障碍的患者最大限度地实现生活自理和改善生活质量，重返社会的技术。

2. 地位　康复工程技术是康复治疗技术的核心技术之一，是代表一个国家康复医学水平高低的重要标志。

3. 内容　康复工程技术核心内容包括假肢、矫形器、康复器具。目前广泛使用的是假肢（图 13-11）、矫形器、轮椅、拐杖、助行器及其他康复器具。

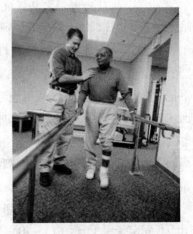

图 13-11　假肢

4. 应用 康复工程技术的介入大大提高病伤残患者的康复效果。如：截瘫步行矫形器可帮助截瘫患者独立行走；减重步行训练装置可增强不完全性截瘫患者的步行能力，提高训练效果；目前四肢瘫痪患者可应用环境控制装置和护理机器人实施生活自理动作，患者可利用身体残存的某些能力来控制这些装置（如用声控或气控开关家用电器、打电话、开关门、升降病床、操作计算机、驱动电动轮椅等）。这些技术的研究和发展提高了患者的生活自理能力和生活质量，减轻了家庭和社会的负担，有着较大的社会效益和经济效益。

知识拓展

1. 康复治疗技术主要内容：物理治疗、运动治疗、作业治疗、言语治疗、康复工程、心理治疗、中国传统康复治疗、康复护理、文体治疗、职业咨询、社会工作。

2. 现代康复治疗四大技术：物理治疗、作业治疗、言语治疗、康复工程技术。

第二节 社区常见病伤残患者的康复护理

一、脑卒中

 案例引导

患者，男，63 岁，高血压病史十余年，15 天前出现神志不清，伴右侧上下肢体偏瘫。现神志转清，右侧上肢屈曲，下肢伸展，足略内翻，大小便能控制，说话不清晰。患者在家卧床，妻子已退休，身体健康，照料其生活起居。

问题：

1. 作为社区康复护士，如何指导和帮助患者在家中康复？

2. 社区护士应帮助患者完成哪些日常活动训练？

脑卒中又称脑血管意外，俗称"中风"，是由于各种病因使脑血管发生病变而导致脑功能缺损的一组疾病的总称。根据病因和临床表现的不同，分为出血性（脑出血、蛛网膜下腔出血）和缺血性（脑血栓形成、脑栓塞）两大类。主要表现为肢体运动功能障碍，失语，以及因疾病导致的心理障碍等。偏瘫是其主要的后遗症。

脑卒中以其发病率高、致残率高、死亡率高及复发率高的"四高"特点，严重威胁人类的健康。根据我国流行病学调查其年发病率为 200/10 万，每年新发脑卒中病例 150 万，每年死于脑卒中者 80 万～100 万，存活者中约 75% 致残，5 年内复发率高达41%，给社会和家庭带来沉重的负担。因此，开展脑卒中的社区康复护理极为重要，能最大限度地恢复患者肢体功能，达到生活自理，提高其生活质量。

（一）康复护理目标

1. 提高自信心，积极配合并参与康复训练和自我护理。

2. 能最大限度地促进患者功能恢复，充分发挥残余功能，学会使用辅助器具，从而达到部分或完全生活自理。

3. 防止并发症，减少后遗症。

4. 能基本实施自我健康管理。

（二）康复护理措施

1. 家庭康复环境改造指导　对患者的家庭环境做必要和可能的改造，以适应患者完成日常生活活动的需要。如建议患者住平房或楼房底层；进行门槛、台阶、浴室、便器等设施的改造；地面平整，考虑轮椅活动的空间；家具和用品摆放应方便取放和使用；患者的床应低于普通床，并使用活动床栏；床的位置要便于使所有活动都发生在患侧，床头柜、家电等应安置在患侧，有利于激发患侧的潜在功能。

2. 康复训练

（1）保持良好的体位　保持良好的体位有助于预防和减轻脑卒中患者痉挛的出现和加重。患者可采取仰卧位和侧卧位，其中健侧卧位最合适。病情稳定后，应尽早让患者坐起，先从半坐位开始，利用可调整角度的病床，从 30° 或 45°，持续 5 分钟开始，逐渐增加倾斜的角度，延长坐起的时间，可预防直立性低血压、坠积性肺炎，并通过患肢负重获得直立的感觉刺激，通过反射机制而诱发肌张力。如无禁忌证应及早从床上转移到轮椅上，同时进行坐位平衡训练。

（2）协助患者进行肢体活动　患者病情稳定后，应立即开始肢体按摩、被动活动和主动运动训练，有利于肢体功能的恢复。①肢体按摩：运用按、摩、揉、捏四种方法，由远心端至近心端按摩肢体。原则是先轻后重、先浅后深、先慢后快，忌用强刺激性手法。每日 2 次，每次 20 分钟。②被动运动：包括肩、肘、指、髋、膝、踝等关节屈曲、伸展和抬举等活动。原则是先上肢后下肢，先大关节后小关节，运动量由小到大，运动幅度由弱到强，运动时间由短到长，循序渐进，逐步恢复和提高肌张力。每日 2~3 次。③主动运动：需在护士或康复治疗师的指导下进行，每天 2~3 次为宜。应鼓励患者移动和更换体位，包括向健侧翻身、向患侧翻身、卧位到坐位的转移、坐位到立位的转移、轮椅训练、立位转移、步行训练、上下楼梯训练等。另外，为了锻炼患者的腰背部肌群和臀大肌，提高髋关节的控制能力，应鼓励患者做桥式运动，为坐起和站立做准备。具体方法是：患者取仰卧位，双臂平放在躯干两侧，双脚支撑在床面上，由他人协助其缓慢抬高臀部，保持骨盆成水平位，维持 3~5 秒后放下。④指导正确使用辅助器具：指导正确使用拐杖、轮椅等辅助器具，以补偿患肢功能。

（3）语言训练　言语不流畅者，反复认读，并利用各种感觉刺激，如每天阅读报纸，主动与他人交谈，以强化患者的应答能力，并要求家属耐心协助，支持患者训练。

（4）日常生活活动能力训练　主要指导患者进行更衣、进食、个人卫生等方面的训练。社区护士应评估患者的活动能力，了解家庭现有的环境条件，对患者及家属有针对性地给予指导。

3. 并发症的预防　脑卒中患者由于长期卧床或活动减少，容易出现压疮、坠积性肺炎、尿路感染、便秘、下肢静脉血栓等并发症。社区护士应密切观察有无并发症的早期表现，鼓励患者活动，指导其及家属采取相应的护理措施，预防并发症的发生。如：不能下床者应经常扶起坐一坐，轻拍后背，促进两侧肺底的血液循环，预防坠积性肺炎；排尿障碍者，鼓励其多饮水；给患者经常翻身，按摩受压部位，预防压疮等。

4. 心理护理　脑卒中患者常因瘫痪、失语、大小便失禁、生活自理能力下降等而出现抑郁沮丧和情绪不稳定。社区护士应采用安慰、启发、疏导、暗示、支持等方法帮助患者调整好心态，同时与患者一起制订切实可行的康复目标，督促指导训练，使患者不断看到进步，树立战胜疾病的信心。向家属解释疾病情况，以取得家属的支持和理解，为患者创造良好的家庭氛围。

5. 健康教育　教育患者及家属正确对待疾病和残疾，积极治疗原发病。开展家庭康复护理知识宣教和技能指导。教会患者自我护理，养成良好的生活习惯，适当运动，控制体重，避免肥胖，忌烟酒，多吃蔬菜、水果，进低盐、低脂、低胆固醇、清淡饮食。指导家属对患者进行有效护理，向患者及其家属说明在康复训练中应注意的问题。此外，督促患者按时服药，坚持训练，定期到医院检查，以获得正确的治疗和训练指导。

二、脊髓损伤

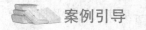 案例引导

　　张先生，35 岁，因不慎从高处坠落造成 $T_{11} \sim T_{12}$ 骨折，脊髓挫裂伤，损伤平面以下运动及感觉功能丧失，二便失禁。经住院治疗 2 个月，现病情好转，回到家中进行后续康复治疗。社区护士上门进行家庭访视，患者双下肢肌力 0 级，双下肢肌肉略萎缩，感觉平面为髋关节以下 7cm，小便失禁，便秘，食欲、睡眠、精神尚可。

　　问题：

　　1. 社区护士应如何对患者进行二便管理？

　　2. 社区护士可以通过哪些康复训练措施对患者进行肌力训练？

脊髓损伤是由于外伤或疾病等因素引起脊髓结构和功能的损害，导致损伤水平以下运动、感觉和自主神经功能障碍，常造成截瘫或四肢瘫的严重残疾。主要表现为活动障碍，自理能力下降或丧失，排泄功能异常，继而出现多种并发症，严重影响患者的生活质量。脊髓损伤抢救的黄金时期是在伤后 6 小时内，应尽早介入康复治疗和康

复护理。

社区康复护理是脊髓损伤患者出院后护理的主要方式。社区护士应密切配合康复计划实施，督促和指导患者，保证各种训练的完成，预防并发症，减轻残疾影响，提高患者的生活质量。

(一) 康复护理目标

1. 患者及家属能正确对待残疾，情绪乐观，积极参与康复训练。
2. 预防并发症，减少或消除并发症导致的不适。
3. 能最大限度地恢复生理功能，提高生活自理能力和生活质量，做到残而不废，实现全面康复的目标。

(二) 康复护理措施

1. 为患者营造良好的居住环境　建议家属按无障碍设施原则改造居家环境，使患者的生活安全、方便。

2. 康复训练　根据脊髓损伤患者损伤及康复水平的不同，可逐步开展功能训练。训练前应协助患者排空大小便，若有尿管应妥善固定，护士应解释、讲解、演示并协助患者完成训练。训练后应及时评价，如发现患者有不适，应及时与医生联系，调整训练计划。

(1) 被动与主动运动　对运动功能障碍的肢体，每天进行全关节被动运动，保持关节的最大活动范围，以防止发生关节萎缩和畸形。非瘫痪肢体应进行主动关节活动训练，为代偿瘫痪肢体运动功能做准备。

(2) 肌力训练　通过训练提高患者不完全瘫痪肢体的肌力，同时应增强正常肢体的肌力，提高其运动功能，以代偿瘫痪肢体的功能。着重进行上肢支撑力量训练，肱二头肌、肱三头肌、背阔肌、肩胛肌训练，以及手握力训练，为下一步使用轮椅及持拐步行打下基础。

(3) 坐位及平衡训练　协助患者进行坐位及端坐位训练，包括坐位静态平衡训练，以及躯干向前、后、左、右和旋转活动时的动态平衡训练，应逐步从睁眼状态过渡到闭眼状态下的平衡训练。

(4) 转移训练　训练患者进行床上横向或纵向、床到轮椅、轮椅到便器的转移，包括协助转移和独立转移，这是脊髓损伤患者必须掌握的技能。

(5) 站立训练　坐位训练良好的患者，可在保持脊柱稳定的前提下，做斜床站立训练，从15°开始逐渐增加至90°，注意观察有无直立性低血压等不良反应。

(6) 步行训练　完成上述训练后，可佩戴辅助器具借助平衡杠进行步行训练。先在平衡杠内站立，再进行行走训练，平稳后移至杠外训练，用双拐代替平衡杠。

(7) 日常生活活动能力 (ADL) 训练　在上肢运动的基础上锻炼患者日常生活活动能力，如进食、洗漱、排泄等。有关文献报道，经 ADL 训练，除四肢瘫痪者外，90%的患者均能达到日常生活自理，是康复成功的重要标志。

（8）膀胱及肠道功能训练 注意训练膀胱扩张和收缩能力。对能建立排尿放射的患者，可采用听流水、下腹按摩等方法诱导排尿。上肢有一定功能的患者可进行间歇导尿或留置导尿。嘱患者多饮水，保持尿道口清洁，每天消毒两次，保持尿管引流通畅，以预防泌尿系统感染。同时，摄入纤维素饮食，适当使用缓泻剂，预防便秘，并注意便后皮肤护理。

（9）辅助器具使用训练 指导患者正确使用轮椅、拐杖、自助器具及矫形器的方法和注意事项，监督其完成特定动作，发现问题及时纠正。

3. 并发症的预防 脊髓损伤可导致多种并发症，增加患者痛苦，影响康复效果，甚至威胁生命。因此，社区护士应指导患者及家属重视并发症的预防和护理。

（1）预防压疮 鼓励患者多改变体位；保持床铺平整干燥，使用气垫床；皮肤保持清洁干燥，身体各骨突部位要垫软垫加以保护；指导家属定时帮助患者翻身，受压部位予以按摩；增加营养，提高皮肤的抵抗力。

（2）预防下肢深静脉血栓 密切观察患者双下肢是否出现水肿；指导患者双下肢被动和主动运动，促进血液循环；起床活动时使用弹力绷带或穿弹力袜；患肢避免静脉输液；按医嘱服用抗凝药物或进行超短波理疗。

（3）预防肺部感染 指导患者每天做深呼吸训练；注意保暖，避免受凉；帮助其定时翻身拍背排痰，鼓励多饮水，痰液黏稠者雾化吸入稀释痰液；按医嘱应用抗生素，防止呼吸道感染。

（4）预防骨质疏松 适当进行体育锻炼和补充钙剂；经常晒太阳，增加膳食中含钙丰富的食物，适量补充维生素 D。

4. 心理护理 脊髓损伤患者因有不同程度的功能障碍，会产生严重的心理负担及社会压力，对疾病康复有直接影响。社区护士应引导患者及家属正确对待残疾，介绍残疾人自立自强的典型事例，关心体贴患者，鼓励其与同类患者进行相互交流，以积极的人生态度对待生活，主动参与康复训练和力所能及的社会活动。

5. 健康教育 健康教育关系到脊髓损伤患者终生的健康自我管理。社区护士要向患者及家属耐心讲解疾病的基本知识，指导应如何进行生活自理能力训练和预防并发症的发生，变"替代护理"为"自我护理"，使患者能重返社会。

知识拓展

脊髓损伤所致残疾的三级预防

一级预防：在院前急救和院后急救搬运及检查治疗过程中防止损伤脊髓。

二级预防：脊髓损伤发生后，预防各种并发症，开展早期康复。

三级预防：脊髓损伤造成功能障碍后，应用全面康复措施，最大限度地利用所有残存功能。

三、智力残疾

知识拓展

通过分析 1987 年全国残疾人抽样调查资料中的智力残疾（简称智残）资料发现：我国智残现残率为 12.68‰，致残原因主要包括遗传性疾病、脑科疾病、营养不良和妊产期因素，60 岁以上老年人群的主要致残因素是老年期痴呆，脑科疾病和发育畸形是导致我国重度智残的主要因素，智残因素不明者占 40.1%。根据目前国内外有关研究资料，提出以下三级预防措施：一级预防主要是优生优育、免疫接种、合理营养和安全教育；二级预防重点在早期发现并及时治疗脑科疾病和营养缺乏病，做好产前诊断和早期筛查有关先天代谢性疾病；三级预防的主要措施是弱智教育、行为训练、心理康复和提供社区康复服务。

（一）概述

智力残疾又被称为智力落后、智力障碍、智力低下或弱智等，是智力明显低于一般人的水平，并显示适应行为障碍。智力残疾包括：在智力发育期间，由于各种原因导致的智力低下；智力发育成熟以后，由于各种原因引起的智力损伤和老年期智力明显衰退导致的痴呆。根据世界卫生组织（WHO）和美国智力残疾协会（AAMD）的智力残疾分级标准，按其智力商数（IQ）及社会适应行为把智力损害分为轻度、中度、重度及极重度四级（表 13 - 1），不同等级智力残疾儿童的表现不同（表 13 - 2）。

表 13 - 1　智力残疾的分级

残疾级别	智力低下分度	标准差	IQ 值		适应能力	构成比（%）	
四级	轻度	<2SD	55 ~ 69	50 ~ 69	轻度适应缺陷	75 ~ 80	60.6
三级	中度	<3SD	40 ~ 54	35 ~ 49	中度适应缺陷	12	
二级	重度	<4SD	25 ~ 39	20 ~ 34	重度适应缺陷	7	39.4
一级	极重度	<5SD	<25	<20	极重度适应缺陷	1	

表 13 - 2　不同等级智力残疾儿童的表现

残疾级别	相当智龄	语言与思维	学习	情感	动作	劳动与社会适应
四级	9 ~ 12 岁	语言发育一般延迟，交流基本正常，但理解与思维能力差	困难，可达到小学六年级程度	情感较丰富，有一定兴趣，主动性和积极性较差	运动发展可以正常，有些运动笨拙	正常劳动和从事低水平的工作，过一般的社交生活，但适应性差

残疾级别	相当智龄	语言与思维	学习	情感	动作	劳动与社会适应
三级	6~9岁	可以表达意愿与要求，词汇贫乏，理解简单日常用语，吐词不清	简单阅读和简单计算，达到小学二年级程度	有羞耻感，情绪不稳定，兴趣少	粗大运动正常或不协调，精细运动障碍	能从事体力劳动与手工劳动，在监管下有部分工作能力，个人生活基本能自理
二级	3~6岁	无语言或只言片语，发音不清，生活用语理解也困难	不能接受学校教育，可以接受生活能力训练	情感幼稚，情感爆发	粗大运动与手指精细运动障碍	可养成基本卫生习惯，获得部分自我照顾能力
一级	<3岁	没有语言功能，或简单的发音，或说少数单词，感觉迟钝，不辨亲疏	无学习功能，只能接受反应训练	情感原始，原始的哭叫或笑	运动功能极差，可能终身不能行走	个人生活完全不能自理，不知躲避危险

（二）康复护理目标

1. 开发提升患者的智力。
2. 通过康复训练，促进患者的语言、运动和生活自理能力。
3. 提高患者社会适应能力，能掌握简单劳动技能，积极参与社会活动。

不同等级智力残疾儿童的训练目标见表 13-3。

表 13-3　不同等级智力残疾儿童的训练目标

残疾级别	训练目标
四级	接受一般学校教育，提高文化水平；培养正常的社会适应能力，适应一般的社会生活；培养职业技能，能自食其力
三级	接受特殊教育和康复训练，学习一些文化知识，提高语言能力和运动能力，学习适应主流社会生活和生活自理；进行职业训练，为就业做准备
二级	主要接受生活适应能力训练，养成基本卫生习惯，提高自我照顾能力和交往沟通能力，重点是运动能力训练和自我照顾能力训练
一级	主要是接受医疗康复训练，提高感知觉能力和身体运动能力

（三）康复护理措施

社区中常见的智力残疾康复护理一般包括智力残疾儿童和老年性痴呆智力残疾患者的护理。

1. 智力残疾儿童的社区康复护理 导致儿童智力残疾的因素包括遗传因素，出生前、围生期和出生后的感染，中毒，意外伤害，和缺乏教育等。早期发现、早期康复干预是减轻智力残疾，充分发挥患者潜能的关键。智力残疾儿童康复护理应遵循可接受、实用性、趣味性、循序渐进等原则。社区护士可协助康复治疗师指导家长充分利用各种玩具和日常生活用品，以游戏的形式对患儿进行训练。

（1）康复训练 ①认知、感知能力训练：指导患儿学习身体主要部位及日常用品的名称和用途；学习周围环境如楼梯、街道、公共场所、交通标志及自然环境的知识；对儿童进行视、听、触、嗅和味觉训练，以及注意力和记忆力训练等。②运动能力训练：包括大运动训练和精细动作训练，大运动指身体姿势或全身的动作，精细动作指手和手指的动作。③语言与交往能力训练：指导患儿用别人能理解的声音、单词、句子、问题来表达自己的愿望和要求，并要求逐渐用目视、点头、摇头、微笑、动作等表示理解他人的说话。④生活自理能力训练：应根据患儿的实际发育水平及时选择训练时机，要求能逐渐运用基本的生活自理技巧和步骤照料个人生活。⑤社会适应能力训练：应结合年龄教会患儿生活常识，掌握社会认可的行为，学会与别人友善合作并建立和维系良好的关系。

（2）饮食护理 应加强营养，多吃促进大脑和身体发育，富含蛋白质、维生素和各种微量元素的食物。

（3）用药指导 指导患儿家长遵医嘱正确用药。一般患儿需要长期服用维持脑正常功能的多种维生素及微量元素。

（4）预防意外发生 对家长进行安全意识教育，不要让患儿独自外出，以免走失或发生意外，并在其外衣上缝上写有姓名、住址和联系方式的布条，以便走失时能被送回；防止坠床、烫伤、自伤、他伤；不要让患儿接触剪刀、药品、消毒剂等危险物品，以免发生意外。

（5）心理护理 ①根据不同患儿的心理特点制订心理康复目标，促进其语言、运动、个人与社会交往能力。②耐心引导患儿逐步克服固执、喜攻击、执拗、不好接近的性格。③对患儿的缺点错误要耐心说服教育，禁止打骂惩罚，要注意保护其自尊心，防止产生自卑。

（6）教育康复措施 帮助患儿接受特殊教育。教学内容应符合智力残疾儿童的特点；教学过程要循序渐进，巩固记忆，帮助其建立自信；组织集体游戏，扩大丰富语言交流能力和社交能力；培养良好的生活习惯。

（7）开展预防智力残疾的社区健康教育 提倡优生优育，避免近亲结婚，普及婚前检查，加强妊娠妇女及新生儿、婴幼儿的卫生保健。缺碘地区的重点人群及时补碘，可有效预防智力残疾。早期发现智力残疾，积极治疗和进行康复训练。

2. 阿尔茨海默病智力残疾患者的康复护理 根据阿尔茨海默病患者的不同表现采取有针对性的护理措施。

（1）注意病情观察 观察神志变化、精神状态和生命体征变化，评估智能减退的程度。

（2）对生活自理缺陷者的护理　对生活自理缺陷者应加强自我护理的训练。①加强日常生活的指导与帮助：注意患者的饮食与营养、日常清洁卫生，生活完全不能自理者，应给予全补偿性护理，并帮助鼓励其参加力所能及的活动。②训练自我照顾能力：轻中度患者，尽可能给予其自我照顾的机会，并进行生活技能训练。③加强重症患者的护理：专人照顾，社区护士要对照顾者讲解常用的护理知识，指导他们正确照顾患者。

（3）对判断能力差、思维障碍者的护理　①协助患者确认现实环境。帮助患者确认所住地址、房间、卫生间等现实环境；用物及储柜等要标志明显；房间内的布置和物品应固定不变，以减少其辨认环境的困难和错误。②提醒家人随时纠正或提醒患者正确的时间、地点、人物等概念，诱导其向正向行为改变。③进行智力训练。智力锻炼如拼图游戏；表达能力训练如让其陈述事件；记忆训练如鼓励患者回忆生活经历；数字和计算能力训练如计算生活开支费用等。④社会适应能力训练。如掌握生活常识和解决生活中可能遇到的问题。⑤保证充足睡眠，情绪乐观，多吃核桃、芝麻、莲子等益智食物，以延缓认知功能减退。

（4）预防意外发生　①协助家人为患者营造安全的生活环境。②注意危险物品的管理，防止意外事故的发生；妥善保管药品。③患者外出活动时应有家人陪同，以防迷路或走失，并在其衣兜里装上写有患者及其家人名字、家庭住址、电话号码的卡片，并教给照顾者预防走失的护理方法。

（5）心理护理　关心、理解、亲切、有耐心地对待患者，并注意其情绪变化。与患者谈话时，语调要低，声音要柔和，语速要慢，以保护患者的自尊心。

（6）指导家人多与患者交流　在患者认知范围内尽可能让其参与治疗，鼓励患者多外出活动与人交流，以延缓智能的衰退。

四、精神残疾

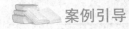 案例引导

　　张女士，41岁，精神分裂症病史3年余，现在家中休息，医嘱给予帕罗西汀口服。近2周来，家属发现患者夜间难以入睡，反复诉说有人在议论她，并拒绝服药，遂向社区卫生服务中心求助。

　　问题：

　　1. 社区护士应如何对患者进行睡眠护理？

　　2. 经过了解，患者家属由于担心长期服药产生不良反应，自行将药量减半。针对该案例，应如何对患者家属进行用药指导？

（一）概述

精神残疾是指各类精神障碍持续1年以上未痊愈，存在认知、情感和行为障碍，影响其日常生活和社会参与的状况。其中，精神障碍又称精神疾病，是在各种因素的作用

下（包括各种生物学因素、社会心理因素等）造成大脑功能失调，而出现感知、思维、情感、行为、意志以及智力等精神运动方面的异常，需要用医学方法进行治疗的一类疾病。一般表现为：妄想、幻觉、错觉、情感障碍、哭笑无常、自言自语、行为怪异、意志减退、缺乏自知力，不承认自己有病，不主动寻求医生的帮助。在精神残疾中，精神分裂症所占比例最大。

精神残疾分为以下几级：18 岁及以上的精神障碍患者根据《世界卫生组织残疾评定量表Ⅱ》（WHO – DASⅡ）分数和下述的适应行为表现，18 岁以下患者根据下述的适应行为表现，把精神残疾划分为四级（表 13 – 4）。

表 13 – 4　精神残疾的分级

分级	WHO – DASⅡ分数	适应行为的表现
一级	≥116 分	适应行为严重障碍；生活完全不能自理，忽视自己生理、心理的基本要求。不与人交往，无法从事工作，不能学习新事物。需要环境提供全面、广泛的支持，生活长期、全部需他人监护
二级	106 ~ 115 分	适应行为重度障碍；生活大部分不能自理，基本不与人交往，只与照顾者简单交往，能理解照顾者的简单指令，有一定学习能力。监护下能从事简单劳动。能表达自己的基本需求，偶尔被动参与社交活动；需要环境提供广泛的支持，大部分生活仍需他人照料
三级	96 ~ 105 分	适应行为中度障碍；生活上不能完全自理，可以与人进行简单交流，能表达自己的情感。能独立从事简单劳动，能学习新事物，但学习能力明显比一般人差。被动参与社交活动，偶尔能主动参与社交活动；需要环境提供部分的支持，即所需要的支持服务是经常性的、短时间的需求，部分生活需由他人照料
四级	52 ~ 95 分	适应行为轻度障碍；生活上基本自理，但自理能力比一般人差，有时忽略个人卫生。能与人交往，能表达自己的情感，体会他人情感的能力较差，能从事一般的工作，学习新事物的能力比一般人稍差；偶尔需要环境提供支持，一般情况下生活不需要由他人照料

精神残疾者属于弱势群体，应该得到全社会的关注。目前很大一部分精神残疾者长期生活于社会基层和社区，其精神康复需要得到家人、朋友、邻居、社会人士密切配合和参与。社区护士应充分利用社区和家庭的资源，采取综合康复措施，针对残疾患者存在的功能缺陷进行锻炼，改善和恢复自理能力和社会功能，逐渐纠正异常的精神活动，尽可能恢复病前精神状态或最大限度地减轻精神症状，使残疾者重返社会。另外在有条件的地方建立精神残疾的防治及技术指导网络，普及精神残疾的知识，创造一个有利于精神残疾康复的大环境。

（二）康复护理目标

1. 使患者的工作和生活得到重新安置。
2. 使患者能独立从事一些工作和操持部分家务劳动。

3. 提高患者适应社会的能力，提高其社会角色水平和生活质量。

（二）康复护理措施

1. 心理护理 指导家属做好患者的心理护理：及时了解患者的思想情况，提供及时的帮助；启发和诱导患者认识自己的疾病，帮助患者从矛盾意向中解脱出来；协助患者解决生活上的困难；有意识地锻炼患者的生活自理能力；安抚患者的情绪，避免激惹患者；指导家庭营造和睦的家庭气氛，使患者感受到家庭的温暖等。

2. 用药护理 维持用药护理是精神残疾者家庭康复治疗中一个关键问题，也是预防疾病复发的重要措施。

（1）对患者做好解释教育规劝工作，提高其服药的依从性。精神残疾者多数拒绝服药，因此，患者的药物应由家属保管，服药时要有专人督促检查，每次服药后要检查口腔及指缝，以防藏药或吐药，特别要注意患者蓄积药物后，一次吞服自杀。

（2）对患者家属进行健康教育，使其了解药物不良反应，强调不能擅自调整药量和药品，并通过家庭访视，掌握患者服药情况、治疗效果，及时给予合理化建议。

3. 安全护理 精神残疾者在幻觉妄想的支配下，可能出现攻击他人、自杀、毁物等破坏性行为。因此应特别注意创造一个安全的社区、家庭环境。患者病情不稳定时，要有专人看护，必要时要进行控制和约束，不要独居或关锁；避免接触剪刀、火、绳子等危险物品；不与患者争辩，避免不良刺激；睡觉不能蒙头；上厕所超过 5 分钟要及时查看；门窗要保持完好。

4. 饮食护理 注意维持营养均衡。督促协助患者定时进食。对于不愿进食的患者，应根据不同的原因，诱导其进食，必要时遵医嘱给予鼻饲或静脉输液等；而对抢食、暴食者应安排单独进餐，适当限制进食量。

5. 睡眠护理 睡眠的好坏预示着精神残疾患者病情的转归。为患者创造良好的睡眠环境，室内环境安静整洁、温湿度适宜、空气流通、光线柔和；睡前忌喝浓茶、咖啡或服用引起兴奋的药物，避免参加引起激动、兴奋的活动或谈话。入睡困难者，分析原因，对症处理，必要时按医嘱给予药物催眠。

6. 社会功能康复训练，回归社会 营造良好的社区氛围，理解、接纳和支持患者，鼓励患者多与他人交往，适当参加社会活动，防止社会功能的衰退。同时，对患者进行生活技能、社会适应能力、基本职业技能的训练，促进患者早日回归社会。

同步练习

1. 开展社区康复护理首先应（   ）
    A. 普查社区内残疾人基本情况   B. 组织服务对象参加娱乐活动
    C. 配合实施各种康复治疗   D. 对服务对象及家属进行健康教育
    E. 指导家庭及社区改造环境

2. 下述对脑卒中患者进行日常生活能力训练不妥的是（   ）

A. 吞咽困难者先进行吞咽功能训练后再进食

B. 更衣时遵照"先穿患肢，先脱健肢"的原则

C. 伴面瘫者应将食物放到健侧

D. 指导偏瘫者拧毛巾时，将毛巾绕在水龙头或健侧前臂

E. 指导偏瘫者用健手洗漱并借助周围设备或身体完成动作

3. 脊髓损伤病人，生命体征稳定后即可开始的训练是（　　）

A. 关节被动运动　　　　　　　B. 关节主动运动

C. 功能性牵引　　　　　　　　D. 肌力训练

E. 持续性被动运动

4. 使用假肢者、瘫痪患者恢复行走能力最重要的锻炼方法是（　　）

A. 扶持行走训练　　　　　　　B. 拐杖行走训练

C. 立位移动训练　　　　　　　D. 上下楼梯训练

E. 轮椅训练

5. 王先生，58岁，3个月前因急性脑梗死致左侧肢体偏瘫，出院后生活在家中，由老伴照顾。作为社区护士，对王先生进行健康教育时，侧重点应该是（　　）

A. 卫生保健知识　　　　　　　B. 预防性卫生教育

C. 疾病的临床表现及治疗　　　D. 患肢康复锻炼

E. 死亡教育

第十四章　社区急性事件处理

知识要点

　　社区急性事件的处理是指在社区进行的一种紧急救护。能否正确地实施救护措施，对患者的生死存亡关系重大。进行社区急性事件的处理时应以维护患者生命体征为准则，让患者得到综合性、协调性、连续性的护理。本章主要介绍社区常见急症、急性中毒事件、常见意外伤害事件的急救及护理。重点是社区各种急性事件的急救及护理，难点是怎样对各种急性事件进行正确的评估及救护。

第一节　社区常见急症处理

一、心跳骤停

　　各种原因引起的心脏搏动和呼吸突然停止，致使包括心、脑、肺在内的全身所有器官组织的血流和氧供给中断。

案例引导

　　患者男性，70岁，冠心病史10余年，今晨起后感胸闷、憋气，含服硝酸甘油症状无明显好转，30分钟后突然呼吸、心跳停止，大动脉搏动消失，家人立即拨打社区急救电话。

　　问题：社区人员赶到现场后如何对该患者进行现场急救？

（一）评估

1. 原因评估　评估心脏骤停的原因及骤停时间。

2. 症状评估　凡清醒者意识突然丧失或伴有短阵抽搐，大动脉搏动消失，测不出血压，呼吸呈叹息样或断断续续，随后呼吸停止，心音消失，瞳孔散大，皮肤发绀，即可诊断为心脏骤停。

（二）社区急救

对呼吸、心跳骤停的患者立即行心肺复苏术（CPR）。心肺复苏术是指采用急诊医学手段恢复已中断的呼吸和循环功能。其目的是用人工方法尽快帮助患者建立呼吸和循环，以保护心脏和脑等重要脏器，为进一步挽救患者的生命打下基础。

1. 判断意识及呼救　轻摇患者肩部并大声呼叫，同时观察其胸部有无可见的呼吸运动，若患者既无反应胸部也无可见的呼吸运动，应立即进行呼救。

2. 复苏体位　将患者仰卧于硬、平的地面或硬板上，保持头、肩、躯干在同一水平线上，双手放于躯干两侧，解开患者衣、裤。如患者颈椎有损伤，搬动时注意保护颈部。

3. 心肺复苏

（1）循环支持　抢救者首先用手触摸患者颈动脉（时间5~10秒），确定颈动脉无搏动时立即行胸外心脏按压。抢救者采用跪式或立式体位，紧靠患者胸部一侧，双手掌跟重叠，置于患者胸骨中下1/3，拇指跷起，肩、手臂与胸骨垂直，用上身力量按压30次（图14-1）。按压时频率至少100次/分，保证每次按压后胸廓回弹；按压深度至少5cm；按压与放松比例1:1，放松时手不能离开胸壁。

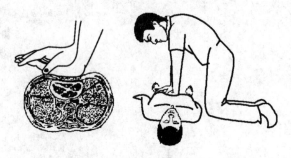

图14-1　胸外心脏按压的手法与姿势

（2）清理呼吸道　打开患者口腔，若有异物，将患者头偏向一侧（疑有颈椎损伤者禁用此法），用食指挖出，有义齿者也应取出。

（3）开放气道　①无头颈部创伤时，采用仰头抬颌法。其方法是：抢救者将一手掌小鱼际置于患者前额，下压使头部后仰，另一只手的食指和中指置于靠近颏部下颌骨下方，将颏部向前抬起，拇指轻牵下唇，嘴微张开，使患者头部后仰，完全打开气道。②当怀疑患者有头颈部损伤时，采用推举下颌法开放气道。其方法是：将患者取平卧位，抢救者用双手从两侧抓紧患者的双下颌并托起，颌骨前移，即可打开气道。

知识拓展

充分开放气道的标准

成人充分开放气道后，下颌角与耳垂连线垂直于地面；1~8岁儿童充分开放气道后，头后仰程度为下颌角与耳垂连线与地面成60°角；婴儿则成30°角。

（4）人工呼吸　①口对口通气：在保持气道开放的同时，抢救者用拇指和食指捏住患者鼻孔，适当吸气后屏气，双唇紧包患者口部缓慢吹气 2 次，每次吹气时间超过 1 秒，每次通气后可见胸廓运动，历时 1 秒以上，吹气频率 10～12 次/分，按压通气比为 30:2，完成 5 个按压/通气周期的循环后检查颈动脉搏动（时间 5～10 秒），如无搏动继续行 CPR，如此反复，直至呼吸、心跳恢复。②口对口、鼻通气：此法适用于婴儿。抢救者用嘴将病儿的口、鼻同时包住，适当吸气后用上方法吹气。③简易呼吸器：保持气道开放位置，将简易器面罩紧扣住患者口鼻部，挤压气囊 2 次，每次送气 400～600ml。

复苏有效的指征为末梢循环改善，面色、口唇、甲床的颜色转红，瞳孔由大缩小，可扪及大动脉搏动，肱动脉收缩压≥60mmHg，自主呼吸与神志恢复。

4. 转送　复苏成功后立即派有经验的专人护送，转送患者到上级医院继续治疗。转送途中密切观察患者的生命体征及神志的变化，并做好记录（包括用药情况）。维持有效的呼吸，如用简易气囊呼吸器维持呼吸。维持有效的循环，将血压维持于正常或稍高于正常水平。到接收医院后将社区现场急救情况报告接诊医生。

（三）社区教育

在社区开展心脏骤停患者家庭急救方法。

1. 判断患者意识是否丧失。

2. 呼救求援。在身边无旁人帮助下，若患者为 8 岁以上者，则视为成人，应先呼叫社区急救中心救援，然后进行心肺复苏；若为 1～8 岁儿童，应立即施行心肺复苏 2 分钟，然后呼叫社区急救中心，迅速返回再行心肺复苏；若为未足 1 岁婴儿，应立即实施心肺复苏术 2 分钟，然后抱着患儿边走边复苏去求援。身边有旁人时可安排其呼叫社区急救中心。

3. 指导社区人员进行心肺复苏术的模拟操作。

二、休克

休克是由于各种严重的致病因素对机体的侵袭，引起神经－体液因子失调与急性微循环障碍为主，导致机体重要脏器及广泛组织细胞缺血、受损为特征的临床综合征。

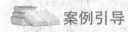 案例引导

患者女性，50 岁，平日体弱，因进食不消化食物导致腹泻数十次，继而出现烦躁不安，精神紧张，面色苍白，四肢湿冷，出冷汗，家人立即将其送到社区医院，社区医院护士为其监测脉搏为 130 次/分，血压 80/40mmHg。

问题：通过询问病史及患者的症状，你能做出正确的疾病类型的评估吗？该如何对该患者进行社区急救、护理及健康教育？

(一) 评估

1. 休克类型评估 休克的病因一般分为 5 类，即感染性休克、低血容量性休克、心源性休克、过敏性休克、神经源性休克。

(1) 感染性休克 是由病原微生物分泌的内外毒素或其分解产物直接进入血液所致，多由严重的全身性或局限性感染引起，病原体以细菌最为常见。

(2) 低血容量性休克 ①失血性休克：内出血或外出血造成的大量血液丢失。②创伤性休克（烧伤性休克）：由严重的创伤、大面积烧伤、广泛的炎症引起大量血浆外渗造成的血容量不足。③失水性休克：由各种原因所致的严重腹泻、呕吐、肠梗阻、糖尿病酮症酸中毒、非酮症高渗性昏迷引起的大量水分丢失。

(3) 心源性休克 由于心脏排血功能低下或血流受阻所致，最常见的病因是心肌梗死。

(4) 过敏性休克 由于机体对某些药物、生物制品或动植物致敏原发生的过敏反应所引起。此种休克发生急，进展快，如误诊或处理不当可导致患者在短时间内死亡。

(5) 神经源性休克 指某些剧烈刺激引起神经功能严重障碍或抑制导致血管调节功能障碍所引起的休克。此类休克大多与创伤引起的疼痛有关。

2. 症状评估

(1) 休克早期（缺血缺氧期） 患者神志清醒，但烦躁不安，精神紧张，面色苍白，唇甲轻度发绀，四肢湿冷，出冷汗，可有恶心、呕吐，发病急骤者可出现胸闷、大汗、呼吸粗大，心率加快，血压正常或偏低，尿量减少。

(2) 休克中期（淤血缺氧期） 血压进行性下降，收缩压降至 80mmHg 以下，原有高血压者血压较基础水平降低 20% ~ 30%，脉搏细速，脉压降低，心音减弱，表情淡漠，反应迟钝，口渴，尿量明显减少或无尿。

(3) 休克晚期（微循环衰竭期） 嗜睡或昏迷，血压 < 60mmHg 或测不出，无尿，呼吸急促或潮式呼吸，可发生 DIC 和广泛脏器衰竭。

(二) 社区急救

1. 应急病因处理 外出血要立即加压止血，内脏出血要立即输血，过敏性休克要立即予肾上腺素等抗过敏治疗，心源性休克及疼痛导致的神经源性休克要立即用哌替啶等镇痛剂肌内注射。

2. 体位 将患者置于休克体位（头和躯干抬高 20° ~ 30°，下肢抬高 15° ~ 20°），以增加回心血量，保证脑部供血；心衰不能平卧者可取半坐卧位。

3. 补充血容量 任何类型休克都存在着相对或绝对血容量不足，因此，抗休克的根本措施是补充血容量，但对心源性休克患者补液要慎重。

4. 保持呼吸道通畅 遵医嘱予高流量氧气吸入。

5. 纠正酸碱平衡紊乱 早期不必选择碱性药，只有在休克重、时间长的时候才考虑给碱性药，首选 5% 碳酸氢钠溶液。

6. 应用糖皮质激素　对过敏性休克、感染性休克及中毒性休克有较好的效果。用药多以大剂量、短疗程、早突击使用为佳。

7. 机械性辅助循环　社区急救中主要用抗休克裤进行机械性辅助循环。

8. 转送　休克症状改善后，根据休克类型判断是否进行转送。转送过程中注意观察患者的生命体征，保持呼吸道通畅及输液通畅，维持有效的循环血量。

知识拓展

抗休克裤的使用

抗休克裤充气后在腹部与腿部加压，使血液回流入心脏，改善组织灌注，同时可以控制腹部和下肢出血。当休克纠正后，由腹部开始缓慢放气，每 15 秒测量血压 1 次，若血压下降超过 5mmHg，应停止放气，并重新充气。

（三）社区护理

1. 一般护理

（1）密切观察病情变化和休克的转归　密切观察患者神志、瞳孔、周围循环、皮肤及尿量的改变。

（2）持续心电监护及血氧饱和度监测　每 15~30 分钟测血压、脉搏、呼吸 1 次，维持血氧饱和度在 95% 以上。

（3）注意保暖　休克患者因微循环不足，故应采取增加被服、提高室温等方法保暖，但不宜过热。

（4）记录出入量　详细准确记录 24 小时出入量。

（5）预防感染　休克时机体免疫功能下降，易继发感染，应通过护理干预进行预防。①严格执行无菌技术操作规程。②预防肺部感染。做好口腔护理，协助患者进行有效的咳嗽、咳痰，防止误吸、呛咳，及时清理呼吸道分泌物。必要时做雾化吸入疗法或进行体外振动排痰。③留置尿管者，做好会阴护理，防止泌尿系感染。定时翻身，保持床单位清洁，防止压疮形成。

2. 心理护理　劝慰患者，安定情绪，解除其紧张、恐惧心理，避免不良的心理刺激，鼓励患者积极配合治疗，增强患者战胜疾病的信心。

3. 健康教育

（1）心源性休克患者急性期绝对卧床休息；避免辛辣、发酵食物；进食不宜过快、过饱；保持大便通畅；注意保暖，避免受凉；保持心情舒畅，避免情绪激动。

（2）特异性体质者慎食易导致过敏的动植物，避免接触过敏性物质。

（3）身体有感染灶时，及时就医，避免病原微生物分泌的内外毒素进入血液引起过敏性休克。

（4）严重腹泻、呕吐患者，及时就医，以免大量水分丢失导致失水性休克。

三、气道异物

气道异物是指异物进入气道所致的气道阻塞，轻者致气管、支气管和肺部损害，重者发生窒息而死亡。

（一）评估

1. 异物评估　评估异物的来源、种类、性质、形状、大小。

2. 症状评估

（1）喉异物　异物入喉时，患者立即发生呛咳、气急、喉痉挛，可出现吸气性呼吸困难及喘鸣；异物停留在喉上部，出现声音嘶哑，吞咽困难。大的异物可迅速导致窒息、死亡。

（2）气管异物　刚吸入时以呛咳为主，以后随气流移动，可引起阵发性咳嗽、呼吸困难及喘鸣。

（3）支气管异物　早期症状与气管异物相似。异物种类不同可出现不同症状，植物性异物出现高热、咳嗽、咯脓痰等症状；金属性异物，早期可无症状，随后可出现不同程度的阻塞症状。

（二）社区急救

1. 诊断确定后迅速取出异物。根据病情，可采用背部拍击法、腹部挤压法或直接喉镜、支气管镜、纤维支气管镜取出。

2. 若患者出现极度呼吸困难或停止，应立即行气管插管或气管切开辅助通气。

3. 气道异物中以喉异物危险性最大，较大异物立即引起窒息。如遇此情况，可采取环甲膜穿刺或切开的方法，在减轻患者呼吸困难的同时立即转诊。对于无法取出异物的患者，立即转院。转诊过程中注意观察患者的呼吸情况。

知识拓展

环甲膜穿刺的方法

患者仰卧位，头后仰，局部消毒后术者用食指中指固定环状软骨两侧，以一粗注射针垂直刺入环甲膜。由于环甲膜后为中空的气管，因此刺穿后有落空感，术者会觉得阻力突然消失，接着回抽，如有空气抽出，则穿刺成功。患者可有咳嗽等刺激症状，随后呼吸道梗阻的症状缓解。

（三）社区护理

1. 一般护理　密切观察患者的呼吸情况，一旦患者出现剧烈呛咳、声嘶、面色发绀、吸气性呼吸困难，应立即报告，并做好急救准备。

2. 心理护理　安慰患者，安定情绪，避免紧张，尤其是患儿，应避免大哭导致异物突然移位，阻塞对侧支气管或卡在声门后引起窒息。

3. 健康教育

（1）教育儿童勿口中含物玩耍，儿童进食时勿逗笑，在其哭闹时勿喂食。

（2）5 岁以内小孩在进食果冻、花生等食物时需有大人监护。

（3）避免给幼儿吃花生、豆类等带硬壳的食物。

（4）协助危重患者进食时，采取合适的体位，以软食为宜。

4. 家庭急救

（1）**坐位冲击法**　对意识清楚的成人，可采取坐位冲击法。让患者坐在椅子上，上身前俯，双手撑在腿上，头则正好位于双膝上方，救助者一只手拍击患者两肩胛间的背部，同时鼓励患者用劲咳嗽。

（2）**卧位腹部冲击法**　对于意识不清的成人患者，可采用卧位腹部冲击法。将患者置于仰卧位，使头后仰，开放气道，救助者跪跨于患者髋部两侧，两手重叠，掌根平放在患者腹部正中线肚脐的略上方，不能触及剑突，快速向内向上冲击患者的腹部，连续6～10次，检查异物是否排出，若异物没有排出可再冲击腹部 6～10 次（图14－2）。

（3）**椅背挤压腹部法**　当自己发生气道梗阻而身旁又没有人帮助施救时，可采用椅背挤压腹部法。将自己的腹部趴伏在椅背上，向下挤压上腹部，通过产生气压排出异物（图 14－3）。

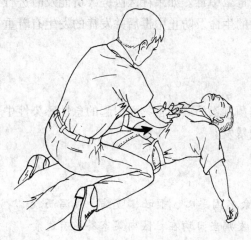 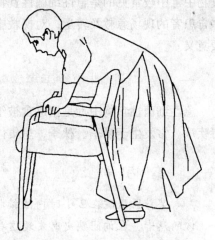

图 14－2　卧位腹部冲击法　　　　　　图 14－3　椅背挤压腹部法

（4）**背部拍击法**　意识清楚的患儿发生气道异物时，应鼓励患儿大声咳嗽，有时可将异物咳出。不能咳出者，采用背部拍击法。将患儿骑跨并俯卧于急救者的胳臂上，头低于躯干，手握住其下颌，固定头部，并将其胳臂放在急救者的大腿上，然后用另一手的掌部用力排击患儿两肩胛骨之间的背部 4～6 次，使其呼吸道内压骤然升高，有助于排出异物（图 14－4）。

意识不清的患儿发生气道异物时，先进行 2 次人工呼吸，若胸廓上抬，说明呼吸道畅通；相反，则呼吸道阻塞者，注意开放气道，再行人工呼吸。然后行背部拍击法，连

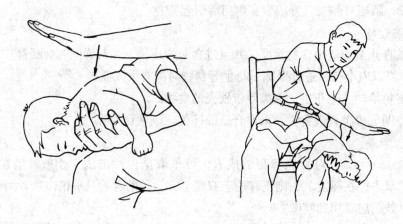

图 14-4 背部拍击法

续数次无效，可试用手指清除异物，如此反复进行，直到救护人员接替。

如果异物去除，阻塞缓解，但病人呼吸、心跳已停止，应立即进行心肺复苏抢救。

第二节 社区急性中毒处理

社区常见的中毒有食物中毒、一氧化碳中毒、酒精中毒、有机磷农药中毒。其中，食物中毒中较常见的是急性细菌性食物中毒、毒蕈中毒。如果社区医务人员能及时进行中毒患者的现场急救及转运，对挽救中毒患者的生命及防止中毒后并发症的发生有着重要意义。

一、急性细菌性食物中毒

急性细菌性食物中毒是指进食被细菌或细菌毒素污染的食物而引起的急性感染性中毒疾病。常发生于夏季、秋季，呈集体发病或暴发。

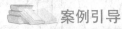 案例引导

　　某社区医院在 2 小时内陆续收了 10 余名因恶心、呕吐、腹痛、腹泻而就诊的患者，在询问病史时发现这些患者在发病当日均在社区内某家餐馆有进食史。根据目前患者的症状及收集的资料，社区医务人员对 10 余名患者的诊断为急性细菌性食物中毒。

　　问题：现在该怎样对患者进行急救、护理？

（一）评估

1. 可疑食物评估　了解发病前有无进食不洁食物史；了解发病前 1 周食用的可疑食物，如冷冻食品、海产品、罐头食品；了解同食者的发病情况。

2. 症状评估

（1）潜伏期　一般在6~72小时出现腹痛、腹泻、恶心、呕吐、发热。大便多为水样便，少数为黏液血便。

（2）中毒期　患者出现烦躁、抽搐、血压下降、缺氧等表现。

（3）肉毒杆菌中毒　患者出现神经系统症状，表现为无力、视物模糊、吞咽困难、眼肌瘫痪，可死于中枢性呼吸衰竭。

（二）社区急救

1. 严重腹痛及呕吐者用阿托品肌内注射解痉。

2. 根据病原菌选择抗菌药物。

3. 维持水、电解质及酸碱平衡。

4. 肉毒杆菌中毒者立即用5%碳酸氢钠溶液或高锰酸钾溶液洗胃，再用硫酸镁或硫酸钠导泻。有肉毒血清的社区医院尽早应用肉毒血清治疗，同时应用青霉素，并转送上级医院。

5. 发现中毒者有休克症状时，按休克处理原则进行急救，并转送上级医院。转送过程中严密观察病情变化，保持呼吸道通畅，防止呕吐物导致的窒息。保持输液通畅，防止脱水。

（三）社区护理

1. 一般护理

（1）进行消化道隔离。

（2）卧床休息，予流质或半流质饮食。

（3）呕吐、腹泻严重者暂禁食8~12小时，病情好转后予易消化的流质或半流质饮食，在病情好转后的3~5天勿进食油腻食物。

（4）若疑为进食可疑食物导致的中毒，应注意收集患者的呕吐物及保护好中毒现场，及时向当地的疾控中心报告。

2. 心理护理　群体性细菌性食物中毒患者心理反应较重，情绪相互影响，因此应采取一对一的心理护理，做好解释工作，解除其思想顾虑。

3. 健康宣教

（1）购有外包装食品时，要注意包装上的有效日期、生产日期及储存要求。

（2）不吃腐败发霉的食物。

（3）避免生食与熟食接触。

（4）洗蔬菜水果时最好先用水浸泡，再仔细清洗。

（5）隔夜食品充分加热后方可食用，动物性食品、生豆浆、豆角、生芽后的土豆必须熟透后方可食用。

（6）注意食品的存储，避免蟑螂、鼠类等动物接触污染。

（7）慎用易引起食物中毒的动植物。

（8）妥善保管有毒有害物品，以免误食。

4. 家庭急救

（1）催吐　对进食未超过2小时的清醒患者，可用筷子、手指等刺激咽喉进行催吐。

（2）导泻　如果进食超过2小时，且催吐失败，而患者精神尚好的情况下，可口服泻药，以促使有毒食物尽快排出体外。

（3）解毒　如果是吃了变质的海产品导致的食物中毒，可取食醋100ml，加水200ml稀释后一次服下；若是误食了变质的饮料或防腐剂，可用鲜牛奶或其他含蛋白质的饮料灌服。

知识拓展

易导致食物中毒的动植物

豆浆未煮透，其中的胰蛋白酶抑制物未彻底去除，可导致中毒；菜豆角如扁豆、芸豆、四季豆等加工时加热时间不够，其中的皂素等未完全破坏，可导致中毒；鲜黄花菜（金针菜）未充分浸泡、加热煮熟，会因含有秋水仙碱导致食物中毒；食用毒蕈、发芽马铃薯、河豚、甲状腺或肾上腺未摘除干净的肉类，也容易导致食物中毒。

二、毒蕈中毒

是指因误食毒蕈所致的以神经、胃肠道、肝肾等受损为特点的中毒类疾病。毒蕈中毒是我国最常见的食物中毒。

（一）评估

1. 毒蕈的评估　评估食用毒蕈的种类、数量、食用时间。

2. 症状评估

（1）胃肠型　多数在食后2小时左右发病，有的在食后10多分钟发病。主要症状是剧烈恶心、呕吐、阵发性腹痛、水样便腹泻，不发热。此类型病程短，恢复较快，一般不危及生命。

（2）神经精神型　潜伏期一般为半小时至4小时，表现复杂多样。患者产生幻觉，狂笑，手舞足蹈，走路不稳，幻视，重症患者出现抽搐、昏迷等。也有患者出现流涎、流泪、大量出汗、血压下降。中毒病程为1~2天，很少死亡。

（3）溶血型　潜伏期6~12小时，最长可达2天。最初为恶心、呕吐、腹泻等胃肠症状，发病3~4天后皮肤变黄，肝脾肿大，肝区疼痛，严重者心律不齐、昏迷。可引起急性肾衰竭，导致死亡。

（4）肝肾毒型　最为严重，病情凶险，抢救若不及时，死亡率极高。潜伏期一般为10~24小时。表现为恶心、呕吐、腹痛、腹泻，继而出现休克、昏迷，全身出血，呼吸衰竭，在短时间内死亡。某些患者在病程中会出现假愈期，导致误诊误治，如经过积极治疗，可痊愈。

（5）日光皮炎型　潜伏期 24 小时左右。在手指、脚趾、上肢和面部出现皮疹，甚至疼痛、肿胀。

（二）社区急救

1. 及时采用催吐、洗胃、导泻和灌肠等方法迅速排出尚未吸收的毒素。
2. 建立静脉通路维持有效循环血量，纠正脱水及电解质紊乱。
3. 及早合理使用纳洛酮以提高救治成功率。
4. 给予阿托品、奥美拉唑，以缓解腹痛及保护胃肠黏膜。
5. 对严重肝损伤及有出血倾向的患者及早应用地塞米松，并注意观察用药效果。
6. 肝肾毒型患者使用巯基解毒剂治疗，如二巯基丁二酸钠。
7. 胃肠型患者可在社区治疗，神经精神型、溶血型、肝肾毒型患者经社区急救处理后及时转送有血液净化室的上级医院治疗，转送过程中密切观察患者的生命体征及神志，保持呼吸道通畅及输液通畅。

（三）社区护理

1. 一般护理
（1）严密观察病情，定时测量生命体征，认真做好各种护理记录。
（2）社区护士要有预见性护理意识，在护理过程中随时警惕脏器损害，不可被假愈期的"病情好转"所迷惑，忽视病情观察，延误治疗。
（3）及时处理患者的呕吐物及被污染的地面及用物。
2. 心理护理　安慰患者，消除患者紧张、恐惧、烦躁的心理。
3. 健康宣教
（1）不要自行摘采并食用不认识的蘑菇。
（2）在社区加强毒蕈中毒的宣传教育，防止误食。
（3）学习鉴别毒蕈的相关知识。如色泽鲜艳，菌盖上长疣子，不生蛆，不被虫咬，有腥、辣、苦、酸、臭味，碰坏后容易变色或流乳状汁液的是毒蕈；煮时能使银器或大蒜变黑的也是毒蕈。
4. 家庭急救　进食菌类食物后如出现消化道症状或神经系统症状，立即用筷子、手指等刺激咽喉进行催吐。如果进食时间过长，且催吐失败，而患者精神尚好的情况下，可口服泻药，以促使有毒食物尽快排出体外。同时到社区医院就诊。

知识拓展

常见的毒蕈特征
草里红蕈：多产于杂树林，伞表面有黏汁，常被误食中毒。

> 致命白毒伞：喜欢在鳞蒴树的树荫下群生，一般与树根相连。外形与一些传统的食用蘑菇较为相似，极易引起误食，中毒者死亡率高达 90% 以上。
>
> 铅绿褶菇：多于雨后长在草坪、草地及蕉林地，是近年毒蘑菇中毒事件的祸首之一。主要引起胃肠型症状。
>
> 白毒鹅膏菌：夏秋季分散生长在林地上。此蘑菇极毒，中毒症状主要以肝损害为主。

三、急性酒精中毒

 案例引导

　　某社区人员张某，长期酗酒，酒后常闹事，某日，其酗酒后出现昏睡，呼吸变缓且鼾声呼吸。

　　问题：

　　1. 现该如何对其进行家庭急救措施？

　　2. 作为该社区的一名护理工作者，如何对该患者进行健康教育？

一次性饮入过量酒类饮料或酒精引起的中枢神经系统由兴奋转为抑制，称为急性酒精中毒。

（一）评估

1. 酒精评估　注意询问饮酒的种类，所含酒精浓度，饮酒的量，饮酒时间，患者酒量，饮酒时是否同时进食高脂食物。

2. 身体状况评估　饮酒时患者的心情，饮酒前后有无服用其他药物，既往有无心、肝、肾等方面的疾病。

3. 症状评估

（1）兴奋期　表现为头痛、兴奋、健谈、易激怒，也可能沉默不语或入睡。

（2）共济失调期　表现为言语不清，眼球震颤，视物模糊，步态不稳，还可出现消化系统症状，如恶心、呕吐。

（3）昏迷期　表现为昏睡，瞳孔散大，心率加快，血压及体温降低，呼吸变缓且鼾声呼吸，严重者可出现呼吸、循环麻痹，危及生命。

（二）社区急救

1. 急性酒精中毒时，轻者予浓茶、咖啡等饮料，出现兴奋躁动和共济失调者则加以约束。

2. 诱发呕吐，必要时以温水洗胃，注意洗胃时勿使洗胃液误入气道而发生窒息。

3. 出现神志模糊、呕吐时，注意保持呼吸道通畅；出现呼吸抑制时立即行气管插管。

4. 快速排毒。10% 葡萄糖溶液 500～1000ml 加入维生素 C 2.5g 静滴，同时予呋塞米 20mg 静脉推注以加速酒精排泄，维生素 B₁ 100mg 肌内注射，以加速酒精氧化作用。

5. 昏迷者可用葡萄糖液 20ml 加贝美格 50mg 静脉注射。

6. 纳洛酮对酒精中毒所致的意识障碍、呼吸抑制、休克有较好的疗效，应及早使用。

7. 重度中毒患者经上述处理后需立即转送至有血液净化室的医院，尽早行血液透析治疗。转运途中注意观察生命体征、意识、瞳孔的变化；有呕吐者，取平卧位，头偏向一侧，及时清除呕吐物，以保持呼吸道通畅；血压下降者可静脉使用升压药，维持收缩压在 90mmHg 以上。

（三）社区护理

1. 一般护理

（1）轻度酒精中毒患者嘱卧床休息，注意保暖和安全防护。

（2）中度酒精中毒患者应严密观察病情变化，有高血压病史者注意观察血压及神志情况，剧烈呕吐者注意保持呼吸道通畅。

（3）严格记录出入量，防止水、电解质及酸碱平衡失调。

2. 心理护理及健康教育

（1）运用良好的沟通技巧，指导患者接受并配合健康教育。

（2）宣教长期饮酒的危害性，帮助患者建立戒酒的信心及决心。

（3）告诉患者家属加强酒类管理，避免刺激、诱导患者过量饮酒。

（4）加强工业用酒及医用酒精的管理，避免误饮或滥用。

3. 家庭急救　饮酒者出现急性酒精中毒症状时，要留意观察，及时进行家庭急救。

（1）轻中度中毒者，用筷子、手指等刺激咽喉进行催吐，使患者吐出胃内残存的酒，然后给予浓茶，以兴奋神经中枢。

（2）对昏睡者，头部偏向一侧或让其侧卧，以防呕吐时食物吸入气管而导致窒息。密切观察呼吸状况，如患者出现呼吸减慢或不规则，或抽搐、大小便失禁等情况，为危险症状，应立即拨打社区急救中心电话或送患者到社区医院诊治。

四、急性一氧化碳中毒

一氧化碳（CO）是一种无色、无味、不溶于水的气体，吸入过量会导致急性中毒（俗称煤气中毒）。中毒的轻重与吸入一氧化碳的时间、机体对一氧化碳的敏感性及机体的健康状态有关。

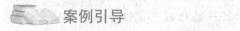 案例引导

　　某老年女性，平日体弱。某日使用煤气热水器洗浴，门窗紧闭，洗浴过程中突发晕厥，被家人发现时呼之不应，皮肤黏膜呈樱桃红色，立即送往社区救

护中心。

问题：社区医护人员如何对该患者进行病情评估、社区急救及护理？

（一）评估

1. 病因评估 有一氧化碳接触史。

2. 中毒环境评估 了解中毒所处环境，如潮湿、高温、靠墙、高床位可加重中毒。

3. 中毒时间评估 了解患者停留时间及同室中有无中毒者。

4. 评估患者的身体状态 患者对一氧化碳的敏感性，有无贫血、营养不良，有无嗜酒，嗜酒者会加重中毒。

5. 评估患者的中毒程度

（1）轻度中毒 血液 HbCO 浓度 10% ~20%；有恶心、呕吐、头昏、头痛、四肢无力、嗜睡、意识模糊、视物不清、感觉迟钝，甚至短暂性晕厥。

（2）中度中毒 血液 HbCO 浓度 30% ~40%；除上述症状外，还出现呼吸困难，神志不清或昏迷，对疼痛刺激可有反应，瞳孔对光反射和角膜反射迟钝，皮肤黏膜呈樱桃红色，生命体征可有改变。

（3）重度中毒 血液 HbCO 浓度在 50% 以上；神志处于深昏迷状态，各种反射消失，可发生肺水肿、脑水肿、心律失常、消化道出血等并发症。一些患者在苏醒后数天或数月出现一氧化碳中毒迟发脑病，如精神障碍，锥体外系症状（以帕金森综合征多见），锥体系神经损害（如瘫痪、大小便失禁），及大脑皮质局灶性功能障碍（如失语、失明、失写）。

（二）社区急救

1. 尽快脱离中毒现场 将患者移至空气新鲜处，解开衣领、裤带，注意保暖，保持呼吸道通畅，若无呼吸、心跳者，应立即行心肺复苏术。

2. 纠正缺氧

（1）吸氧 用鼻导管或面罩高浓度给氧，氧流量 8L ~10L/min，因吸氧能加速碳氧血红蛋白解离和一氧化碳排出，改善机体缺氧状况。

（2）维持呼吸功能 及时清理呼吸道分泌物，必要时给予气管插管或气管切开。

（3）高压氧舱治疗 高压氧舱能增加血液中溶解氧，可迅速纠正组织缺氧。

知识拓展

高压氧治疗指征

急性中度、重度一氧化碳中毒；中毒后昏迷时间 >4 小时；长期暴露于高浓度一氧化碳环境 >8 小时；轻度中毒患者持续头痛、头昏、乏力，或年龄 40 岁以上，或脑力工作者；孕妇及婴儿；出现一氧化碳中毒性脑病，病程为 6 个月 ~1 年。

3. 防止脑水肿　严重中毒后，脱水疗法很重要，目前常用的脱水剂有甘露醇、甘油果糖、利尿剂（呋塞米）和糖皮质激素，如地塞米松也有助于缓解脑水肿。

4. 促进脑细胞功能恢复　常用能量合剂和脑细胞活化剂，如醒脑剂、脑活素等。

5. 转送　轻度中毒可在社区进行进一步治疗；中度、重度中毒患者转至有高压氧及血液净化室的医院，以便尽快行高压氧及血浆置换治疗。转运过程中注意救护车通风，并持续鼻导管或面罩高浓度给氧，注意监测呼吸，维持一定的呼吸频率以保证足够的通气量，同时维持静脉通路。

（三）社区护理

1. 一般护理

（1）严密观察患者意识、瞳孔变化。

（2）持续心电监护及血氧饱和度监测，观察患者血压、脉搏、呼吸是否平稳，有无缺氧状况。

（3）高热患者采用物理降温方法，如头部用冰帽，大动脉处用冰袋。

（4）对烦躁、抽搐者，使用约束带，放置牙垫，防止牙咬伤。

（5）应用脱水剂后注意观察膀胱充盈情况，昏迷、不能自行排尿者，给予留置导尿，注意观察尿量、尿色，便于及时判断病情。

（6）做好皮肤护理，防止压疮形成。

（7）不能进食者给予鼻饲，进食高热量、高蛋白、高维生素的流质饮食。

2. 心理护理

（1）由于发病突然，患者往往无心理准备，个别患者表现为焦虑、忧郁。此时，社区护士应引导患者正确认识病情，帮助他们适应疾病带来的变化，增强战胜疾病的信心。

（2）3～5天后，患者出现较大情绪的波动，应严密观察有无一氧化碳中毒迟发脑病的发生。若出现迟发脑病，社区护士应以镇静的态度对待患者，减少激惹因素。

3. 健康教育

（1）运用良好的沟通技巧，诱导患者接受、配合健康教育。

（2）告诫患者及家属，家庭使用煤气及煤炉时要注意安全，做好通风设备，避免在放煤炉的房间休息。

（3）定时检修煤气管道，防止管道老化及漏气。

（4）一氧化碳接触率高的行业，要认真执行安全操作规程，在生产过程中做好防护工作。

4. 家庭急救

（1）应尽快让患者离开中毒环境，转移至户外通风处，并立即打开门窗，流通空气。

（2）松解衣扣，保持呼吸道通畅，清除口鼻分泌物，保证患者有自主呼吸。

（3）患者应安静休息，避免活动后加重心、肺负担及增加氧的消耗量。

（4）神志不清的中毒患者必须尽快脱离中毒环境，立即检查患者呼吸、脉搏，若呼吸心跳停止，应立即进行人工呼吸和心脏按压，同时拨打社区急救中心电话。

五、有机磷农药中毒

有机磷农药是我国目前使用广泛的一类高效杀虫剂，品种达数百种，大多属剧毒或高毒类。

(一) 评估

1. 农药的评估　评估有机磷农药的种类、来源、摄入途径及摄入剂量、摄入时间。

2. 气味评估　评估呼气及呕吐物的特殊气味。

3. 症状评估

(1) 毒蕈碱样症状　出现最早，主要表现为恶心、呕吐、腹痛、多汗、流涎、流泪、大小便失禁、瞳孔缩小、视物模糊、球结膜水肿、咳嗽、咳痰、呼吸困难，严重时出现肺水肿。

(2) 烟碱样症状　早期表现为肌束颤动、牙关紧闭、抽搐，继而出现肌力减退和瘫痪，呼吸肌麻痹，引起周围性呼吸衰竭。

(3) 中枢神经系统症状　早期表现为头晕、头痛、疲乏，继而出现烦躁、谵妄、抽搐和昏迷，可出现脑水肿表现及中枢性呼吸抑制。

(二) 社区急救

1. 现场急救　切断毒源，尽早彻底清除毒物，脱去污染的衣物，彻底清洗皮肤、毛发、外耳道、甲缝等处。眼部污染时，用生理盐水反复多次冲洗，滴入抗生素眼液；口服中毒者在 6 小时内用清水、生理盐水或 2% 碳酸氢钠（美曲膦酯禁用）反复洗胃，直至洗清为止，并保留胃管 24 小时以上，以便再次洗胃时使用；最后用硫酸钠 20 ~ 40g 溶于 20ml 水中导泻。

2. 维持呼吸功能　有机磷农药中毒的死因主要是呼吸衰竭，故应严密观察呼吸情况，及时清理呼吸道分泌物，保持呼吸道通畅并予氧疗，使用呼吸兴奋剂，必要时行气管切开或气管插管辅助呼吸。

3. 使用解毒剂　早期、足量、联合、重复用药。有机磷农药中毒最理想的治疗是胆碱酯酶复活剂与阿托品联合使用。

4. 并发症的处理　出现休克、电解质失调、脑水肿、肺水肿等情况时应立即对症处理。

5. 转送　轻度中毒患者可在社区继续治疗。中度、重度中毒患者就地洗胃和用药后，立即转送上级医院。转院途中密切观察病情变化，给予吸氧，保持呼吸道通畅，并不间断使用胆碱酯酶复活剂及阿托品。

知识拓展

　　阿托品化指征　表现为瞳孔较前散大，口干，皮肤干燥，颜面潮红，湿啰音显著减少或消失，心率90～100次/分。清醒者感觉口干是最明显而可靠的阿托品化指征。

　　阿托品中毒指征　在用药过程中，患者出现兴奋、躁狂、幻觉、抽搐、腹胀、尿潴留。

（三）社区护理

1. 一般护理

（1）密切观察患者生命体征及瞳孔、神志的变化。

（2）观察中毒反跳现象。中毒反跳现象发生在毒物清洗不彻底、使用阿托品减量过早过快、复能剂用量不足时，发生时间多在中毒后2～7天。

（3）对留置尿管患者，准确记录出入量，防止水、电解质紊乱。

（4）高热患者采取降温措施。

（5）做好基础护理，防止压疮、感染等并发症。

（6）勿进食刺激性及高脂肪食物。

2. 心理护理　有机磷口服中毒患者有明显的自杀倾向，其特点是强迫性就医，极不配合治疗。因此，社区护理人员要有高度的责任心，对患者要同情、理解，不歧视，主动和患者沟通，掌握患者的心理状态，帮助患者树立人生信念，保持良好的身心健康，鼓励患者积极配合治疗。

3. 健康教育

（1）职业性中毒要普及预防有机磷农药中毒的相关知识，宣教毒物侵入途径，喷洒农药时要遵循安全操作规程，做好个人防护。

（2）施药时需顺风行进，衣服被污染时应及时更换并清洁皮肤。

（3）施药前后禁止饮酒，操作过程中不能吸烟及进食。

（4）施药过程中若出现头昏、胸闷、恶心、呕吐等症状时及时就医。

（5）叮嘱儿童勿在刚喷过有机磷农药的田地附近玩耍。

4. 家庭急救

（1）接触中毒者，应尽快使患者脱离现场，脱下被污染的衣服，用肥皂水或2%～5%碳酸氢钠液彻底清洗皮肤和头发。眼睛受污染者，先用生理盐水冲洗，再滴入1%阿托品1滴，作为对抗。

（2）口服中毒且神志清楚者，可予口服大量0.85%淡食盐水或清水。

（3）立即拨打社区急救中心电话，社区工作人员到达之前，需随时清除口腔、鼻腔的分泌物，保持患者的呼吸道畅通。

第三节　社区常见意外伤害处理

一、电击伤

电击伤是指一定量的电流或电能引起人体电生理变化和不同程度组织损伤或器官功能障碍，重者发生心跳呼吸停止。

（一）评估

1. 病因评估　患者有明确的触电或雷击、电击伤史。

2. 电击伤因素评估

（1）电流种类　人体可耐受 250mA 直流电而不受损伤，但 70～80mA 交流电通过心脏即可发生心室纤颤或造成呼吸停止（目前，工业用电及民用电均为 50～60Hz 的交流电）。

（2）电流强度　2mA 以下可使接触部位麻木、刺痛；10～20mA 可使接触部位不能摆脱电源，出现呼吸困难；50～80mA 可使触电者呼吸麻痹，心室纤颤或心脏骤停。

（3）电压高低　一般 >1000V 以上电流可致高压电烧伤，<1000V 的电压可致低压电烧伤（民用电为 220V）。

（4）人体电阻　在相同的电压下，电阻越大，通过人体的电流越小，组织受伤越轻。

（5）通电途径　电流由头顶或上肢进入人体，由下肢流出，有 9%～10% 的电流通过心脏，危害性大；电流由一侧上肢进入，从另一侧上肢流出，有 3% 的电流通过心脏；电流由一侧脚进入，另一侧脚流出，仅 0.4% 的电流通过心脏，危害性最小。

（6）接触时间　通电时间越长，对机体造成的危害性越大。

3. 伤情评估

（1）轻型　出现头昏、心悸、脸色苍白、口唇发绀、四肢无力，接触部位抽搐、疼痛，呼吸心跳加快，或出现短暂意识丧失，一般都能恢复。

（2）重型　出现持续抽搐，甚至出现肢体骨折、休克或昏迷。低电压电流可引起室颤，开始时有呼吸，继而呼吸心跳停止，患者进入"假死"状态；高电压引起呼吸中枢麻痹，患者处于昏迷状，呼吸停止，10 分钟内可死亡。

（3）局部表现　主要为电灼伤。低电压所致一般损伤较小，表现为接触部位皮肤为白色或黄色烧焦斑点，多无疼痛；高电压所致灼伤损伤面积与深度较大，有时皮肤烧伤不严重，但 1 周或数周后出现局部组织坏死、感染、出血。

（二）社区急救

1. 现场急救

（1）低电压触电　迅速脱离电源，如切断电源，若无法切断电源时可用干燥绝缘体分离电源和触电者。

（2）高压电触电　迅速通知供电部门停电。救援人员使用专用绝缘手套、靴子。

（3）轻型触电　神志清醒，仅感四肢发麻、心慌、乏力者，就地休息观察1小时可好转。

（4）重型触电　立即行胸外心脏按压，建立静脉通路与人工气道。

2. 复苏后处理

（1）防止脑水肿，使用甘露醇及甘油果糖降低颅内压，醒脑静保护脑细胞，冰帽降低脑代谢。

（2）预防急性肾衰竭，使用呋塞米利尿，5%碳酸氢钠碱化尿液，应用扩血管药保证肾灌注。

（3）纠正水、电解质、酸碱平衡。

（4）保护好创面，对创面进行进一步处理，防止创面感染。

（5）进行抗感染及营养支持治疗。

3. 转送　轻型触电患者可在社区继续治疗，重型触电患者在复苏成功后立即转送上级医院，转送过程中密切观察患者的生命体征，尤其注意心率和心律的变化，同时保持呼吸道通畅及输液通畅。

（三）社区护理

1. 一般护理

（1）密切观察生命体征，定时监测体温、心率、呼吸、血压。

（2）保持呼吸道通畅，注意喉部肌肉痉挛导致的窒息。

（3）注意观察神志变化，神志不清者用约束带约束四肢，拉好床旁防护栏。

（4）准确记录出入量，尤其是对使用利尿剂及脱水剂者应准确观察并记录。

2. 心理护理　清醒患者或神志转清后予心理疏导，消除恐惧心理，若患者出现电击后兴奋、烦躁等症状，应做好家属工作，对患者行动进行严密监护，以防发生意外。

3. 健康教育

（1）专业工作人员，严格遵守用电操作原则及规程，不违章作业，加强自我保护意识。

（2）在社区普及安全用电知识教育。

（3）加强雷雨季节防雷知识教育，如雷雨天不在室外走动，不在树下避雨；打雷时取下身上金属，蹲下防雷击；打雷时游泳者立即上岸。

（4）严禁攀爬高压线及在高压线附近放风筝。

4. 紧急处理

（1）关闭电源　在家中发生触电时，应迅速采取拔去电源插座、关闭电源开关、拉开电源总闸等方法切断电源。

（2）挑开电线　如果人的躯体因触及下垂的电线被击倒，附近又无法找到电源开关，救助者可站在干燥的木板或塑料等绝缘物上，用干燥的木棒、扁担、竹竿、手杖等绝缘物将接触患者身体的电线挑开。

（3）拉开触电者　触电者的手部如果与电线连接紧密，无法挑开，可用较大干燥木棒将触电者拨离触电处。

（4）就地急救　患者脱离电源后，立即松解领口和腰带，及时清除口腔中的分泌物，以保持呼吸道通畅。如发现呼吸停止，颈动脉搏动消失，立即行心肺复苏术，直至患者清醒，同时拨打社区急救中心电话或就近医院急救电话。

二、烫（灼）伤

烫（灼）伤是指皮肤及皮下组织由于高温、电击、化学灼伤（酸、碱、盐、有机物引起的体内外的灼伤）、物理灼伤（光、放射性物质引起的体内外的灼伤）所导致的损伤，不包括火灾引起的烧伤。

（一）评估

1. 伤情评估　评估烫灼伤部位有无合并伤。

2. 患者基本情况评估　评估患者的年龄和健康情况。

3. 烫灼伤类型评估

（1）一度灼伤　损伤限于表皮浅层，症状是患处皮肤发红，疼痛不剧烈。可自然愈合，无疤痕。

（2）二度灼伤　二度灼烧又可分为浅二度灼伤和深二度灼伤。①浅二度灼伤：损伤为表皮和真皮上 1/3，症状是患处红肿，有水泡，可有剧烈疼痛和灼热感。可自然愈合，无疤痕或有轻微疤痕。②深二度灼伤：损伤为表皮和真皮深部，症状是患处发红，起白色大水泡，因为神经末梢部分受损，疼痛较浅二度要轻。可自然愈合，会留下疤痕。

（3）三度灼伤　全部皮肤损伤。患处呈皮革状黑色焦痂或苍白，可有流液现象。由于大部分神经末梢损坏，故此类灼伤者常无患处疼痛感。

（4）四度灼伤　有皮下组织、肌肉甚至骨骼损伤。可导致截肢。

（5）五度灼伤　大部分皮下组织被烧焦，暴露出肌肉组织。

（6）六度灼伤　几乎所有肌肉纤维消失，骨骼被烧焦。

（二）社区急救

1. 消除致伤原因　若为开水烫伤，应立即脱去或剪开浸湿的衣服，切勿强行扯拉；若为面积较小的四肢灼伤，可用冷水冲洗患肢或将患肢浸泡于冷水中，以减轻疼痛和热力损伤的深度；眼灼伤时，用生理盐水冲洗后，用棉签取去异物并滴 0.25% 氯霉素眼液；若为强酸强碱引起的化学性灼伤，应立即脱去或剪开浸有强酸强碱的衣裤，用大量流动清水长时间冲洗局部；如系生石灰灼伤，应先去除石灰粉粒，再用清水冲洗；若为电击伤，应立即切断电源。

2. 保持呼吸道通畅　对呼吸道灼伤者，应保持呼吸道通畅，必要时行气管切开或气管插管，并予机械通气辅助呼吸。

3. 预防休克

（1）镇静止痛　肌内注射哌替啶或口服镇痛剂，对呼吸道灼伤者忌用哌替啶、吗啡，以免抑制呼吸。

（2）补充液体　可口服淡盐水（每200ml水中加食盐约1g）或烧伤饮料（氯化钠0.3g、碳酸氢钠0.15g、苯巴比妥0.005g，加水至100ml），避免饮用白开水；对三度以上灼伤，可建立静脉通道，输入生理盐水、平衡盐、中分子右旋糖酐，以补充血容量，预防休克，避免单纯输入5%~10%葡萄糖液。

4. 保护创面　创面不涂任何药物，避免烫灼伤创面再污染和损伤。

5. 转送　一度及浅二度灼伤可在社区治疗，深二度以上的灼伤转送至上级医院或烧伤专科医院治疗，途中注意保暖，密切观察患者的神志、血压、脉搏、呼吸等情况。

（三）社区护理

1. 一般护理

（1）做好消毒隔离工作，尤其是要做好空气消毒。

（2）密切观察患者的生命体征及尿量，防止休克的发生。

（3）给予高热量、高蛋白、维生素饮食，以保证机体足够的热量供给。

（4）抬高烫灼伤部位，以减轻该部位的不适及水肿。对于恢复期患者，指导患者做肢体的被动及主动运动，保持肢体的功能位。

（5）注意创面的观察及护理。采用暴露疗法的患者，如果创面出现水肿，渗出液增多，颜色转暗，说明创面出现感染灶，应立即通知医生。采用包扎疗法的患者，应注意观察肢端血液循环情况及创面敷料是否干燥，有无异味，若敷料潮湿，有污染或有异味时，应及时更换，若患者出现肢端血液循环不良，应及时打开，并进行检查及重新包扎。

2. 心理护理　烫灼伤后在引起患者机体损伤的同时，也会造成患者精神上的创伤，因此要耐心地倾听患者的倾诉并加以疏导，指导患者正确对待生活中的不良事件，保持乐观向上的精神。

3. 健康教育

（1）加强营养，以增强抵抗力。

（2）保持新愈皮肤的清洁，在清洁过程中，避免使用刺激性强的皂液。

（3）皮肤瘙痒时，避免搔抓，每日清洁局部，以防感染。

（4）接触化学性物品时，按规定穿戴防护口罩、衣服等，以防止化学烧伤。

4. 家庭救护

（1）被液体烫伤后，立即用20℃的冷水冲洗，然后脱去或剪去被浸湿的衣服，如衣肉黏附太紧时，不要强行撕下，先剪去未粘连部分，暂留粘连部分。

（2）眼部被化学物质灼伤后，立即将头浸入水中，睁眼、摇头、充分冲洗，冲洗愈彻底愈好，一般需冲洗5分钟。经过冲洗后要立即到医院进行进一步处理。

（3）手足发生烫伤后，包裹时应将指（趾）分开，以防粘连。

三、毒蛇咬伤

（一）评估

1. 伤情评估 评估咬伤部位、深度。
2. 类型评估 根据齿痕判断蛇的类型（图14-5）。

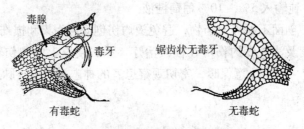

图14-5 有毒蛇与无毒蛇的鉴别

知识拓展

如何根据伤痕判断蛇的类型

咬伤处只有2~4排浅牙痕，无局部肿胀及全身症状，通常是无毒蛇所伤。如果伤口上有较大和较深的牙痕，可判断为毒蛇咬伤。

3. 症状评估

（1）局部症状 有粗大而深的牙痕，局部疼痛、麻木、肿胀。

（2）神经毒素中毒 伤口周围仅有轻度麻木感，局部可有两个齿痕。患者头昏、乏力、视力模糊、言语不清、吞咽困难、颈项强直、牙关紧闭，严重者出现呼吸衰竭。

（3）血液毒素中毒 咬伤处剧痛，红肿明显，局部有广泛淤斑，可见三个齿痕。表现为发热、心律失常、呕血、鼻出血，严重者出现循环衰竭和急性肾衰竭。

（4）混合毒素中毒 咬伤后即感伤口疼痛，逐渐加重，感麻木，患肢肿胀，周围皮肤迅速红肿、变紫、发黑。全身表现为头昏眼花、关节疼痛，继而呼吸困难、颈项强直、无尿、昏迷。

（二）社区急救

1. 立即在伤口近心端5~10cm处结扎，每隔15~30分钟放松1次，同时将伤肢置于下垂位置。如出现中毒性休克、呼吸衰竭者，立即行心肺复苏术，并保持呼吸道通畅。

2. 用手挤压伤口周围，口吸或火罐吸出毒液。

3. 用自来水、高锰酸钾溶液或3%过氧化氢溶液冲洗伤口，然后沿牙痕做"一"字形或"十"字形切开（五步蛇咬伤不宜切开伤口，以免出血不止），需深达皮下组织，再进行第二次挤压及冲洗。

4. 用打火机反复烧灼伤口，以凝固蛇毒，使蛇毒失去毒性作用。

5. 用糜蛋白酶 4000U、地塞米松 5mg、利多卡因 5~10ml 局部封闭。

6. 冰敷患肢，以减慢毒素的吸收。

7. 立即转送有救治条件的上级医院，转送过程中注意观察患者的生命体征，并予以相应的对症处理。

（三）社区护理

1. 一般护理 卧床休息，密切观察患者的生命体征、神志、尿量及伤口的局部情况。

2. 心理护理 被毒蛇咬伤的患者，主要表现为紧张、恐惧和焦虑，故在患者入院初期、治疗阶段和康复阶段都要消除患者对毒蛇咬伤的紧张、恐惧和忧虑等心理，增强患者战胜疾病的信心，这是促进患者早日康复的重要条件。

3. 健康教育

（1）在多蛇区行走时，用棒棍打草惊蛇，夜间在多蛇区行走，带火把或手电。

（2）教育儿童不要在荒野玩耍。

（3）不要直接用手翻动渔网中的杂鱼，以防被海蛇咬伤。

（4）翻动石头及掘洞时要先看清有无毒蛇。

4. 自我救护 如果无法判断是否为毒蛇所咬时，均按毒蛇咬伤急救。被蛇咬时应保持镇静，并争分夺秒地对伤口进行现场处理。

（1）结扎 在伤口近心端方向约 3~5cm 处用绳子、手帕、植物藤甚至布条结扎，15 分钟放松 1 分钟。另外，受伤后走动要缓慢，以减少毒素的吸收，最好是将伤肢临时制动后放于低位。

（2）吮吸 用嘴吸出伤口内的蛇毒，每吸一次后要用清水漱口，但需在口腔黏膜完整无破溃的情况下方可进行吮吸。

（3）冲洗 伤口若有毒牙遗留，应取出毒牙并反复冲洗伤口，然后在伤口处划开长 2~3cm 的十字切口，深达真皮以下。若能及时找到冰块，应将冰袋敷于伤肢，使血管及淋巴管收缩，以减慢蛇毒的吸收。

（4）烧灼 用打火机、火柴等烧灼伤口。

（5）求助 及时用手机或电话咨询专家实时指导，并联系附近的医院准备抢救措施，在 24 小时内及时使用相应的抗蛇毒血清效果较好。

四、蜂蜇伤

（一）评估

1. 伤情评估 评估蜂蜇伤的部位及时间。

2. 类型及数量评估 评估蜂的类型及蜂的数量。

3. 症状评估

（1）局部症状 被蜜蜂蜇伤，蜇伤部位即刻红肿、发痒、刺痛，少数可见水泡或坏死；被黄蜂蜇伤，蜇伤部位即刻红肿剧痛，可见淤点和皮肤坏死，相应区域淋巴管变黑，淋巴结肿痛。

（2）全身症状　被蜜蜂蜇伤，可出现头昏、头痛，多数可在数小时内消失；被黄蜂蜇伤，全身迅速出现发热、头痛、恶心、腹痛、躁动不安，甚至发生溶血及急性肾衰竭；被群蜂蜇伤后可迅速出现呼吸困难、喘息、休克。

（3）过敏症状　过敏体质者会出现荨麻疹、喉头水肿，甚至发生过敏性休克。

（二）社区急救

1. 局部处理

（1）被蜜蜂蜇伤后尽快拔出毒刺，挤出毒液；局部用浓肥皂水、5%的碳酸氢钠溶液或3%的氨水冲洗伤口及湿敷；用0.5%的普鲁卡因4~8ml及地塞米松5mg在伤口周围及基底行封闭治疗以镇痛。

（2）被黄蜂蜇伤后立即结扎伤肢近心端，每15~20分钟松解1分钟，结扎时间不超过2小时；用食醋或稀盐酸溶液冲洗伤口及湿敷；用0.5%的普鲁卡因4~8ml及地塞米松5mg在伤口周围及基底行封闭治疗以镇痛。

2. 抗过敏性休克　将患者置于平卧位，以保证心脑供血；予氧气吸入；予肾上腺素皮下注射；快速建立静脉通路，以维持循环血量及静脉使用抗过敏药物。

3. 转送　被群蜂蜇伤后应立即转送有血液透析的上级医院治疗，转送过程中注意保持呼吸道通畅。

（三）社区护理

1. 一般护理

（1）快速建立静脉通路，遵医嘱使用抗过敏药物。

（2）保持呼吸道通畅，予氧气吸入，出现喉头水肿时配合医生行气管切开。

（3）持续心电监护，密切观察患者的生命体征及神志、尿量，及四肢皮肤色泽、温度的变化。

2. 心理护理　患者被蜂蜇伤后局部组织疼痛剧烈，易产生焦虑、恐惧情绪，社区护士应以耐心、热情的态度关心、尊重患者，向患者讲解蜂蜇伤后早期治疗的意义及预后，使患者树立战胜疾病的信心。

3. 健康教育

（1）教育儿童不要摘蜂巢、追捕蜂。

（2）发现蜂巢时要请专业人员彻底摘除。

（3）养蜂人在取蜜时要做好个人防护，不要暴露身体。

4. 自我救护

（1）正确拔出毒针　用镊子或其他东西轻压蜂针附近部位，把皮肤稍微下压，使毒针露出，用镊子将毒针拔出，若无镊子，也可用指甲将其拔出。

（2）处理伤口　拔出毒针后，立即挤出毒液。若为蜜蜂蜇伤，其毒液呈酸性，应用肥皂水或碳酸氢钠等碱性溶液冲洗及湿敷伤口；若为黄蜂蜇伤，其毒液呈碱性，应用食醋等酸性溶液冲洗及湿敷伤口。若无酸性溶液，可用酸性水果的汁液涂擦。如果不能辨别是何种蜂蜇伤，可用野菊花、马齿苋揉碎后敷于伤口处。

（3）转送 经上述处理若20分钟后出现症状者，应立即送至医院。被群蜂蜇伤后必须马上转送有血液透析的医院治疗。

五、溺水

溺水是指人体淹没于水或其他液体中，液体充塞于呼吸系统或喉头，气管反射性痉挛而导致的窒息与缺氧，严重者呼吸、心跳停止而死亡。

案例引导

患儿，10岁，于2011年7月在池塘边玩耍时不慎掉入池塘中，7分钟后被救出。查体：患儿昏迷，躯体四肢冰冷，唇甲紫绀，口鼻腔内有大量泡沫样分泌物，呼吸慢而浅，不规整，心率84次/分，心音弱，双肺布满湿啰音。

问题：现将怎样对患儿进行急救？

（一）评估

1. 时间评估 评估溺水时间。

2. 评估溺水的性质

（1）淡水淹溺 江、河、湖、泊、池中的水统称淡水。被淡水淹溺患者，全身重度缺氧，可引起低钠血症、低氧血症、低蛋白血症、高钾血症及急性肾衰竭，常死于心室颤动、心力衰竭、脑水肿。

（2）海水淹溺 可引起肺水肿，出现循环衰竭及血钠、氯、镁等浓度增加，常死于急性肺水肿、心力衰竭。

（3）其他淹溺 若被粪池、污水池或化学物贮槽所淹溺，可引起皮肤及黏膜损伤，甚至全身中毒。

（二）社区急救

1. 现场急救

（1）将淹溺者救上岸后，迅速清理口腔及呼吸道分泌物，将舌拉出口外，以保持呼吸道通畅。

（2）呼吸畅通后，迅速将患者的腹部置于抢救者屈膝的大腿上，头部向下，按压其背部，迫使呼吸道及胃内的水倒出。一般情况下，进入肺泡的水已被吸收，故倒水的时间不宜过长，以免延误复苏。

（3）心跳停止者，立即行胸外心脏按压。

（4）若呼吸已停止，在气道开放的条件下，行口对口人工呼吸，或行气管插管辅助呼吸。

2. 社区治疗

（1）保持呼吸道通畅，予高流量氧气吸入，发生肺水肿时，予酒精湿化吸氧。

（2）建立静脉通路，淡水淹溺者应限制入水量，可用3%的高渗盐水静脉滴注；海水淹溺，不用过分限制补液，可用5%葡萄糖溶液或低分子右旋糖酐静脉滴注。

（3）防止脑水肿，纠正酸中毒，防止呼吸道感染。

（三）社区护理

1. 一般护理

（1）取平卧位，以利于呼吸，减少静脉回流。

（2）注意保暖。

（3）严格控制输液速度，一般控制在40滴/分，以防肺水肿加重。

（4）持续心电监护，每15~30分钟监测一次生命体征。

（5）留置导尿者，注意观察尿色及尿量。

2. 心理护理　淹溺后的患者均有不同程度的恐惧心理，故社区护士及家属应多陪伴患者，向患者解释治疗措施和目的，使其能积极配合治疗，树立战胜疾病的信心。对于自杀淹溺者应尊重患者的隐私权，引导患者正确对待人生，同时做好其家属的思想工作，消除患者的自杀念头。

3. 健康教育

（1）开展游泳安全教育工作。如：①使用辅助工具游泳或水上游玩时，应事先检查辅助工具的安全性。②不要到没有保护或监控区域的水库、河流、湖海游泳。③过度疲劳、饱食、血糖过低，患有心脑血管疾病者，不宜下水游泳。

（2）教育儿童不要在河边、池塘边玩耍。

（3）海上作业人员不要在恶劣天气出海。

4. 自救及互救

（1）自救　不熟悉水性误入水者，落水后首先不要心慌意乱，应保持头脑清醒。方法是采取仰面位，头顶向后，口向上方，则口鼻可露出水面，此时就能进行呼吸。呼吸宜浅，吸气宜深，则能使身体浮于水面，以待他人救护。不可将手上举或挣扎，举手反而易使人下沉。

> **知识拓展**
>
> **游泳时发生肌肉痉挛的自我救护**
>
> 　　游泳时若小腿发生痉挛，首先要保持镇静，深吸一口气，把脸浸入水中，将痉挛下肢的踇趾用力向前上方拉，使之翘起，再持续用力到剧痛，痉挛即停止。若手腕肌肉痉挛，自己将手指上下屈伸，并采取仰面位，以双足游泳。

（2）互救 救护者应镇静，尽可能脱去衣裤，尤其要脱去鞋靴，迅速游到淹溺者附近。对筋疲力尽的淹溺者，救护者可从头部接近。对神志清醒的淹溺者，救护者应从背后接近，用一只手从背后抱住淹溺者的头颈，另一只手抓住淹溺者的手臂游向岸边。如救护者游泳技术不熟练，则最好携带救生圈、木板或用小船进行救护，或投下绳索、竹竿等，使淹溺者握住再拖带上岸。救援时要注意，防止被淹溺者紧抱缠身而双双发生危险。如被抱住，应放手自沉，使淹溺者手松开，再进行救护。

同步练习

A1 型题（单句型最佳选择题）

1. 口服有机磷农药中毒后，洗胃最有效的时间是（   ）
   A. 8 小时以内　　　　　　B. 6 小时以内　　　　　　C. 12 小时以内
   D. 24 小时以内　　　　　　E. 10 小时以内

2. 关于胸外心脏按压的述说，错误的是（   ）
   A. 抢救者采用立式体位
   B. 按压部位为胸骨中下 1/3
   C. 按压部位为胸部正中两乳头之间
   D. 按压时频率至少 100 次/分
   E. 按压深度至少 3cm

3. 意识不清的患儿发生气道异物时，正确的家庭救护措施是（   ）
   A. 在确认呼吸道畅通的情况下，行坐位冲击法
   B. 立即行卧位腹部冲击法
   C. 行气管插管
   D. 在确认呼吸道畅通的情况下，行背部拍击法
   E. 用手指清除异物

4. 急性酒精中毒时，社区急救措施不包括（   ）
   A. 轻者予浓茶、咖啡等饮料
   B. 昏迷时立即行气管插管
   C. 予利尿剂加速酒精排泄
   D. 诱发呕吐
   E. 温水洗胃

5. 在社区开展有机磷农药中毒的家庭急救措施中，不正确的是（   ）
   A. 接触中毒者应脱出被污染的衣服
   B. 用肥皂水清洗皮肤
   C. 用 2% ~5% 碳酸氢钠液彻底清洗皮肤
   D. 松解影响患者呼吸的上衣领口和腰带

E. 口服中毒可予口服大量清水

6. 以下哪项不是淡水淹溺患者可能出现的并发症（　　）

    A. 高钠血症　　　　　　B. 低氧血症　　　　　　C. 高钾血症

    D. 低蛋白血症　　　　　E. 急性肾衰竭

7. 皮肤黏膜呈樱桃红色常见于（　　）

    A. 毒蕈中毒　　　　　　B. 有机磷农药中毒　　　　C. 急性酒精中毒

    D. 一氧化碳中毒　　　　E. 毒蛇中毒

8. 治疗一氧化碳中毒的特效疗法是（　　）

    A. 血液透析　　　　　　B. 氧疗　　　　　　　　C. 静脉使用呼吸兴奋剂

    D. 利尿　　　　　　　　E. 使用阿托品

A2 型题（病历摘要型最佳选择题）

9. 患儿，12 岁，在进食未煮熟豆角 1 小时后出现头昏、恶心，此时最佳的家庭救护措施是（　　）

    A. 刺激咽喉进行催吐

    B. 口服泻药导泻

    C. 灌肠以促使中毒食物尽快排出

    D. 用鲜牛奶灌服解毒

    E. 口服食醋解毒

10. 某男，45 岁，中午进食蘑菇后感恶心、呕吐、腹泻。查：体温正常，心率 106 次/分，呼吸 30 次/分，血压 90/50mmHg。诊断为毒蕈中毒。下列救护措施中不妥的是（　　）

    A. 采用催吐清除毒物

    B. 予阿托品治疗

    C. 建立静脉通路

    D. 使用纳洛酮提高救治成功率

    E. 立即予气管切开

11. 患者，女性，22 岁，自服敌敌畏 100ml，经急救后临床症状好转，可在 7 天后患者突然发生肺水肿导致死亡，这种现象称为（　　）

    A. 中毒后"反跳"现象　　B. 烟碱样症状　　　　　C. 毒蕈碱样症状

    D. 迟发性神经病变　　　E. 中间综合征

12. 患儿 10 岁，在追逐黄蜂玩耍时，手被黄蜂蜇伤，在社区急救中，不妥的是（　　）

    A. 立即结扎伤肢近心端　　B. 每 15～20 分钟松解 1 分钟

    C. 结扎时间 <2 小时　　　D. 用肥皂水冲洗伤口及湿敷

    E. 用地塞米松在伤口周围行封闭治疗

A3 型题（病历组型最佳选择题）

13~17 题共用题干

患者男性，70 岁，冠心病史 10 余年，因情绪激动突发昏厥，家人立即打社区急救中心电话，社区医务人员在 5 分钟后赶到，但发现患者呼吸、心跳已停搏，立即行心肺复苏术。

13. 为该患者进行心肺复苏的最佳体位是（　　）

    A. 将患者置于有弹性的床上进行复苏，床的弹性回复有利于复苏成功

    B. 将患者去枕平卧于地板上

    C. 取头低足高位，以保证脑部供血

    D. 将患者平卧于地板上，头抬高 20°

    E. 将患者平卧于地板上，头和脚均抬高 20°

14. 为患者摆好体位后，下一步的急救措施是（　　）

    A. 开放气道

    B. 判断呼吸，然后进行口对口人工呼吸

    C. 清理呼吸道

    D. 电除颤

    E. 判断颈动脉，然后进行胸外心脏按压

15. 在为患者进行胸外心脏按压时，按压与放松比例应为（　　）

    A. 2:1，但放松时手要离开胸壁

    B. 1:2，但放松时手不能离开胸壁

    C. 1:1，但放松时手要离开胸壁

    D. 2:1，但放松时手不能离开胸壁

    E. 1:1，但放松时手不能离开胸壁

16. 在为患者进行口对口人工呼吸时，吹气频率应为（　　）

    A. 10~12 次/分　　　　B. 12~14 次/分　　　　C. 12~16 次/分

    D. 16~20 次/分　　　　E. 8~10 次/分

17. 以下哪项不是复苏有效的指标（　　）

    A. 甲床的颜色转红　　　　B. 瞳孔由小变大　　　　C. 可扪及大动脉搏动

    D. 有自主呼吸　　　　E. 肱动脉收缩压≥60mmHg

主要参考文献

1. 李春玉. 社区护理学. 第 3 版. 北京：人民卫生出版社，2012

2. 周建萍. 社区护理学. 第 2 版. 西安：第四军医大学出版社，2011

3. 陈锦治. 社区护理. 第 2 版. 北京：人民卫生出版社，2011

4. 唐丹. 康复护理. 广州：广东科技出版社，2009

5. 蔺惠芳. 社区护理. 第 3 版. 北京：科学出版社，2012

6. 张小燕. 老年护理. 北京：人民卫生出版社，2012

7. 马小琴，王爱红. 社区护理. 北京：中国中医药出版社，2010

8. 黄书润，李秀美，杨昌云. 急症急治手册. 第 2 版. 北京：人民军医出版社，2011

9. 合作何国平，赵秋利. 社区护理理论与实践. 北京：人民卫生出版社，2012

10. 董宣. 社区护理. 北京：高等教育出版社，2008

11. 冯正义. 社区护理. 第 2 版. 上海：复旦大学出版社，2010

12. 刘建芬，黄惟清. 社区护理学. 第 2 版. 北京：中国协和医科大学出版社，2010

13. 王化玲，邓翠珍. 社区护理技术. 武汉：华中科技大学出版社，2010

14. 吴莉莉. 社区护理. 第 2 版. 北京：高等教育出版社，2010

15. 尚少梅. 社区护理学. 北京：北京大学医学出版社，2011

16. 易巍陆，宾映初. 社区护理. 北京：科学出版社，2011

17. 周亚林. 社区护理学. 北京：人民卫生出版社，2011

18. 陈佩云，周恒忠. 社区护理学. 第 2 版. 北京：人民军医出版社，2012

19. 周卓轸，张爱琴. 社区护理技术. 武汉：华中科技大学出版社，2012

20. 周建萍，高云. 社区护理学. 西安：第四军医大学出版社，2011

21. 巩玉秀，郑修霞，姚岚. 社区护理学. 北京：人民卫生出版社，2008

22. 郑延芳. 社区护理学. 郑州：河南科学技术出版社，2012

23. 吕康. 社区护理. 北京：科学出版社，2011

24. 沈健，王利群. 社区护理. 郑州：郑州大学出版社，2011

25. 李小妹. 社区护理学. 北京：高等教育出版社，2010

26. 黄艺仪，张美芬，李欣. 现代急诊急救护理学. 北京：人民军医出版社，2008

27. 王永军. 社区护理. 北京：科学出版社，2010

28. 徐国辉. 社区护理. 北京：人民卫生出版社，2008

29. 王化玲，邓翠珍. 社区护理技术. 武汉：华中科技大学出版社，2010

30. 金中杰，林梅英. 内科护理学. 北京：人民卫生出版社，2008

31. 张先庚. 社区护理学. 北京：人民卫生出版社，2012

32. 王建华. 流行病学. 第 7 版. 北京：人民卫生出版社，2008

33. 雷良蓉，张金梅．社区护理学．第2版．西安：第四军医大学出版社，2012

34. 张连东．实用急救技术．上海：上海科学技术出版社，2009

35. 沈健，冯磊．社区护理学．北京：人民卫生出版社，2012

37. 李建芬，黄惟清．社区护理学．北京：中国协和医科大学出版社　2010

38. 王晓军，徐翠萍．临床急危重症护理．北京：中国医药科技出版社，2011

39. 姜丽萍．社区护理．北京：人民卫生出版社，2009

40. 李立明，詹思延．流行病学研究实例（第4卷）．北京：人民卫生出版社，2006

41. 蒋小剑，何国平．国外社区护理体系对我国社区护理发展的启示．中国全科医学，2010，13（4）：1062－1063

42. 管惠娟，尹娜，梁万年．我国社区护理队伍的现状分析．中国全科医学，2010，13（4）：1064－106